中国乳腺癌筛查及早期诊断指南

Screening and Early Diagnosis
of Breast Cancer in China：A Practice Guideline

中国抗癌协会乳腺癌专业委员会　组编

吴　炅　郑　莹　主编

上海科学技术出版社

图书在版编目（CIP）数据

中国乳腺癌筛查及早期诊断指南 / 中国抗癌协会乳
腺癌专业委员会组编；吴炅，郑莹主编. -- 上海：上
海科学技术出版社，2024.1
ISBN 978-7-5478-6429-6

Ⅰ. ①中… Ⅱ. ①中… ②吴… ③郑… Ⅲ. ①乳腺癌
－诊断－指南 Ⅳ. ①R737.9-62

中国国家版本馆CIP数据核字(2023)第229145号

中国乳腺癌筛查及早期诊断指南

吴　炅　郑　莹　主编

上海世纪出版(集团)有限公司
上海 科 学 技 术 出 版 社　出版、发行
(上海市闵行区号景路 159 弄 A 座 9F - 10F)
邮政编码 201101　　www.sstp.cn
常熟市兴达印刷有限公司印刷
开本 787×1092　1/16　印张 13.5
字数 289 千字
2024 年 1 月第 1 版　2024 年 1 月第 1 次印刷
ISBN 978 - 7 - 5478 - 6429 - 6/R · 2900
定价：98.00 元

阅读须知

中国抗癌协会乳腺癌专业委员会于 2020 年 4 月至 2021 年 11 月期间，专门组建 30 余人的国内外专家工作组，遵循 GRADE 系统方法，参考并依据《欧盟委员会乳腺癌倡议》(European Commission Initiative on Breast Cancer，ECIBC)，改编制定了《中国乳腺癌筛查及早期诊断指南》。该指南共包括 50 条推荐意见和 5 条专家共识，涉及乳腺癌的筛查、早期诊断、复发风险的基因检测、筛查项目中的沟通和培训等专业领域。指南推荐意见的形成考虑了目前最佳医学证据、中国女性群体的价值与偏好、成本和资源配置等因素。在应用该指南推荐的筛查和诊断技术时，应结合各地实际情况。

全书汇编了《中国乳腺癌筛查及早期诊断指南》的全文及其制定过程中形成的技术报告。基于 GRADE 方法学，工作组对指南涉及的研究问题的筛选、证据总结、证据质量评估以及专家组的讨论和结论进行了技术总结，并对部分研究问题进行了专题中国证据补充，展现由证据到推荐的全过程。全书如实报告了该指南制定过程中的各项技术工作及其结果，以供专业人员在应用指南的各项推荐意见时，对其科学性、权威性和可行性有充分的信息，未来此类临床、预防指南的制定亦可资借鉴。

编写工作组成员

组　长

吴　炅　复旦大学附属肿瘤医院

起草工作组 （按姓氏笔画为序）

马　飞　中国医学科学院肿瘤医院

马祥君　北京海淀区妇幼保健院

王　颀　广东省妇幼保健院

厉红元　重庆医科大学附属第一医院

付　丽　天津医科大学附属肿瘤医院

宁　平　电子科技大学医学院附属成都市妇女儿童中心医院

任国胜　重庆医科大学附属第一医院

孙　强　北京协和医院

杨文涛　复旦大学附属肿瘤医院

余之刚　山东大学第二医院

张　瑾　天津医科大学附属肿瘤医院

邵志敏　复旦大学附属肿瘤医院

林　青　青岛大学附属医院

罗葆明　中山大学孙逸仙医院

郑　莹　复旦大学附属肿瘤医院

柳光宇　复旦大学附属肿瘤医院

顾雅佳　复旦大学附属肿瘤医院

徐兵河　中国医学科学院肿瘤医院

常　才　复旦大学附属肿瘤医院

彭卫军　复旦大学附属肿瘤医院

詹维伟　上海交通大学医学院附属瑞金医院
解云涛　北京大学肿瘤医院

方法学专家 （按姓氏笔画为序）

张　渊　加拿大麦克马斯特大学，宁波诺丁汉大学 GRADE 中心
夏　君　宁波诺丁汉大学，宁波诺丁汉 GRADE 中心；中国临床实践指南联盟

方法学顾问

Holger Schunemann　　加拿大麦克马斯特大学；麦克马斯特 GRADE 中心
Ignacio Neumann　　智利天主教大学
Zuleika Saz Parkinson　　欧盟委员会

系统评价团队 （按姓氏笔画为序）

王　瑞　复旦大学附属儿科医院，复旦大学 GRADE 中心
王森怡　上海道田循证科技有限公司
迟文劼　上海道田循证科技有限公司
赵　展　上海道田循证科技有限公司
赵　赛　上海道田循证科技有限公司
董思彤　上海道田循证科技有限公司

声明：中国老年保健协会为本项目提供资金支持。

50 条推荐意见汇总

问　题	推　荐　意　见	页码
筛查		
应开展有组织的群体筛查还是机会性筛查	**推荐意见1** 对无症状女性行乳腺X线摄影筛查,推荐有组织的群体筛查而非机会性筛查(中等质量证据) (1) 群体筛查相比于机会性筛查具有很大获益和微小损害,因此指南专家组认为群体筛查利大于弊 (2) 中国女性对群体筛查和机会性筛查的态度和看法可能不存在重要的差异或不确定性 (3) 成本效果可能倾向于开展群体筛查,且群体筛查会增加公平性,有较好的可接受性和可行性	16
读片次数:应使用二次读片还是单次读片	**推荐意见2** 指南专家组建议在乳腺X线摄影筛查中进行双盲阅片,两次判读结果不一致时使用共识法[*]或仲裁法[**]判定筛查结果(中等质量证据) [*]:共识法,出现不一致的结果时,需要两名放射专家讨论针对筛查结果形成一致的意见。 [**]:仲裁法,需要第3名专家参与仲裁,最终判定筛查结果	19
	(1) 二次读片有中等程度的获益且损害小,因此中国指南专家组认为二次读片可能利大于弊 (2) 中国女性对二次读片和单次读片的态度和看法可能不存在重要的差异或不确定性 (3) 二次读片具有可行性	
50岁以下女性应多久接受一次乳腺X线摄影筛查	**推荐意见3** 指南专家组推荐40~49岁女性使用乳腺X线摄影进行乳腺癌筛查(中等质量证据),建议每两年接受一次(极低质量证据[*]) [*]:该年龄段女性行乳腺癌筛查时,每两年接受一次乳腺X线摄影检查与每年一次、每三年一次比较,具备一定优势;每年一次与每三年一次比较,具备一定优势	27
	(1) 关于是否应该使用乳腺X线摄影筛查 1) 40~44岁女性行乳腺X线摄影筛查获益中等,损害小;45~49岁女性行乳腺X线摄影筛查获益大,损害小	28

（续　表）

问　题	推　荐　意　见	页码
50 岁以下女性应多久接受一次乳腺 X 线摄影筛查	2）中国女性更看重筛查的获益，愿意接受筛查导致的不适、疼痛和可能的损失。因此，乳腺 X 线摄影筛查可能利大于弊 3）乳腺 X 线摄影筛查会增加成本支出，但具有较好的成本效果、可接受性和可行性，并且可能增加卫生服务的公平性 （2）关于筛查频率 1）45～49 岁女性每年一次乳腺 X 线摄影筛查的获益和损害均为中等。每三年一次乳腺 X 线摄影筛查的获益和损害小。尽管多数中国女性愿意为了筛查的获益而接受筛查导致的不适、疼痛和可能的损失，但是女性群体中仍然可能存在偏好差异。所以中国指南专家组认为，每年一次乳腺 X 线摄影筛查与每两年一次相比，可能弊大于利。但是每年一次乳腺 X 线摄影筛查较每三年一次可能利大于弊 2）综合比较，每两年一次乳腺 X 线摄影筛查具有较好的成本效果。每年一次乳腺 X 线摄影筛查会额外增加成本支出 3）每年一次乳腺 X 线摄影筛查可能无法增加公平性，但具有较好的可接受性和可行性。每三年一次乳腺 X 线摄影筛查对卫生服务公平性的影响，以及可接受性和可行性需视情况而定	28
50～69 岁女性应多久接受一次乳腺 X 线摄影筛查	推荐意见 4 指南专家组推荐 50～69 岁女性使用乳腺 X 线摄影进行乳腺癌筛查（中等质量证据），建议每两年接受一次（低质量证据*） *：该年龄段女性行乳腺癌筛查时，每两年接受一次乳腺 X 线摄影检查与每三年一次比较，具备一定优势；每年一次与每三年一次比较，具备一定优势 （1）关于是否应该使用乳腺 X 线摄影筛查 1）乳腺 X 线摄影筛查的获益大和损害小 2）中国女性更看重筛查的获益，愿意接受筛查导致不适、疼痛以及可能的损失 3）乳腺 X 线摄影筛查会增加成本支出，但具有较好的成本效果、可接受性和可行性，并且可能增加卫生服务的公平性 （2）关于筛查频率 1）50～69 岁女性每年一次相比每三年一次乳腺 X 线摄影筛查的获益和损害均为中等，利弊平衡可能利大于弊。50～69 岁女性每三年一次乳腺 X 线摄影筛查与每两年一次的筛查相比，获益小和损害均为中等，利弊平衡可能利小于弊 2）从经济角度考虑，每年一次或者每两年一次相对于每三年一次的乳腺 X 线摄影筛查可能具有更好的成本效果	36
70～74 岁女性应多久接受一次乳腺 X 线摄影筛查	推荐意见 5 指南专家组建议 70～74 岁女性使用或不使用乳腺 X 线摄影进行乳腺癌筛查均可（中等质量证据），如接受筛查，建议每两年或每三年一次（极低质量证据*） *：该年龄段女性行乳腺癌筛查时，每两年接受一次乳腺 X 线摄影检查与每年一次、每三年一次比较，具备一定优势；每三年一次与每年一次比较，具备一定优势	43

（续　表）

问　题	推　荐　意　见	页码
70～74 岁女性应多久接受一次乳腺 X 线摄影筛查	（1）关于是否应该使用乳腺 X 线摄影筛查 1) 70～74 岁女性行乳腺 X 线摄影筛查获益中等，损害小。中国女性更看重乳腺 X 线摄影筛查的获益，所以愿意接受筛查导致的不适、疼痛和可能的损失。因此，乳腺 X 线摄影筛查可能利大于弊 2) 乳腺 X 线摄影筛查可能会增加公平性，有较好的可接受性和可行性，但会增加成本支出，且不具有很好的成本效果 （2）关于筛查频率 1) 70～74 岁女性每年一次乳腺 X 线摄影筛查较每两年一次或三年一次的具有中等程度的损害，且获益小，利弊平衡可能利大于弊。而每两年一次筛查与每三年一次对比，利弊平衡可能既不支持干预，也不支持对照 2) 70～74 岁女性每年一次的乳腺 X 线摄影筛查可能会增加成本支出，且不具有成本效益、可接受性和可行性。相较每两年一次，每三年一次筛查可能会降低支出，具有更好的可行性	43
在乳腺 X 线摄影筛查基础上是否要增加超声检查	推荐意见 6 对无症状且首次乳腺 X 线摄影提示乳腺组织致密女性行乳腺癌筛查时，指南专家组推荐在乳腺 X 线摄影基础上增加超声检查(低质量证据) （1）乳腺 X 线摄影筛查基础上增加超声检查（自动乳腺超声检查或者手持超声）具有中等程度的获益和微小的损害，利弊平衡很可能为利大于弊 （2）中国女性更看重筛查带来的获益，所以可以接受筛查导致的不适、疼痛以及可能的损害。尽管中国女性对于乳腺 X 线摄影筛查基础上增加自动乳腺超声检查的态度和看法可能存在重要的不确定性或者差异 （3）乳腺 X 线摄影筛查基础上增加自动乳腺超声检查的成本支出大、很可能会降低卫生服务的公平性，并且可行性会因地区差异、支付意愿等有所不同，但可接受性很可能较好。与之对比，手持超声检查的可及性好，成本较低，可接受性好，而且易于推广实施	46
在乳腺 X 线摄影筛查基础上是否要增加数字乳腺断层合成成像	推荐意见 7 对无症状且首次乳腺 X 线摄影提示乳腺组织致密的女性行乳腺癌筛查时，乳腺 X 线摄影可使用数字乳腺断层合成成像(DBT)或常规乳腺 X 线摄影筛查(低质量证据) （1）乳腺 X 线摄影筛查基础上增加数字乳腺断层合成具有中等程度的获益，带来的损害小。虽然联合使用乳腺 X 线摄影和数字乳腺断层合成会增加辐射剂量，但是辐射诱发的其他新发癌症的绝对数量可能很小 （2）中国女性更看重筛查带来的获益，所以可以接受筛查导致的不适、疼痛以及可能的损失。因此，中国指南专家组认为乳腺 X 线摄影筛查基础上增加数字乳腺断层合成可能利大于弊 （3）乳腺 X 线摄影筛查基础上增加数字乳腺断层合成虽然具有可行性，但可能会降低卫生服务公平性，且成本效果和可接受性会因实际情况不同而有所变化	49

（续　表）

问　　题	推　荐　意　见	页码
在乳腺 X 线摄影筛查基础上是否要增加磁共振成像	**推荐意见 8** 对无症状且首次乳腺 X 线摄影提示乳腺组织致密的女性行乳腺癌筛查时,指南专家组不推荐在乳腺 X 线摄影基础上增加磁共振成像(MRI)(极低质量证据)	51
	(1) 乳腺 X 线摄影筛查基础上增加磁共振成像具有中等程度的获益和中等程度的损害。考虑到磁共振成像引起的假阳性等问题,利弊权衡更倾向于单独使用乳腺 X 线摄影筛查 (2) 额外使用磁共振成像成本支出大、成本效果差,很可能会降低卫生服务的公平性,并且很可能不具有可接受性和可行性	52
早期诊断		
影像诊断	**推荐意见 9** 乳腺 X 线摄影筛查可疑而被召回的女性,建议使用数字乳腺断层合成成像进行乳腺癌诊断(中等质量证据)	58
	(1) 中等质量证据支持数字乳腺断层融合摄影的诊断准确性更高 (2) 数字乳腺断层融合摄影会导致中等程度的成本支出增加 (3) 由于设备的可及性在各地区不同,因此实施数字乳腺断层融合摄影的可行性不确定	
穿刺活检诊断	**推荐意见 10** 指南专家组推荐使用空心针活检对乳腺 X 线摄影筛查显示有可疑乳腺病变(肿块、不对称、钙化、结构扭曲)的女性行乳腺癌诊断(中等质量证据)	61
	(1) 空心针穿刺活检的获益大,因为空心针穿刺活检的真阳性和真阴性结果更多,假阳性和假阴性结果更少。出血和疼痛等空心针穿刺活检导致的损害微小。空心针穿刺活检利大于弊 (2) 相校于空心针穿刺活检带来的健康获益,额外的成本支出可以忽略不计 (3) 在空心针穿刺活检还未被纳入常规操作的地区,推荐使用空心针穿刺活检会增加公平性	
钙化诊断	**推荐意见 11** 指南专家组推荐使用立体定向或断层合成成像导引的空心针活检对乳腺 X 线摄影筛查显示有可疑钙化的女性行乳腺癌诊断(低质量证据)	64
	(1) 立体定向活检具有中等程度的获益,但没有对立体定向活检和超声引导活检进行直接比较的研究 (2) 纳入研究中有关超声的内容为低质量证据,且只纳入了 2 项诊断准确性研究,所以纳入研究总体为低质量证据 (3) 与手术活检相比,指南专家组推荐使用立体定向空心针穿刺活检,且相关研究为高质量证据 (4) 虽然证据质量低,但立体定向活检的风险更低,可以实现准确的可视化和钙化靶向活检 (5) 欧盟指南专家组中的组织病理学家指出,过往经验表明在获取代表性钙化组织样本进行显微镜评估时,立体定向活检远优于超声引导活检	

（续 表）

问 题	推 荐 意 见	页码
组织定位夹诊断	**推荐意见 12** 指南专家组建议对高度可疑为乳腺癌的女性,在对临床不可触及病灶行空心针活检或真空辅助穿刺活检为手术治疗做准备时,可在穿刺活检后置入乳腺组织定位标记夹(极低质量证据) (1) 使用乳腺组织定位标记夹为手术治疗做准备可以减少阳性切缘数,并降低局部复发率。同时,定位标记夹导致的损害微小 (2) 系统评价仅纳入了 1 项研究,且证据质量为极低 (3) 置入乳腺组织定位标记夹会导致中等程度的成本增加 (4) 考虑成本效果时,应注意到置入乳腺组织定位标记夹可以减少额外的活检或手术次数,极大地降低了成本 (5) 病理医生认为放置定位标记夹有助于病理医生在新辅助治疗后的乳腺标本里准确定位病灶,避免遗漏。同时,可以一定程度上减少取材工作量	67
临床Ⅰ期乳腺癌分期检查诊断	**推荐意见 13** 在无转移症状的临床Ⅰ期乳腺癌女性患者中,不推荐在常规检查[*] 基础上额外采用分期检查^{**}(低质量证据) *：超声和胸片等已经常规开展的低成本检查项目,可以根据临床需要实施 **：不建议常规对这些女性患者开展全面的包括 MRI 和^{18}F - FDG PET/CT 等花费较高的检查项目的分期检查	69
	(1) 在临床Ⅰ期无症状提示转移的条件下行分期检查的获益微小,损害微小 (2) 在中国,对于临床Ⅰ期无症状提示转移的乳腺癌患者,超声和胸片等检查的成本较低 (3) 超声和胸片等低成本检查在中国患者已经常规开展,在中国人群中有较好的可接受性和可行性	70
临床Ⅱ期乳腺癌分期检查诊断	**推荐意见 14** 在无转移症状的临床Ⅱ期乳腺癌女性患者中,建议可采用常规分期检查(低质量证据) (1) 在临床Ⅱ期无症状提示转移的条件下行分期检查的获益小,损害取决于临床分期 (2) 因为诊断和治疗途径多种多样,所以女性患者对每种方法的价值观念和偏好可能存在非常大的差异。但是中国女性可能更愿意为了确认或者排除肿瘤转移的存在而承担阳性风险 (3) 在临床Ⅱa期无症状提示转移的条件下行分期检查导致高额的成本增加。在临床Ⅱb期无症状提示转移的条件下行分期检查会有中等程度的成本支出增加	72
临床Ⅲ期乳腺癌分期检查是否应该行传统分期检查诊断	**推荐意见 15** 在无转移症状的临床Ⅲ期乳腺癌女性患者中,应当行常规分期检查(中等质量证据) (1) 在临床Ⅲ期无症状提示转移的条件下行分期检查的获益大,损害大,但总体上获益仍大于损害 (2) 提示干预效果的证据质量为中等 (3) 在临床Ⅲ期无症状提示转移的条件下行分期检查有中等程度的成本支出增加	74

（续　表）

问　　题	推　荐　意　见	页码
临床Ⅲ期乳腺癌分期检查是否要用^{18}F-FDG PET-CT 诊断	**推荐意见 16** 在无转移症状的临床Ⅲ期乳腺癌女性患者中,可以在分期检查中行^{18}F-FDG PET/CT 检查(低质量证据) (1) ^{18}F-FDG PET/CT 分期检查的获益大,因为可以提高肿瘤转移检出率,降低假阳性率。但是对于额外检出的肿瘤转移女性患者来说,^{18}F-FDG PET/CT 的检查结果对治疗和治疗效果的影响可能有限 (2) 指南专家组认为^{18}F-FDG PET/CT 分期检查会导致中等程度的成本支出 (3) ^{18}F-FDG PET/CT 分期检查可能会降低公平性,且其可行性因地区而异	77
激素受体阳性阈值	**推荐意见 17** 在给予患有浸润性乳腺癌的女性患者行内分泌疗法时,建议可使用 ER 阳性细胞百分比≥1%作为阈值(极低质量证据) **推荐意见 18** 在给予患有浸润性乳腺癌的女性患者行内分泌疗法时,建议可使用 PR 阳性细胞百分比≥1%作为阈值(极低质量证据) (1) 将 ER 或 PR 阳性阈值由≥1%提高至≥10%仅能带来微小的获益,且提高阈值后,ER 或 PR 阳性率为 1%～10%的女性无法接受内分泌治疗 (2) 中国乳腺癌女性患者可能对内分泌治疗带来副作用的态度和看法存在重要的不确定性或差异 (3) 从病理医生的角度看,绝大部分 1%～9%的激素受体阳性者从分子分型来看是基底样,少部分是 HER-2 亚型,与激素受体阴性者更相似	80
21 基因复发评分诊断	**推荐意见 19** 对于激素受体阳性、HER-2 阴性、淋巴结阴性的浸润性乳腺癌女性患者,指南专家组建议可使用 Oncotype DX 21 基因复发评分指导化疗决策(极低质量证据) (1) 使用 21 基因复发评分指导化疗有中等程度的获益且损害小,可能利大于弊 (2) 21 基因复发评分的成本支出较大,可能会降低卫生服务公平性 (3) 21 基因复发评分在中国的可接受度和可行性均不确定	84
70 基因检测诊断	**推荐意见 20** 对于激素受体阳性、HER-2 阴性、淋巴结阴性的浸润性乳腺癌女性患者,指南专家组建议可使用 MammaPrint 70 基因检测指导高临床风险患者的化疗决策(低质量证据) **推荐意见 21** 对于激素受体阳性、HER-2 阴性、淋巴结阴性的浸润性乳腺癌女性患者,指南专家组不推荐使用 MammaPrint 70 基因检测指导低临床风险患者的化疗决策(低质量证据)	87

(续　表)

问　题	推 荐 意 见	页码
70 基因检测诊断	(1) 70 基因检测在高临床风险人群中对不同化疗方案的指导作用较明显且损害小,可能利大于弊;在低临床风险人群中无明显获益且损害微小,可能利弊均衡 (2) 70 基因检测成本支出较大,会降低卫生服务公平性 (3) 70 基因检测在中国的可接受性和可行性均不确定	88
沟通		
初步邀请:使用信件邀请函还是不使用任何邀请方式	推荐意见 22 在邀请无症状的具有普通风险的女性参与有组织的乳腺癌筛查时,与不使用任何邀请方式相比,指南专家组推荐使用信件邀请函邀请(中等质量证据) (1) 使用信件邀请函的获益大、损害微小。利弊平衡很可能为利大于弊,支持获益的证据级别为中等质量证据 (2) 中国女性可能对使用信件邀请函不存在重要的不确定性或者差异 (3) 指南专家组未发现对成本支出进行评估的研究,但成本效果分析可能支持使用信件邀请函 (4) 可能会增加公平性,在中国具有可接受性和可行性	91
初步邀请:使用信件邀请函加电话呼叫提醒还是不使用任何邀请方式	推荐意见 23 在邀请无症状的具有普通风险的女性参与有组织的乳腺癌筛查时,与不使用任何邀请方式相比,指南专家组建议使用信件邀请函加电话提醒邀请(中等质量证据) (1) 使用信件邀请函加电话沟通的获益大、损害和负担微小。利弊平衡可能利大于弊,可能支持干预。支持获益或损害的证据级别为中等质量证据 (2) 在价值观念与偏好方面,中国女性可能不存在重要的不确定性或者差异 (3) 电话沟通需要消耗的资源会导致中等程度的成本支出增加,成本效果可能支持使用信件邀请函加电话沟通 (4) 采用信件邀请函加电话沟通的方式可能会增加公平性。因为信件邀请函加电话提醒可以扩大筛查邀请信息的传播范围。中国指南专家组判断这项干预在中国可能存在一定的可接受性和可行性	93
初步邀请:使用信件邀请函加电话呼叫提醒还是仅使用信件邀请函	推荐意见 24 在邀请无症状的具有普通风险的女性参与有组织的乳腺癌筛查时,指南专家组建议可使用信件邀请函加自动电话呼叫(极低质量证据) 推荐意见 25 在邀请无症状的具有普通风险的女性参与有组织的乳腺癌筛查时,指南专家组不建议使用信件邀请函加人工电话呼叫(极低质量证据) (1) 信件邀请函加电话提醒有中等或较大获益,损害小或微小。信件邀请函加电话提醒的利大于弊。而与自动电话呼叫相比,信件邀请函加人工电话呼叫具有中等程度的获益和微小的损害,可能利大于弊 (2) 在价值观念与偏好方面,中国女性不存在重要的不确定性或者差异 (3) 电话提醒可能产生中等或较大花费,但成本效果支持自动电话提醒。信件邀请函加人工电话呼叫可能增加较大的成本。信件邀请函加人工电话呼叫比信件邀请函加自动电话呼叫可能不具有很好的成本效果 (4) 信件邀请函加电话提醒尤其是自动电话提醒可能在一定程度上增加公平性,在中国的可接受性和可行性较好。由于人工电话呼叫需要较大的成本,实施人工电话呼叫可能并不容易	97

（续　表）

问　　题	推　荐　意　见	页码
初步邀请：使用信件邀请函加手机短信通知还是仅使用信件邀请函	**推荐意见 26** 在邀请无症状的具有普通风险的女性参与有组织的乳腺癌筛查时，指南专家组推荐使用信件邀请函加手机短信邀请（高质量证据） （1）信件邀请函加手机短信通知有小的获益，损害微小，利弊平衡可能倾向于信件邀请函加手机短信通知 （2）中国指南专家组认为电话提醒可能产生中等花费 （3）手机短信通知可能在一定程度上增加公平性，我国手机的普及性高，对城镇妇女而言，是非常好的通知方法，在中国的可接受性和可行性较好	99
初步邀请：使用信件邀请函加书面提醒还是仅使用信件邀请函	**推荐意见 27** 在邀请无症状的具有普通风险的女性参与有组织的乳腺癌筛查时，指南专家组建议可使用信件邀请函加书面提醒（中等质量证据） （1）使用信件邀请函后书面提醒的获益适中或大，损害微小。进行利弊权衡后认为可能利大于弊，支持信件邀请函加书面提醒。支持获益或损害的证据级别为中等质量证据 （2）在价值观念与偏好方面，中国女性可能不存在重要的不确定性或者差异 （3）书面提醒可能会有中等程度的成本支出增加 （4）信件邀请函加书面提醒的可能会增加卫生服务的公平性，在中国可能具有较好的可接受性和可行性	101
初步邀请：使用信件邀请函加面对面沟通还是仅使用信件邀请函	**推荐意见 28** 在邀请无症状的具有普通风险的女性参与有组织的乳腺癌筛查时，指南专家组不建议使用信件邀请函加面对面沟通邀请（低质量证据） （1）中国指南专家组认为使用信件邀请函后进行面对面沟通的获益中等，小的损害和负担。证据级别为低质量证据 （2）中国指南专家组认为中国女性对使用信件邀请函后进行面对面沟通的态度和观念不存在重要的不确定性或者差异 （3）面对面沟通可能产生中等或较大花费，中国指南专家组认为成本效果可能不支持使用面对面沟通 （4）面对面沟通可能在一定程度上增加公平性，但在中国的可接受性和可行性较低	103 104
初步邀请：使用自动电话呼叫还是使用信件邀请函	**推荐意见 29** 在邀请无症状的具有普通风险的女性参与有组织的乳腺癌筛查时，指南专家组建议使用自动电话呼叫或信件邀请函邀请（中等质量证据） （1）自动电话呼叫具有小的获益和小或微小的损害 （2）在价值观念与偏好方面，女性对主要结局的态度和看法可能不存在重要的不确定性和差异 （3）对于听力障碍的女性，自动电话不适用，因此干预措施可能会降低公平性	105

（续　表）

问　题	推　荐　意　见	页码
初步邀请：使用电子邮件邀请还是使用信件邀请函	**推荐意见 30** 在邀请无症状的具有普通风险的女性参与有组织的乳腺癌筛查时，指南专家组建议使用电子邮件或信件邀请函邀请（低质量证据） （1）电子邮件具有小的获益，微小的损害和负担。利弊平衡既不倾向于电子邮件，也不倾向于信件邀请函 （2）在价值观念与偏好方面，中国女性对主要结局的态度和看法可能不存在重要的不确定性和差异	107
特殊类型的信件邀请函：使用含有获益和损害说明的决策辅助性信件邀请函，还是仅使用普通信件邀请函	**推荐意见 31** 在邀请无症状的具有普通风险的女性参加有组织的乳腺癌筛查时，与仅使用普通信件邀请函相比，指南专家组建议使用含有获益和损害说明的决策辅助的信件邀请函（中等质量证据） （1）提供决策辅助有中等程度的获益，因为可以提高知情决策率、增加决策信心和筛查相关知识 （2）指南专家组未发现对成本支出进行评估的研究 （3）成本支出应取决于决策辅助的形式。如果进行面对面沟通，则成本支出大；如果提供在线决策辅助或在提醒信中加入决策辅助信息，在加深女性对筛查的了解的同时，还会带来大幅的成本节约	110
特殊类型的信件邀请函：使用具有固定的预约筛查时间的信件邀请函，还是仅使用普通信件邀请函	**推荐意见 32** 在邀请无症状的具有普通风险的女性参与有组织的乳腺癌筛查时，与仅使用普通信件邀请函相比，指南专家组建议使用具有固定的预约筛查时间的信件邀请函（中等质量证据） （1）使用具有固定的预约筛查时间的信件邀请函获益较大或中等，损害和负担微小，利弊平衡很可能利大于弊，证据级别为中等质量证据 （2）在价值观念与偏好方面不存在或可能不存在重要的不确定性或差异 （3）具有固定的预约筛查时间的信件邀请函需要消耗的资源成本支出适中 （4）中国指南专家组认为这项干预在中国可能具有可接受性和可行性	112
特殊类型的信件邀请函：使用附全科医生签名的信件邀请函，还是仅使用普通信件邀请函	**推荐意见 33** 在邀请无症状的具有普通风险的女性参与有组织的乳腺癌筛查时，与仅使用普通信件邀请函相比，指南专家组不建议使用附全科医生签名的信件邀请函（低质量证据） （1）使用附全科医生签名的信件邀请函干预获益中等，损害和负担微小。证据级别为高质量证据 （2）在价值观念与偏好方面，中国女性不存在重要的不确定性或者差异 （3）初期获得全科医生的知情同意、收集储存他们的签名以供使用可能会产生一些成本支出，但是后期的成本支出可以忽略不计 （4）在信件邀请函上使用全科医生的签名需要考虑实际可行性	114

（续　表）

问　题	推　荐　意　见	页码
下一轮筛查：应该使用信件邀请函还是不使用任何邀请方式	**推荐意见 34** 在邀请无症状的具有普通风险的女性参加下一轮的有组织的乳腺癌筛查时，指南专家组推荐使用信件邀请函（中等质量证据） （1）使用信件邀请函邀请女性参与乳腺癌筛查具有中等程度的获益，可以提高筛查参与率 （2）指南专家组未发现对成本支出进行评估的研究。然而，指南专家组认为信件邀请函带来的获益可以抵消制作和邮寄信件邀请函产生的成本 （3）使用信件邀请函可以扩大信息的传播，增加公平性	116
下一轮筛查：应该使用信件邀请函加电话提醒的方式，还是仅使用信件邀请函	**推荐意见 35** 在邀请无症状的具有普通风险的女性参加下一轮的有组织的乳腺癌筛查时，指南专家组建议使用信件邀请函加电话提醒（中等质量证据） （1）使用信件邀请函加电话提醒的方式邀请女性参与乳腺癌筛查可以提高筛查参与率，获益小 （2）使用信件邀请函加电话提醒的方式可能会增加公平性	118
下一轮筛查：应该使用信件邀请函加书面提醒的方式，还是仅使用信件邀请函	**推荐意见 36** 在邀请无症状的具有普通风险的女性参加下一轮的有组织的乳腺癌筛查时，指南专家组建议使用信件邀请函加书面提醒（中等质量证据） （1）使用信件邀请函加书面提醒邀请女性参与乳腺癌筛查，可以提高筛查参与率，获益小 （2）信件邀请函加书面提醒对于已经做出知情决策决定不参加筛查计划的女性来说是一种打扰 （3）虽然未发现对成本支出进行评估的研究，但指南专家组认为信件邀请函加书面提醒可能会带来中等程度的成本支出增加	120
下一轮筛查：应同时使用信件邀请函加面对面沟通，还是仅使用信件邀请函	**推荐意见 37** 在邀请无症状的具有普通风险的女性参加下一轮的有组织的乳腺癌筛查时，指南专家组不建议使用信件邀请函加面对面沟通（低质量证据） （1）使用信件邀请函加面对面沟通邀请女性参与乳腺癌筛查可以提高筛查参与率，但获益小。也有研究表明面对面沟通的干预效果存在很大的差异，甚至可能会降低参与率 （2）指南专家组未发现对成本支出进行评估的研究。然而，指南专家组认为面对面沟通会增加成本 （3）使用信件邀请函加面对面沟通方式可以扩大信息的传播，增加公平性 （4）由于相关的成本支出和时间消耗，信件邀请函加面对面沟通的方式可能不具有可行性	122
下一轮筛查：应使用具有固定的预约筛查时间的信件邀请函，还是仅使用普通信件邀请函	**推荐意见 38** 在邀请无症状的具有普通风险的女性参加下一轮有组织的乳腺癌筛查时，指南专家组建议使用具有固定的预约筛查时间的信件邀请函（中等质量证据）	124

（续 表）

问　题	推　荐　意　见	页码
下一轮筛查：应使用具有固定的预约筛查时间的信件邀请函，还是仅使用普通信件邀请函	（1）使用具有固定的预约筛查时间的信件邀请函邀请女性参与乳腺癌筛查，可以提高筛查参与率，但获益小 （2）使用具有固定的预约筛查时间的信件邀请函，可以扩大信息的传播范围，增加公平性 （3）使用具有固定的预约筛查时间的信件邀请函可能具有可行性	124
下一轮筛查：应使用附全科医生签名的信件邀请函还是仅使用普通信件邀请函	推荐意见 39 在邀请无症状的具有普通风险的女性参加下一轮的有组织的乳腺癌筛查时，指南专家组不建议使用附全科医生签名的信件邀请函（高质量证据） （1）使用附全科医生签名的信件邀请函邀请女性参与乳腺癌筛查，可以提高筛查参与率，获益程度为微小到小 （2）虽然未发现对成本支出进行评估的研究，但指南专家组认为附全科医生签名的信件邀请函产生的额外成本可以忽略不计	126
进一步诊断：应该使用信件邀请函加电话提醒的方式，还是仅使用信件邀请函	推荐意见 40 在邀请接受筛查的女性接受进一步诊断评估时，指南专家组建议使用信件邀请函加电话提醒（中等质量证据） （1）使用信件邀请函加电话提醒的方式邀请女性参与乳腺癌进一步诊断评估可以提高参与率，获益小 （2）使用信件邀请函加电话提醒的方式可能会增加公平性	128
邀请社会弱势女性参与沟通	推荐意见 41 建议使用一般性沟通策略或针对性沟通策略邀请*（中等质量证据） 推荐意见 42 建议使用目标性沟通策略**（低质量证据） 推荐意见 43 建议使用目标性沟通或针对性沟通策略邀请（极低质量证据） ＊针对性沟通是将信息与个体特征相适应，更加个体化，更加"量体裁衣"适合个体特征 ＊＊目标性沟通是根据人口亚组的共同特征定制信息，例如生活方式因素、城市流动人口或农村户籍人口等 （1）纳入研究只报告了参与率的变化，没有涉及满意度、知情决策等其他的重要结局 （2）使用目标性沟通策略邀请社会弱势女性参与筛查具有中等程度的获益和微小的损害。利弊平衡可能支持使用目标性沟通策略。中国指南专家组认为目标性沟通策略可能会被接受，且可能具有可行性 （3）针对性沟通策略可能降低卫生服务公平性。对社会弱势女性群体的针对性沟通可能会被接受，而可行性视情况而定。利弊平衡可能支持针对性沟通策略邀请。但实施过程中可能会出现严重的问题，可能会产生较大的成本支出	134

（续　表）

问　题	推　荐　意　见	页码
邀请普通话不流利女性参与沟通	推荐意见 44 在邀请普通话不流利女性进行乳腺癌筛查时,建议可使用目标性沟通策略(极低质量证据) (1) 目标性沟通策略具有中等程度获益和小或微小的损害。利弊平衡可能倾向于目标性沟通策略 (2) 目标性沟通策略是可以接受的,是可行的	135
邀请智力障碍女性参与沟通	推荐意见 45 在邀请智力障碍女性进行乳腺癌筛查时,相较于一般性沟通策略,指南专家组建议可使用目标性沟通策略(低质量证据) (1) 目标性沟通策略具有中等程度的获益和微小的损害,利弊平衡支持或可能支持目标性沟通策略邀请 (2) 目标性沟通策略可能增加卫生服务公平性 (3) 如果目标性沟通需要额外花费时间,那么护理人员等关键利益相关者可能不会接受	137
通知阴性结果:应该发送信件通知还是不通知	推荐意见 46 在告知接受筛查的女性阴性筛查结果时,指南专家组建议使用信件通知(极低质量证据) (1) 寄送纸质信件的成本低,发送电子邮件的成本可能更低 (2) 中国女性对主要结局的态度和看法可能存在重要的不确定性和差异 (3) 信件通知可能会增加公平性	139
通知阴性结果:应该当面通知还是发送信件通知	推荐意见 47 在告知接受筛查的女性阴性筛查结果时,相比于信件通知,指南专家组不建议当面通知(极低质量证据) (1) 虽然没有当面通知相关的成本信息,但当面通知产生的差旅和人力资源成本支出大 (2) 中国女性对主要结局的态度和看法可能存在重要的不确定性和差异 (3) 当面通知可能会降低公平性,因为经济状况不佳的女性可能负担不起当面通知相关的差旅成本支出 (4) 与当面通知的获益和损害相关的研究证据存在严重的间接性,成本支出大,可能不具有可行性	141
通知阴性结果:应该打电话通知还是发送信件通知	推荐意见 48 在告知接受筛查的女性阴性筛查结果时,指南专家组不建议使用电话告知(极低质量证据) (1) 与信件通知相比,电话通知的成本支出大 (2) 电话通知可能不具有可行性	142

(续 表)

问 题	推 荐 意 见	页码
医护人员资质	**推荐意见 49** 指南专家组建议在乳腺 X 线摄影筛查项目中,根据阅片数量对阅片专家经验做出要求(极低质量证据)	
	(1) 更高的乳腺癌检出率和灵敏度是获益。确保读片量的区间值可以带来最有利的有关灵敏度(真阳性)和特异度(假阳性)之间的平衡结果。利弊平衡倾向于设置年读片量 (2) 设定最佳年读片量可能会增加卫生服务的公平性,并且具有可行性和可接受性	145
医护人员沟通技能培训	**推荐意见 50** 指南专家组建议向接触乳腺癌筛查女性的医护人员提供沟通技能培训(极低质量证据)	
	(1) 向接触乳腺癌筛查女性的医护人员提供沟通技能培训,可能带来小的获益和微小的损害 (2) 中国女性对于医护人员提供沟通技能培训可能存在重要的不确定性或者差异 (3) 医护人员提供沟通技能培训可能会增加卫生服务的公平性,并且具有可行性和可接受性	147

5 条专家共识汇总

专家共识	页码
关于超声筛查的专家共识	
共识1：建议在有组织的乳腺癌筛查项目中，采用超声检查与乳腺X线摄影筛查结合的筛查方式 共识2：建议在年轻女性或者乳腺组织致密的女性群体中，采用超声筛查 共识3：建议在乳腺X线摄影筛查不可行的情况下，采用超声筛查 共识4：建议具有一般风险的女性可每2年1次接受超声筛查，具有高危风险的女性可每年1次接受超声筛查	54
关于高危人群筛查的专家共识	
共识5：建议对乳腺癌高危对象提前进行机会性筛查（<40岁），建议筛查频率为每年1次（高危人群，是指具有遗传性易感性 *BRCA1* 和 *BRCA2* 突变，以及具有生育相关的高危因素者）。筛查手段包括每6～12个月1次临床乳腺体检和超声筛查，每年1次乳腺X线摄影筛查；在缺乏乳腺X线摄影筛查相关设备和人力资源的地区，也可以单独应用超声进行筛查；在具有相关设备和人力资源的条件下，必要时也可以选用MRI等影像学手段	55

目录

第一章 ● **背景**   001
一、乳腺癌及其筛查 /001
二、欧盟乳腺癌筛查指南 /001
三、中国乳腺癌筛查指南 /002

第二章 ● **指南制定方法**   003
一、指南方法学概述 /003
二、使用术语 /003
三、证据质量评价与推荐意见形成的框架 /003
四、指南改编步骤和方法 /004

第三章 ● **国内证据补充**   008
一、目的 /008
二、方法 /008
   （一）卫生经济分析 /008
   （二）患者价值观念与偏好，以及可行性和可接受性 /009
   （三）基因检测 /009
三、结果 /009
   （一）卫生经济分析 /009
   （二）患者价值观与偏好 /010
   （三）基因检测 /014
四、讨论 /014

第四章 ● **筛查推荐意见及考虑因素**   015
一、乳腺癌群体筛查与机会性筛查 /015
二、读片次数 /018
三、50岁以下女性的筛查 /021
   （一）是否应该使用乳腺X线摄影进行乳腺癌筛查 /021

（二）应多久接受一次乳腺 X 线摄影筛查　/024

四、50～69 岁女性的筛查　/031

（一）是否应该使用乳腺 X 线摄影进行乳腺癌筛查　/031

（二）应多久接受一次乳腺 X 线摄影筛查　/033

五、70～74 岁女性的筛查　/038

（一）是否应该使用乳腺 X 线摄影进行乳腺癌筛查　/038

（二）应多久接受一次乳腺 X 线摄影筛查　/040

六、针对乳腺组织致密女性的筛查　/044

（一）在乳腺 X 线摄影筛查基础上是否要增加超声检查（自动乳腺超声或手
持超声）　/044

（二）在乳腺 X 线摄影筛查基础上是否要增加数字乳腺断层合成成像
（DBT）　/048

（三）在乳腺 X 线摄影筛查基础上是否要增加磁共振成像　/050

七、超声在筛查中的作用　/053

八、高危人群筛查推荐意见及考虑因素　/054

（一）高危人群的范围　/054

（二）专家共识　/055

第五章　● 早期诊断推荐意见及考虑因素　056

一、乳腺癌诊断　/056

（一）影像　/056

（二）穿刺活检　/059

（三）钙化　/062

（四）组织定位夹　/065

二、分期检查和手术计划　/068

（一）临床 Ⅰ 期乳腺癌分期检查　/068

（二）临床 Ⅱ 期乳腺癌分期检查　/071

（三）临床 Ⅲ 期乳腺癌分期检查是否应该行传统分期检查　/073

（四）临床 Ⅲ 期乳腺癌分期检查是否要用 [18]F－FDG PET－CT　/075

三、激素受体阳性阈值　/078

四、基因检测　/081

（一）21 基因复发评分　/082

（二）70 基因检测　/085

第六章　● 沟通及培训推荐意见及考虑因素　090

一、初步邀请参与筛查　/090

（一）使用信件邀请函 vs. 不使用任何邀请方式　/090

（二）使用信件邀请函加电话呼叫提醒 vs. 不使用任何邀请方式的证据总结　/092

（三）信件邀请函加自动电话呼叫 vs. 信件邀请函 /094

（四）信件邀请函加人工电话呼叫 vs. 信件邀请函加自动电话呼叫 /096

（五）使用信件邀请函加手机短信息通知 vs. 仅使用信件邀请函 /098

（六）使用信件邀请函加书面提醒 vs. 仅使用信件邀请函 /100

（七）使用信件邀请函加面对面沟通 vs. 仅使用信件邀请函 /102

（八）使用自动电话呼叫 vs. 使用信件邀请函 /105

（九）使用电子邮件邀请 vs. 使用信件邀请函 /106

二、特殊类型的信件邀请函 /108

（一）使用含有获益和损害说明的决策辅助性信件邀请函 vs. 仅使用普通
信件邀请函 /108

（二）使用具有固定的预约筛查时间的信件邀请函 vs. 仅使用普通信件
邀请函 /111

（三）使用附全科医生签名的信件邀请函 vs. 仅使用普通信件邀请函 /113

三、下一轮筛查的邀请 /115

（一）应该使用信件邀请函 vs. 不使用任何邀请方式 /115

（二）使用信件邀请函加电话提醒 vs. 仅使用信件邀请函 /117

（三）使用信件邀请函加书面提醒 vs. 仅使用信件邀请函？ /119

（四）使用信件邀请函加面对面沟通 vs. 仅使用信件邀请函 /121

（五）使用具有固定的预约筛查时间的信件邀请函 vs. 仅使用普通信件
邀请函 /123

（六）使用附全科医生签名的信件邀请函 vs. 仅使用普通信件邀请函 /125

四、进一步诊断的邀请 /127

五、邀请参与的沟通策略 /129

（一）邀请社会弱势女性参与的沟通策略 /129

（二）邀请普通话不流利女性参与的沟通策略 /135

（三）邀请智力障碍女性参与的沟通策略 /136

六、通知阴性结果 /138

（一）发送信件通知 vs. 不通知 /139

（二）当面通知 vs. 发送信件通知 /140

（三）电话通知 vs. 发送信件通知 /142

七、医护人员资质与培训 /143

（一）读片专家资质 /144

（二）医护人员沟通技能培训 /146

第七章 结语 149

一、实施指南所需要的条件 /149

二、基层可替代的筛查手段 /149

三、政策和策略建议 /149

四、研究方向 /151

五、总结 /151

附录一 • 专家邀请函 152

附录二 • 《中国乳腺癌筛查及早期诊断指南》工作组专家利益声明 153

附录三 • 保密承诺书 156

附录四 • 《中国乳腺癌筛查及早期诊断指南》范围确定 157

附录五 • 患者价值与偏好系统评价的检索策略 163

附录六 • 成本与成本效果系统评价的检索策略 166

参考文献• 170

第一章 背景

一、乳腺癌及其筛查

乳腺癌是世界上最常见的恶性肿瘤之一。根据世界卫生组织国际癌症研究机构（IARC）数据显示，2020年全球新增癌症人数共计1 929万人，其中乳腺癌新增人数达226万[1]，位居第一。在中国，乳腺癌为女性第一大常见恶性肿瘤，年龄标化发病率为36.1/10万人，死亡率为8.8/10万人[2]。城乡和地区间存在差距也是中国乳腺癌流行的显著特点。这些城乡差距由经济水平和生活方式所致，也可能受到医疗资源分布不均衡，以及筛查、诊断的普及程度的影响[3,4]。

在人群中开展筛查有助于在早期发现和诊断乳腺癌，促进早期治疗，增加治疗成功的机会，从而降低死亡率[5,6]。欧美国家通过广泛推行规范、标准的乳腺癌筛查项目，已将早期发现率提升至80%，其中通过筛查发现的占比超过20%[7,8]。我国女性生理特征及各年龄段乳腺癌发病风险与欧美国家存在一定差异。在我国由于多数女性乳房腺体致密，加之筛查标准、规范路径不够普及、公众意识薄弱等因素，女性乳腺癌筛查参与率较低，同时乳腺癌早期发现比例也较低，通过筛查发现的比例不及5%[7,8]。

二、欧盟乳腺癌筛查指南

《欧盟委员会乳腺癌倡议》（European Commission Initiative on Breast Cancer，ECIBC）是欧盟委员会（European Commission，以下简称EC）制定的乳腺癌筛查和诊断临床实践指南，于2019年向欧联盟成员国推行。这是一部2019年应用国际公认的GRADE标准和流程制定的指南。

ECIBC指南系统评价了乳腺癌筛查和诊断的相关临床研究数据，每一条推荐意见均有详细的证据支持并提供决策依据及考量因素。该指南遵循GRADE系统形成推荐意见，考虑医学干预的利弊平衡、证据质量、价值观念与偏好，以及成本与资源耗费等因素，将推荐意见分为强推荐和弱推荐两种[9-11]。医学干预的利弊差别越大，证据质量越高，价值观念与偏好越清晰越趋同，成本与资源耗费越小，越考虑为强推荐（表述为"推荐"）。反之，则考虑弱推荐（表述为"建议"或"有条件推荐"）（参见本书第4页表2-1）。采用证据到推荐表（evidence to decision frameworks）的方式，形成基于GRADE系统的结构化的推荐意见[12-15]。

三、中国乳腺癌筛查指南

我国相关专业委员会也发布了一系列的乳腺癌筛查指南,具备实用价值的同时存在一定程度的方法学的欠缺,导致其对相关证据的引用不系统、证据质量评估不规范。

ECIBC 是一部引领国际标准的循证指南。据此,在已有数据的基础上整合我国本土的数据,并考虑国内的经济条件、医疗资源、医疗环境及文化因素,适当调整形成适用于中国的高质量的乳腺癌筛查及早期诊断的循证指南。在目前我国尚缺乏专门针对乳腺癌筛查和诊断的、符合方法学规范的指南的情况下,ECIBC 的中国化弥补了国内乳腺癌筛查及早期诊断指南领域的这个空白,为广大的医生和女性提供更具实用性的指导。

为更好地推动我国乳腺癌筛查及早期诊断工作的规范化和标准化,中国抗癌协会乳腺癌专业委员会于 2020 年 4 月至 2021 年 11 月期间,应用高质量指南的证据,结合我国实际,开展了《中国乳腺癌筛查及早期诊断指南》的制定编写工作。

该指南的制定,遵循 GRADE 的指南改编方法学原则[12],由中国指南工作组专家和项目组成员,系统性地依据欧盟委员会提供的临床证据,整合中国本土的数据,并考虑国内的女性价值观念、经济条件和医疗资源、医疗环境等因素(参见本书第 5~6 页表 2-2),形成适用于中国的乳腺癌筛查及早期诊断的循证指南,为广大的女性和医生提供更具实用性的指导。

规范的循证医学指南应该包括系统的文献证据,以及严格的证据评价。而这个依靠系统的证据收集和严格的证据评价的指南制定过程需要耗费大量的专业人力和物力资源。选择其他国家和地区制定的高质量医学指南,并根据中国的实际情况,改编和/或采纳指南推荐意见以应用于中国临床实际,具有加快循证指南的应用、节省资源、促进合作等多方面的优势。

第二章　指南制定方法

一、指南方法学概述

该指南制定与改编过程遵循 GRADE-ADOLOPMENT 方法学原则,中国指南工作组专家和项目组系统性地依据欧盟委员会提供的临床证据,并结合中国的医疗卫生实际情况以及价值观念与偏好来完成《中国乳腺癌筛查及早期诊断指南》的改编工作,确保指南具备良好的外推性。

二、使用术语

1. 医学用语　在该指南中,筛查的目标人群为"**无症状女性**",这个群体代表了一般人群中也就是社区中没有出现乳腺癌相关症状的女性,她们不是因为发现症状去医院就诊。筛查对于这部分群体可能有益,有助于乳腺癌的早诊断和早治疗,但也可能有害,造成过度诊断或者假阳性筛查结果。"**乳腺组织致密**"指的是具有相对较多的腺体组织和纤维组织而含脂肪组织较少的乳房,具有这种特征的女性患乳腺癌风险有所增加但是由于乳腺组织密度高,乳腺 X 线摄影筛查可能无法检出癌症。

2. 方法学用语　循证医学指南依靠系统的证据收集和严格的证据评价。我们需要对"证据质量"做出评价,证据质量指的是我们对医学证据提供的效应估计值能够多大程度上支持指南推荐意见的把握度,或者说对证据提供的效应估计值能够支持指南推荐意见的信心。高质量证据意味着指南制定小组很有信心根据这样的证据制定的推荐意见将会是正确的。而与之相对,极低质量证据意味着指南制定小组对于依据这样的证据制定推荐意见并没有信心。根据证据制定的指南"推荐意见强度"有强推荐和弱推荐两种。在制定指南的过程中,我们使用"证据推荐表",这是一种结构化的总结和呈现影响推荐意见的因素的表格,用于帮助指南制定小组形成推荐意见。

三、证据质量评价与推荐意见形成的框架

GRADE(grading of recommendations, assessment, development and evaluation,证据评价与推荐意见分级、制定和评价)方法学,是目前使用最广泛的证据评价和推荐意见分级系统。GRADE 系统包括两部分,第一部分为证据评价,根据证据中的偏倚风险、不一致性、

间接性、不精确性和发表偏倚,GRADE 系统将证据质量分为高、中、低和极低四个水平。第二部分为推荐意见分级,GRADE 系统考虑医学干预的利弊平衡、证据质量、价值观念与偏好,以及成本与资源耗费等因素来制定推荐意见,并且将推荐意见分为强推荐和弱推荐(有条件推荐)两种。医学干预的利弊差别越大,证据质量越高,价值观念与偏好越清晰越趋同,成本与资源耗费越小,则越应该考虑强推荐;反之,则应考虑弱推荐(有条件推荐)(参见表 2-1)。强推荐意见代表了绝大多数甚至全部目标群体的医学决策均应该遵循指南;弱推荐意见代表了推荐意见应该有条件地适用于目标群体,应该考虑医生与女性共同决策。在做出强推荐时,我们使用"推荐",而做出弱推荐或者有条件推荐时,我们使用"建议"。

表 2-1　证据质量分级和推荐强度分级

证据质量分级	解　释
高(A)	非常有把握,观察值接近真实值,进一步研究也不可能改变观察值
中(B)	对观察值有中等程度的把握,观察值有可能接近真实值,也有可能差别很大。进一步研究可能改变观察值
低(C)	对观察值的把握有限,观察值可能与真实值有很大差别。进一步研究很有可能改变评估结果
极低(D)	对观察值没有把握
推荐强度分级	解　释
强(1)	绝大多数患者或者个体会遵循推荐意见
弱(2)	多数患者或个体倾向于遵循推荐意见,但是推荐意见并不适合所有人,因此需要医患共同决策

四、指南改编步骤和方法

指南改编的主要步骤包括:成立指南专家组、确定指南范畴、评估更新需求、更新证据、更新证据到推荐表以及形成推荐意见、审阅和发布指南。

步骤一:成立指南专家组及管理利益冲突

中国抗癌协会乳腺癌专业委员会组织邀请乳腺癌诊断与治疗专科医师,包括肿瘤内科、外科、影像学、超声学、病理学,以及遗传学等专业,以及流行病学、卫生经济学等其他学科专家共同组成《中国乳腺癌筛查及早期诊断指南》工作组。工作组根据世界卫生组织的利益申报表采集所有参与成员的潜在的经济利益冲突。所有指南专家组成员均无利益冲突。本书附录收录了指南制定过程中使用的专家参与邀请函、利益冲突申报表、保密协议。

步骤二:确定指南范畴

在这一阶段,指南工作组成员集体决策确定指南改编工作的范畴。指南范畴的确定是以推荐意见为单元,依靠在线问卷(参见附录)形式邀请所有指南专家组成员确定哪些问题应该纳入《中国乳腺癌筛查及早期诊断指南》的考虑范围。

中国乳腺癌筛查与诊断指南考虑的范畴,包括乳腺癌筛查、乳腺癌早期诊断,以及与乳腺癌筛查和诊断相关的沟通与培训等三部分内容。

目前常用的乳腺癌筛查手段包括临床乳腺检查、乳房X线摄影、超声和磁共振成像。其中,临床乳腺检查和超声在我国应用相对较为普遍。因此,在筛查章节,指南考虑了筛查项目的组织、乳腺X线摄影在筛查中的应用(包括筛查的适宜年龄及频率,以及结果判读)、乳腺组织致密的女性筛查,以及超声在筛查中的应用等。这部分推荐意见主要针对无症状的具有一般风险女性群体,筛查项目主要发生在医学专科诊断和治疗之前,多为政府及工作单位、社区多方共同组织的群体筛查项目,相应工作在筛查单位开展。

对于筛查发现的可疑结果,需要进行进一步的专科随访诊断,应用包括影像学、组织病理学等诊断方法,以确定或者排除乳腺癌诊断。而确诊乳腺癌的患者,需要接受进一步的评估以选择适用于个体的最佳治疗方案。目前这些进一步评估包括了影像学、组织病理学、激素受体和基因检测等。相应工作在医院开展。因此,在早期诊断章节,指南考虑了筛查结果异常女性的影像学和病理学诊断、确诊乳腺癌女性的分期检查、激素受体检查和复发风险基因检测。

除了关注于筛查与诊断的方法,本指南还考虑了在乳腺癌筛查与诊断中的与目标女性群体的沟通和项目的质量控制。因此,沟通与培训章节关注了邀请女性参与筛查(包括了新的通信手段的应用和决策辅助)、进一步筛查的邀请、阴性筛查结果的通知、社会弱势群体的邀请,以及最佳读片经验和沟通技能培训等。

步骤三:评估指南证据到推荐表的更新需求

本指南改编项目的起始为GRADE证据到推荐表。证据到推荐表的更新需求评估旨在依据专家组成员意见,决定证据到推荐表中的哪些标准相关的信息需要依靠本土化证据。证据到推荐表中的标准指的是GRADE方法中形成推荐意见时的考虑因素,包括问题的严重程度、潜在的获益、潜在的损害、利弊平衡、证据质量、价值与偏好、成本与资源、成本效果、公平性、可接受性和可行性等等。系统评价方法适用于涉及以下标准的证据的系统收集和评估:医学证据(包括潜在的获益、损害和利弊平衡)、价值观念和偏好、成本支出与成本效果、可接受性和可行性(实施指南推荐的措施的促进因素和阻碍因素)(参见表2-2)。我们邀请指南专家组成员对证据更新需求进行评估;可能的证据需求评估结果包括无须更新、需要进行微小修正、需要根据本土化证据(或者中国人群亚组证据)进行重要的修正和更新。方法学团队根据更新需求评估结果进行系统评价。

表 2-2　系统评价方法用于系统地收集和评估指南相关证据

类　型	研究问题举例
关于干预的潜在获益、损害和利弊平衡的医学证据	1. Should organised mammography screening vs. no mammography screening be used for early detection of breast cancer in women aged of 50 to 69? (1) Population: women aged of 50 to 69

（续　表）

类　型	研究问题举例
关于干预的潜在获益、损害和利弊平衡的医学证据	(2) Intervention：organised mammography screening (3) Comparison：no mammography screening (4) Outcomes：Breast cancer mortality (short case accrual)；Breast cancer mortality (longest case accrual available)；Other cause mortality；Stage ⅡA breast cancer or higher；Stage Ⅲ＋breast cancer or tumour size ≥ 40 mm；Rate of mastectomies；Provision of chemotherapy；Overdiagnosis (long case accrual)；Quality of life (inferred from psychological effects)；False-positive related adverse effects (psychological distress)；and False-positive related adverse effects (biopsies and surgeries)
成本支出与成本效果	2. What is the cost-effectiveness of organised mammography screening vs. no mammography screening be used for early detection of breast cancer in women aged of 50 to 69? (1) Population：women aged of 50 to 69 (2) Intervention：organised mammography screening (3) Comparison：no mammography screening (4) Outcomes：cost, quality-adjusted life years, cost-effectiveness, cost-utility
价值观念和偏好	3. What is the relative importance that women would place on the outcomes of organised mammography screening or no mammography screening? (1) Population：women (2) Intervention：organised mammography screening (3) Comparison：no mammography screening (4) Outcomes：relative importance or utility of outcomes of screening or no screening
可接受性和可行性	4. What are the barriers and facilitators of organised mammography screening? (1) Population：women (2) Intervention：organised mammography screening (3) Comparison：no mammography screening (4) Outcomes：acceptability, feasibility, facilitators and barriers

步骤四：更新证据

由于指南改编依据的医学证据的系统评价包括不限制国家、地区和语种的证据检索和总结，而且在 2019 年和 2020 年被欧盟委员会判定为"有效"，即系统评价无须更新，因此 EC 开展的医学证据的检索和更新能够全面反映相关证据的现状。根据证据需求评估结果，除了对涉及致密乳腺组织、群体筛查的研究问题进行医学证据检索之外，其他问题均依据 EC 完成的医学证据总结。此外，我们开展了针对中国女性的价值观念与偏好、可接受性和可行性，以及成本支出与成本效果的新的系统评价。

（1）系统评价类型和数量：价值观念与偏好，以及可接受性和可行性的系统评价有其特殊性——多个临床问题（或者与之对应的多个指南推荐意见）所依据的证据可能是相同的。

因此,我们不针对每一个临床问题进行独立的价值观念与偏好,以及可接受性和可行性的系统评价。而是开展一项价值观念与偏好的系统评价来检索和纳入所有中国女性的偏好证据。同样的,我们开展了一项可接受性和可行性的系统评价。在卫生经济学方面,我们对每一个临床问题开展卫生经济学证据(成本效果)的系统评价。

(2)文献检索:我们系统全面检索本土化证据,计划于英文数据库中检索 Medline 和 EMBASE,在中文数据库中检索万方、CBM 和 CNKI。我们将制定关于乳腺癌、筛查和诊断、培训、信息沟通和交流的检索词;同时我们制定可以将检索结果限定为中国人群的检索词,并且采用布尔连接词"AND"来连接这些检索词(检索策略参见附录五、附录六)。

(3)数据合并:我们未采用 Meta 分析的方式定量合并数据,而是采用叙述性总结的方式描述纳入的研究提供的有关女性价值观念与偏好、成本支出与成本效果和可接受性,以及可行性的证据。

步骤五:更新证据到推荐表以及形成推荐意见

这个步骤主要包括更新证据到推荐表以及指南专家组会议。方法学团队首先根据修正和/或更新后的证据,必要时咨询临床专家,提出对于证据到推荐表的修改建议,并将证据到推荐表初稿与指南专家组共享。首先,我们依靠 panel voice 系统这一在线调查工具,请指南专家组根据更新的证据到推荐表初稿,对影响推荐意见的标准做出初步判断和投票。第二步,我们根据指南专家组的初步判断和投票结果,方法学团队与指南专家组共同撰写指南推荐意见初稿。最终,我们与全体指南专家组共享指南推荐意见初稿,并召开指南专家组会议讨论。指南专家组会议讨论更新后的证据到推荐表和推荐意见初稿,并最终形成推荐意见。我们使用证据到推荐表来记录在标准、证据、判断和最终的推荐意见上与原指南的相同和分歧之处。

步骤六:审阅和发布指南

指南文稿经过专业学会内部和同行的评审后形成终稿,并且以专业学会名义发表。

第三章　国内证据补充

一、目的

推荐意见的影响因素,除了证据提示的干预措施能够导致的利与弊之外,本指南推荐意见的形成还受到以下因素影响:中国女性价值观念,以及干预措施在中国的可行性和可接受度。在乳腺癌筛查和早期诊断方面,中国女性在考虑干预措施的利弊平衡时,可能与其他国家或地区女性有所不同。

为了更好地适应中国的医学实践,我们检索了乳腺癌筛查方法和相关培训或交流对中国人群的经济影响,以及中国人群对乳腺癌筛查方法或乳腺癌筛查方法相关的培训或交流的患者价值观和偏好,从而评估不同筛查方法及其相关培训或交流在中国的资源耗费以及患者的相关价值观念。

二、方法

(一) 卫生经济分析

检索电子数据库中已发表的基于模型或试验的经济评估,数据库包括:PUBMED, MEDLINE, EMBASE, Web of Science,知网(CNKI),万方和中国生物医学文献数据库(CBM)电子数据库。检索时间自各数据库建库截至 2020 年 6 月,同时手工检索已发表的系统评价的参考文献。人群纳入计划接受乳腺癌筛查的中国女性,中国女性是指生活在中国(包括台湾地区和港澳特区)的女性,生活在世界各地的华裔女性和入籍中国的外国女性不计入其中。文献纳入基于模型或试验的经济评估,包括成本最小化分析、成本效益分析、成本效用分析、成本效益分析、预算影响分析。

检索的乳腺癌筛查方法包括:有组织的乳房 X 线检查对比无乳房 X 线检查,钼靶成像联合断层合成成像对比钼靶成像,断层合成成像对比钼靶成像,自动乳房超声系统(ABUS)筛查,数字乳腺断层合成成像(DBT)筛查,手持超声检查(HHUS),磁共振成像(MRI)筛查,乳房 X 线检查。筛查频率关注每年一次、两年一次和三年一次。结局指标关注上述乳腺癌筛查方法;成本效用,即每个质量调整寿命年(quality-adjusted life year,QALY)的增量成本效益比(incremental costal-effectiveness ratio,ICER);每质量年度成本;资源使用;质量调整生命年;成本效益;一个确诊病例的成本。

（二）患者价值观念与偏好，以及可行性和可接受性

检索电子数据库中已发表的问卷调查或定性研究。数据库及检索日期，检索乳腺癌筛查方法同"（一）卫生经济分析"部分。人群纳入计划接受乳腺癌筛查的中国女性，文献纳入价值观念、偏好类文献纳入问卷调查或定性研究。结局指标关注患者对上述乳腺癌筛查方法或与筛查技术相关的培训、交流的评价，以及对筛查的偏好、态度、不接受或可接受程度。

（三）基因检测

检索电子数据库中已发表的 21 基因和 70 基因检测相关文献，数据库及检索日期同前两部分。人群纳入诊断为乳腺癌，需要根据这些基因检测做出治疗决策的中国女性。

三、结果

（一）卫生经济分析

最终纳入 5 篇卫生经济学证据，均为钼靶筛查与不筛查对比的研究，未找到适用于其他问题的卫生经济学证据。

纳入研究结果显示，与不筛查相比，每三年一次的钼靶筛查的增量成本效用比为：46 359 元/QALY[16]；未明确频率的钼靶筛查的增量成本效用比为 201 309 元/QALY[17]。

按照不同年龄段设计的普查方案的成本效益分析显示，乳腺癌未明确频率筛查的成本效益以 40～44 岁为最佳，93 505.25 元/QALY[18]。乳腺癌每两年一次筛查的成本效益最佳年龄分别为：40～69 岁，61 600 元/QALY[19]；45～69 岁，132 340.35 元/QALY[20]。详细结果如表 3-1 所示。

表 3-1 不同年龄段设计的普查方案的成本效益分析

研究 ID	筛查技术	频 率	地理位置（城市/农村）	年份	增量成本效益（ICERs）
孙，2017[17]	钼靶筛查	未报道	中国	2017	与不筛查相比，钼靶筛查的增量成本效用比为：201 309 元/质量调整寿命年（QALY）
张，2012[18]	钼靶筛查	未报道	中国	2012	与不筛查相比，钼靶筛查的增量成本效用比为： 年龄 40～44，93 505.25 元/QALY 年龄 35～59，216 656.00 元/QALY 年龄 35～69，248 727.50 元/QALY
Wong，2007[19]	钼靶筛查	每两年一次	中国香港	2007	与不筛查相比，两年一次的筛查的增量成本效用比为： 单队列模型： 年龄 40～69，61 600 元/QALY 年龄 40～79，178 800 元/QALY 多队列模型： 年龄 40～69，63 400 元/QALY 年龄 40～79，100 900 元/QALY

（续　表）

研究 ID	筛查技术	频　率	地理位置（城市/农村）	年份	增量成本效益（ICERs）
孙，2018[16]	钼靶筛查	每年一次；每三年一次	中国，城市	2018	与不筛查相比： 每三年一次的钼靶筛查的增量成本效用比为：6 671 美元（46 359 元）/QALY 每年一次的钼靶筛查但只有70%接受治疗的增量成本效用比为：11 223 美元（77 992 元）/QALY
杨，2012[20]	钼靶筛查	每两年一次；每三年一次	天津，南昌，肥城，沈阳	2012	与不筛查相比： 年龄 35～69，钼靶筛查两年一次的增量成本效用比为 133 405.96 元/QALY 年龄 35～69，钼靶筛查三年一次：138 739.2 元/QALY 年龄 45～69，钼靶筛查两年一次的增量成本效用比为：132 340.35 元/QALY 年龄 45～69，钼靶筛查三年一次的增量成本效用比为：149 371.82 元/QALY

（二）患者价值观与偏好

1. 价值观

大部分中国女性可以接受乳腺癌筛查（中等质量证据）[21-25]。与欧洲的研究类似，尽管大部分中国女性可以接受筛查产生的费用及检查过程的尴尬心理[22,26]，但筛查过程中的不适和疼痛可能也是一个重要的考虑因素；经历过钼靶筛查的女性更愿意接受不适和疼痛较少的筛查手段（低质量证据）[24,27]。

关于筛查频次问题：大部分女性可以接受每年筛查一次，少部分更倾向于三年一次的筛查（低质量证据）[28]。见表 3-2。

表 3-2　关于筛查频次的价值观与偏好分析

研究 ID	样本量	筛查技术	筛查频率	地理位置（城市/农村）	价　值　观
毕，2019[29]	3 049	对乳腺 B 超联合钼靶筛查	3 年1 次	未报道	大部分中国女性可以接受筛查。与欧洲的研究类似，尽管中国女性对于筛查可能导致的损失是可以接受的，但筛查过程中的不适和疼痛可能对于女性来说是一个重要的考虑因素。此外，中国女性对于筛查手段有较低的支付意愿

（续　表）

研究 ID	样本量	筛查技术	筛查频率	地理位置（城市/农村）	价 值 观
Chua, 2005[26]	1 012	钼靶筛查	未报道	未报道	大部分中国女性可以接受筛查。47%的女性错误地认为乳房切除术是唯一的治愈方法；58%的人从未听过乳腺筛查
Gan, 2018[27]	425	乳腺自我检查（BSE）临床乳腺检查（CBE）钼靶筛查	未报道	未报道	中国女性对于筛查可能导致的损失是可以接受的
田,2016[30]	3 057	未报道	未报道	农村	大部分中国女性可以接受筛查。中国女性对于筛查手段有较低的支付意愿
Wong, 2019[28]	144	钼靶筛查	未报道	城市	大部分中国女性可以接受筛查
Gao, 2019[32]	652	钼靶筛查(MMG) vs. 自动化乳腺超声检查(ABUS) vs. 手持超声检查(HHUS)	未报道	未报道	研究发现 MMG 检查的平均疼痛评分最高，ABUS 次之[2.0(0.0, 8.0)]，HHUS 评分最低[0.0(0.0, 6.0)]。所有受试者都被问及他们是否计划在未来有做以下筛查：MMG、ABUS 或 HHUS。在 652 名受试者中，59.0%的人因疼痛或不适不愿再次接受 MMG
Huang, 2011[31]	1 200	未报道	未报道	混合	所有四个地区的大多数女性都表示愿意自掏腰包支付部分乳腺癌筛查费用，但76.1%的受访者只愿意支付最低费用（每年一次临床检查，不超过 10 元/年）
刘,2017[33]	12 657	未报道	未报道	未报道	仅适用于频率问题：大部分女性可以接受每年筛查，少部分更倾向于三年一次的筛查。汉族女性比蒙古族女性有更高的支付意愿

2. 可接受度

在中国人群中的研究同样有这些实施筛查的阻碍因素，首先中国女性可能缺乏乳腺癌筛查的相关知识[29,30]，低教育程度的女性、高龄女性缺乏筛查意识[22,23]，尤其是身边没有乳腺癌患者的女性，通常认为自己不生病时，没必要做乳腺筛查[21,22,26,29,31]（低质量证据）。另外，一些中国女性认为筛查费用昂贵[25,30]，缺乏家人支持[26,28]，还可能由此产生心理负担，比如癌症诊断的可能性产生的压力[23,26,29]。除此以外，对医生专业知识的不信任[26]，操作过程中的疼痛和不适[27,29]以及可能需要接受男性医务人员检查，操作过程中的不便和窘迫也是一个重要的阻碍因素(低质量证据)[22-24,26,29,32,33]。大多数受试者表示再次筛查时,愿意使用自动化乳腺超声检查和手持超声检查而不是钼靶筛查(乳腺 X 线摄影筛查)[27]。同时,研究发现少数民族女性可能对乳腺癌筛查手段接受程度更低(低质量证据)[28]。见表 3-3。

表 3-3 关于筛查可接受度的分析

研究 ID	样本量	筛查技术	筛查频率	地理位置(城市/农村)	可 接 受 度
Wu,2012[34]	434	乳腺自我检查(BSE) 临床乳腺检查(CBE) 钼靶筛查 超声检查	未报道	城市	筛查障碍因素:癌症诊断的可能性产生的压力、没时间/懒/不方便、操作过程中的疼痛和不适、窘迫和害羞,以及筛查的低优先级(认为自己不生病时没必要筛查)、缺乏相关信息和知识
Yeung,2019[35]	1 000	钼靶筛查	未报道	未报道	筛查障碍因素:没时间/懒/不方便,以及筛查的低优先级(认为自己不生病时没必要筛查)、缺乏相关信息和知识、认为检查昂贵
Ho,2014[36]	1 002	钼靶筛查	未报道	未报道	筛查障碍因素:筛查的低优先级(认为自己不生病时没必要筛查)
王,2012[38]	2 180	乳腺自我检查(BSE) 红外线扫描	未报道	城市	筛查障碍因素:癌症诊断的可能性产生的压力、窘迫和害羞
Abdullah,2001[37]	500	乳腺自我检查(BSE) 钼靶筛查	未报道	未报道	筛查障碍因素:中国女性认为可能需要接受男性医务人员检查,操作过程中的不便和窘迫是一个阻碍因素
毕,2019[29]	3 049	对乳腺 B 超联合钼靶筛查	3 年1 次	未报道	当政府能够承担部分筛查费用时,85%的高危参与者愿意支付乳腺癌筛查费用。50%的参与者愿意支付的上限是50 元,而当成本超过 100 元时,只有17%的参与者愿意支付 不同省份支付意愿的界限不同。在新疆、广东、山东和甘肃,超过 17%的女性愿意支付超过 100 元的费用;而在辽宁、河北和黑龙江,只有 2%、7%和 7%的女性愿意支付超过 100 元的费用。不愿意支付的原因是"负担不起费用"(占比:70%)和认为筛查是不必要的(占比:24%)。在不同的省份,这两个原因所占的比例差异较大。在河北省,100%的参与者声称他们负担不起费用
Chua,2005[26]	1 012	钼靶筛查	未报道	未报道	几乎一半(42%)的女性不会参加年度钼靶筛查和临床乳腺检查

（续　表）

研究 ID	样本量	筛查技术	筛查频率	地理位置（城市/农村）	可接受度
Gan, 2018[27]	425	乳腺自我检查（BSE）临床乳腺检查（CBE）钼靶筛查	未报道	未报道	在钼靶筛查方面,42.2%的参与者有更多的感知障碍。大多数参与者不担心潜在的伤害,也不担心在检查过程中暴露乳房,但31.7%的参与者承认做钼靶筛查很尴尬
田,2016[30]	3 057	未报道	未报道	农村	91.79%的受访者同意有必要进行子宫颈癌及乳腺癌普查。然而,70.49%的参与者愿意支付 100 元以下的费用,9.94%的参与者愿意支付 300 元以上的费用
Wong, 2019[28]	144	钼靶筛查	未报道	城市	结果表明,大多数妇女不愿意就诊,除非她们生病了。超过 60%的女性对钼靶筛查持积极态度
Gao, 2019[32]	652	钼靶筛查 vs. 自动化乳腺超声检查 vs. 手持超声检查	未报道	未报道	在 652 名受试者中,不到一半(41.0%)的受试者表示,当他们再次检查时,他们愿意接受钼靶筛查。相反,大多数受试者表示再次筛查时,愿意再次自动化乳腺超声检查(92.9%)和手持超声检查(96.3%)
Huang, 2011[31]	1 200	未报道	未报道	混合	患者不参加乳腺癌筛查的因素包括:害怕发现癌症(25.9%);无症状即无须筛查(24.8%);医生可能缺乏专业知识(17.9%);医生态度差(14.9%);没有时间(13.4%),筛查时感到尴尬(8.5%),没有家人的支持(0.6%)
刘,2017[33]	12 657	未报道	未报道	未报道	汉族女性乳腺癌筛查意愿高于蒙古族女性。获得乳腺癌筛查消息的主要途径均来自她们的家人或朋友告知

3. 可行性

不同地区的女性支付意愿不同(表 3-4),需要考虑农村和贫困地区女性接受筛查的成本[24]。

表 3-4　不同地区的女性支付意愿可行性分析

研究 ID	样本量	筛查技术	频率	地理位置（城市/农村）	可行性
毕,2019[29]	3 049	对乳腺 B 超联合钼靶筛查	每三年1 次	未报道	不同地区的女性支付意愿不同,需要考虑农村和贫困地区女性接受筛查的成本

(三) 基因检测

基因检测的相关问题,未检索到相关研究。

四、讨论

该指南补充了卫生经济学和患者价值观念及偏好的中国证据,但这些证据仅适用于筛查的相关问题,在沟通、进一步诊断、分期检查、基因检测、沟通及培训等方面空白较多。本指南所依据的筛查与诊断相关的医学证据,来源于对全球相关证据的评估,仅有少量证据来自中国人群,中国女性人口数量庞大,生理特征、各主要年龄段乳腺癌发病风险与欧美国家存在明显差异。因此,本指南考虑了中国医学实践中面临的实际情况,指南专家组深入考虑了推荐意见如何实施的问题。根据本指南形成过程中对现有证据的评估,建议应在中国人群中开展系统性研究,提供高质量证据,包括但不限于以下领域:手持超声诊断仪用于筛查的有效性和适宜性的研究、中国不同资源地区的乳腺癌筛查组织方式、中国高风险人群的适宜筛查和诊断方式、不同筛查策略的成本效果和中国各个地区女性的筛查和诊断偏好等,填补相关医学科研空白,使得乳腺癌筛查的技术和实施更为精细化和精准化,为今后的乳腺癌筛查相关卫生战略决策、技术指南制定、具体实践提供可靠证据。

第四章 筛查推荐意见及考虑因素

一、乳腺癌群体筛查与机会性筛查

根据 GLOBOCAN 2020 年数据显示,乳腺癌是女性发病率最高的肿瘤,也是世界第一大常见肿瘤。2020 年全球共有 1 929 万新发肿瘤,其中乳腺癌发病 226 万,占所有新发癌症的 11.4%[1]。GLOBOCAN 2020 年数据同时显示,乳腺癌为中国女性第一大常见肿瘤,年龄标化发病率为 39.1/10 万人年,死亡率为 10.0/10 万人年。中国乳腺癌发病率和死亡率存在城乡和地区间差异,其原因包括经济水平、生活方式、医疗资源的差距和筛查诊断的普及程度[3,34]。

在无症状女性中开展乳腺癌筛查,以期早发现、早诊断及早治疗。其最终目的是要降低人群乳腺癌的死亡率。乳腺癌筛查可以分为两种组织方式,一种是有组织的群体筛查(以下简称群体筛查),指的是国家、地区、社区或者工作单位组织的集体筛查项目;另一种为机会性筛查,将日常的医疗卫生服务与针对乳腺癌高危人群的筛查有效结合,在患者就医或体检过程中进行目标疾病筛查的一种疾病筛查方式。

1. 研究问题

在无症状女性行乳腺 X 线摄影筛查时,应开展有组织的群体筛查还是机会性筛查?

2. 证据总结

系统评价纳入了 3 个在丹麦开展的直接比较群体筛查和机会性筛查的研究[35-37],而且补充了来自美国,挪威和西班牙的证据[38]。由于乳腺癌的诊断指标、筛查技术和人群发病率在同一国家内的一致性更好,因此欧盟指南专家组主要考虑了来自丹麦的证据。对于中国的证据仅纳入了在上海开展的一项研究[39]。

3. 诊断准确性

群体筛查的灵敏度:0.69(95% *CI*:0.64~0.74)和特异度:0.99(95% *CI*:0.98~0.99)比机会性筛查的灵敏度:0.39(95% *CI*:0.30~0.50)和特异度:0.98(95% *CI*:0.98~0.99)更好。

4. 获益

基于乳腺癌基线患病率为 0.88%,在每 1 000 名接受乳腺 X 线摄影筛查的女性中,群体筛查比机会性筛查多 3 人具有真阳性(有可疑肿物/乳腺癌的女性)和真阴性(无可疑肿物/

乳腺癌的女性)(中等质量证据)结果。

补充的一项中国证据[39]显示：接受筛查的女性中(35~74岁)，群体筛查灵敏度高于机会性筛查：乳腺癌检出率分别为 270/10 万人年和 50/10 万人年(低质量证据)，乳腺癌年龄标化发病率分别为 192/10 万人年和 135/10 万人年(低质量证据)；早期乳腺癌所占的比例分别为 46.9% 和 40.7%(低质量证据)。

5. 损害和负担

基于乳腺癌基线患病率为 0.88%，群体筛查比机会性筛查多 3/1 000 人得到假阳性(被错误判断为有乳腺癌/可疑肿物的女性)、假阴性(被错误判断为无乳腺癌/可疑肿物的女性)结果(中等质量证据)。

6. 证据质量

根据诊断准确性数据及假阳性和假阴性的整体质量级别，诊断准确性的证据质量为中等。指南中没有关于诊断的效应、根据诊断采取干预的效应、诊断和干预的关联性，以及诊断总体效应的证据。中国指南专家组认为诊断和干预的关联非常明确。

7. 其他考虑

(1) 价值观念与偏好：中国女性对群体筛查和机会性筛查的态度和看法可能不存在重要的不确定性或者差异。大部分中国女性可以接受筛查[21-25]。与欧洲的研究结论类似，中国女性更看重筛查带来的获益(早期诊断乳腺癌)，所以愿意接受筛查可能导致的损害(假阳性结果)，筛查过程中产生的不适和疼痛也是参与筛查的重要考虑因素；经历过筛查的女性更愿意接受不适感和疼痛感较少的筛查手段[24,27]。此外，中国女性对于筛查的支付意愿较低[24-26]。

(2) 成本支出和成本效果：一项中国研究[39]表明，群体筛查和机会性筛查的人均筛查成本分别为 208 元和 21 元(中等质量证据)。该研究考虑了筛查成本和检出女性患者的治疗成本，研究结论适用于经济相对发达的地区。中国指南专家组认为群体筛查有较高或中等程度的成本支出，但成本效果可能倾向于开展群体筛查。

(3) 卫生服务公平性：一项研究表明，在开展机会性筛查的国家中，受教育程度最高和最低的人群中会出现社会经济的不平等现象，而开展群体筛查的国家则没有出现这个问题。女性需要为机会性筛查支付一定的费用，而群体筛查则可能是免费的。因此，群体筛查可能增加公平性。

(4) 可接受性和可行性：群体筛查具有较好的可接受性和可行性。基层尤其是医疗资源相对缺乏的地区的设备、技师和诊断医师的资质可能会影响筛查的可行性。

8. 中国指南专家组讨论与结论(表 4-1)

表 4-1 推荐意见 1

推荐意见 1
对无症状女性行乳腺 X 线摄影筛查，推荐有组织的群体筛查而非机会性筛查(中等质量证据)
(1) 群体筛查相比于机会性筛查具有很大获益和微小损害，因此指南专家组认为群体筛查利大于弊   (2) 中国女性对群体筛查和机会性筛查的态度和看法可能不存在重要的差异或不确定性   (3) 成本效果可能倾向于开展群体筛查，且群体筛查会增加公平性，有较好的可接受性和可行性

9. 其他指南推荐

欧盟指南专家组一致认为群体筛查的获益大。纳入中国证据后，中国指南专家组与欧盟指南专家组意见一致，选择强推荐群体筛查。

10. 实施推荐意见

针对中国妇女人数多，分布广泛，乳腺 X 线摄影技术作为群体筛查的手段，需要提高技术的可及性，政府应积极加大基础设施的投入，在全国县一级层面配备乳腺 X 线摄片设备，培训专业人员，使县级机构具备筛查能力。

同时，本条推荐意见并不排斥机会性筛查，机会性筛查的人群往往有较好的依从性。医生在日常诊疗过程中遇到高风险人群仍然可以实施机会性筛查。

11. 研究方向

需要更多高级别证据证实在中国不同乳腺癌发病水平的地区，群体筛查是有效的。同时，也需要更多研究对中国不同经济发展地区人群筛查的卫生经济学效益提供证据。

12. 推荐意见总结（表 4-2）

表 4-2 乳腺癌群体筛查与机会性筛查推荐意见总结

判 断 标 准	判 断 结 果
1. **问题优先级**：这个问题是优先考虑的吗	是
2. **测试准确度**：测试准确度如何	准确
3. **预期收益**：干预相对于对照，可能带来多大的收益	大
4. **预期受损**：干预相对于对照，可能带来多大的受损	微小
5. **测试准确度质量**：测试准确性的证据的总体质量是什么	中等
6. **测试效果的证据质量**：任何关键或重要的获益、受损或测试负担的总体确定性是什么	未纳入研究
7. **管理效果证据的质量**：由测试结果指导的管理效果的证据的总体确定性是什么	未纳入研究
8. **测试结果/管理证据的确定性**：测试结果和管理决策之间的联系，有多确定	高
9. **测试效果质量**：测试效果的总体质量是什么	未纳入研究
10. **患者价值观**：关于患者/目标人群对于干预可能导致的利与弊的结局是如何看待的，是否存在重要的不确定性？人群中是否存在重要的差异	可能没有重要的不确定性或可变性
11. **利弊平衡**：利与弊的平衡是更倾向于干预，还是对照	倾向于干预组
12. **所需资源**：干预所需的资源和成本有多大	视情况而定

（续　表）

判　断　标　准	判　断　结　果
13. **所需资源的估计的证据质量**：关于干预所需的资源和成本的估计值，证据质量如何	低
14. **成本效果**：从成本效果上来考虑，是更倾向于干预还是对照	可能倾向于干预组
15. **卫生公平性**：干预会对卫生公平性产生哪些影响	增加
16. **可接受程度**：关键的利益相关者是否可以接受干预	视情况而定
17. **可行性**：干预是否可行	视情况而定

二、读片次数

根据 GLOBOCAN 2020 年数据显示，乳腺癌是女性发病率最高的肿瘤，也是世界第一大常见肿瘤。2020 年全球共有 1 929 万新发肿瘤，其中乳腺癌发病 226 万，占所有新发癌症的 11.4%[1]。GLOBOCAN 的 2020 年数据同时显示，乳腺癌为中国女性第一大常见肿瘤，年龄标化发病率为 39.1/10 万人年，死亡率为 10.0/10 万人年。中国乳腺癌发病率和死亡率存在城乡和地区间差异，其原因包括经济水平、生活方式、医疗资源的差距和筛查诊断的普及程度[3,34]。

在乳腺 X 线摄片筛查中，判读结果的准确性对于能否甄别出需要进一步诊断评估（阳性结果）和不需要（阴性结果）的女性至关重要。二次读片是欧美国家的筛查项目中采取的一种提高准确率的读片策略。二次读片策略要求两名读片专家分别独立判读结果，在判读结果不一致的情况下，讨论取得共识（共识法）或者寻求第三方仲裁（仲裁法）作为最终结果。

1. 研究问题

在乳腺 X 线摄影筛查中，应使用二次读片（判读结果不一致时行共识法或者仲裁法）还是单次读片？

2. 证据总结

针对该问题的系统评价纳入了 7 项来自欧洲的队列研究[40-46]。其中 3 项研究报告了二次读片的灵敏度为 0.83（95% CI：0.67～0.94），特异性为 0.96（95% CI：0.86～1.00）；而单次读片的灵敏度为 0.75（95% CI：0.63～0.86），特异性为 0.95（95% CI：0.86～1.00）。7 项队列研究均报告了乳腺癌的检出率；其中 3 项报告了间期癌，4 项报告了召回评估，4 项报告了假阳性筛查结果及阳性预测值；2 项报告了乳腺原位癌，2 项报告了浸润性乳腺癌（包括 Ⅰ～Ⅳ期乳腺癌）。7 项研究均未报告乳腺癌死亡率。

3. 诊断准确性

在乳腺 X 线摄影筛查中，二次读片（共识法或仲裁法）的灵敏度高于单次读片。纳入系统评价的 3 项研究均没有使用数字乳腺 X 线摄影[40,41,47]。二次读片比单次读片多检出 37/10 万人乳腺癌，少检出 48/10 万人间期乳腺癌，多检出 482/10 万人召回，多检出 443/10 万人得到假阳性结果，可减少 77/10 万人得到真阳性结果，多检出 4/10 万人原发性乳腺癌、5/

10万人Ⅰ期乳腺癌、2/10万人Ⅱ期乳腺癌、1/10万人Ⅲ期乳腺癌;二者在Ⅳ期乳腺癌检出率上没有差别。研究中未提及乳腺癌死亡率的估计值。

4. 获益

诊断准确性数据表明,二次读片(共识法或仲裁法)可比单次读片多检出1/1 000人得到真阳性结果(低质量证据)。其他结局表明二次读片可以提高乳腺癌检出率(中等质量证据),降低随访时间内间期癌的发生率(中等质量证据),轻微或不降低乳腺原位癌及浸润癌的发生率(低质量证据)。现有结论是通过次均乳腺X线摄影检查结果来评估结局指标,因此曾接受过多次乳腺X线摄影筛查的女性会导致癌症检出率升高,间期癌发生率降低。

5. 损害和负担

二次读片(共识法或仲裁法)可比单次读片多检出443/10万人得到假阳性结果(低质量证据)。

6. 证据质量

基于诊断准确性数据及假阳性和假阴性的整体质量级别,诊断准确性的证据质量为中等。中国指南专家组认为诊断和干预的关联非常明确。

7. 其他考虑

价值观念与偏好:中国女性对二次读片(共识法或仲裁法)和单次读片的态度和看法可能不存在重要的差异或不确定性。大部分中国女性愿意接受筛查。

成本支出和成本效果:没有对比二次读片与单次读片的中国卫生经济学证据,中国指南专家组认为二次读片有中等程度的成本支出;与单次读片相比,成本效果不确定。

可接受性和可行性:中国指南专家组认为二次读片的可接受性尚无法确定,但具有可行性。基层尤其是医疗资源相对缺乏的地区的技师和诊断医师的资质可能会影响筛查项目中二次读片的实施。

8. 中国指南专家组讨论与结论(表4-3)

表4-3　推荐意见2

推荐意见2
指南专家组建议在乳腺X线摄影筛查中进行双盲阅片,两次判读结果不一致时使用共识法*或仲裁法**判定筛查结果(中等质量证据) *:共识法,出现不一致的结果时,需要两名放射专家讨论针对筛查结果形成一致的意见。 **:仲裁法,需要第3名专家参与仲裁,最终判定筛查结果
(1) 二次读片有中等程度的获益且损害小,因此中国指南专家组认为二次读片可能利大于弊 (2) 中国女性对二次读片和单次读片的态度和看法可能不存在重要的差异或不确定性 (3) 二次读片具有可行性

9. 其他指南推荐

在中国证据缺失的情况下,中国指南专家组基于欧盟乳腺癌指南的证据体系进行判断后,得出与欧盟指南一致的推荐意见,即有条件推荐在乳腺X线摄影筛查中使用二次读片。

10. 实施推荐意见

二次读片在国内是相对新颖的读片策略。在国内的有组织群体筛查项目中,实施二次读片可能会受到限制。在资源和资质允许的情况下,二次读片可以采取两名读片专家分别独立判读结果,并且采用共识法或者仲裁法来解决不一致的结果。本指南对读片专家的资质和经验也做出了推荐(参见本书第143~146页),在资源受限的条件下,也可以采用一名年资较高、读片经验丰富的读片专家与一名年资较低的读片专家搭配进行二次读片的方式。条件允许的情况下,也可以考虑通过远程会诊或者其他资源下沉的方式做到二次读片。

11. 研究方向

尚缺乏二次读片与一次读片的比较,不同的读片专家资质和经验与二次读片准确性的关联度的中国数据,应该针对这些空白在国内开展研究。此外,也需要开展关于二次读片的卫生经济学研究。

12. 推荐意见表总结(表4-4)

表4-4 读片次数推荐意见表总结

判 断 标 准	判 断 结 果
1. **问题优先级**:这个问题是优先考虑的吗	是
2. **测试准确度**:测试准确度如何	准确
3. **预期收益**:干预相对于对照,可能带来多大的收益	小
4. **预期受损**:干预相对于对照,可能带来多大的受损	小
5. **测试准确度质量**:测试准确性的证据的总体质量是什么	中等
6. **测试效果的证据质量**:任何关键或重要的获益、受损或测试负担的总体确定性是什么	未纳入研究
7. **管理效果证据的质量**:由测试结果指导的管理效果的证据的总体确定性是什么	中等
8. **测试结果/管理证据的确定性**:测试结果和管理决策之间的联系,有多确定	高
9. **测试效果质量**:测试效果的总体质量是什么	中等
10. **患者价值观**:关于患者/目标人群对于干预可能导致的利与弊的结局是如何看待的,是否存在重要的不确定性?人群中是否存在重要的差异	可能没有重要的不确定性或可变性
11. **利弊平衡**:利与弊的平衡是更倾向于干预,还是对照	可能倾向于干预组
12. **所需资源**:干预所需的资源和成本有多大	视情况而定
13. **所需资源的估计的证据质量**:关于干预所需的资源和成本的估计值,证据质量如何	低
14. **成本效果**:从成本效果上来考虑,是更倾向于干预还是对照	视情况而定

（续　表）

判　断　标　准	判　断　结　果
15. **卫生公平性**：干预会对卫生公平性产生哪些影响	可能无影响
16. **可接受程度**：关键的利益相关者是否可以接受干预	是
17. **可行性**：干预是否可行	是

三、50 岁以下女性的筛查

（一）是否应该使用乳腺 X 线摄影进行乳腺癌筛查

根据 GLOBOCAN 2020 年数据显示,乳腺癌是女性发病率最高的肿瘤,也是世界第一大常见肿瘤。2020 年全球共有 1 929 万新发肿瘤,其中乳腺癌发病 226 万,占所有新发癌症的 11.4%[1]。GLOBOCAN 2020 年数据同时显示,乳腺癌为中国女性第一大常见肿瘤,年龄标化发病率为 39.1/10 万人年,死亡率为 10.0/10 万人年。中国乳腺癌发病率和死亡率存在城乡和地区间差异,其原因包括经济水平、生活方式、医疗资源的差距和筛查诊断的普及程度[3,34]。

中国女性乳腺癌发病高峰年龄为 40～50 岁。

在 40～44 岁的中国女性中,乳腺癌年发病率城市地区为 65.73/10 万人,占全体城市女性乳腺癌发病的 10.74%;农村地区为 53.60/10 万人,占全体农村女性乳腺癌发病的 13.43%;乳腺癌年死亡率城市地区为 8.62/10 万人,占全体城市女性因乳腺癌死亡的 6.01%;农村地区为 8.48/10 万人,占全体农村女性因乳腺癌死亡的 8.54%。

在 45～49 岁的中国女性中,乳腺癌年发病率城市地区为 88.24/10 万人,占全体城市女性乳腺癌发病的 14.57%;农村地区为 73.18/10 万人,占全体农村女性乳腺癌发病的 19.62%;乳腺癌年死亡率城市地区为 12.58/10 万人,占全体城市女性因乳腺癌死亡的 8.86%;农村地区为 11.78/10 万人,占全体农村女性因乳腺癌死亡的 12.70%[48](《中国肿瘤登记年报》,2019)。

1. 研究问题

50 岁以下女性是否应该使用乳腺 X 线摄影进行乳腺癌筛查?

（1）40～44 岁女性

（2）45～49 岁女性

2. 证据总结

系统评价纳入了 8 项对比[49-56]50 岁以下女性行乳腺 X 线摄影筛查与不使用乳腺 X 线摄影筛查的随机对照试验,这些试验均在欧美国家开展,系统评价没有纳入来自中国的研究。对于 50 岁以下的女性,8 项研究均报告了乳腺癌导致的死亡,仅有 1 项研究报告了过度诊断。其中 6 项研究报告了其他原因导致的死亡,分别有 5 项和 4 项随机对照试验报告了ⅡA 期及以上,和 3 期以上或者≥40 mm 肿瘤的乳腺癌,5 项研究报告了乳房切除率,2 项研究报告了化疗率。同时,通过文献检索纳入 2 项报告了生存质量和假阳性相关不良事件的系统评价。

3. 获益

8 项随机对照试验共纳入 347 851 名女性,使用短期病例累计方法进行统计,平均筛查时长为 6.6 年。Meta 分析结果提示,乳腺 X 线摄影筛查组因乳腺癌死亡的相对危险度为 0.88(95% CI:0.76~1.02,中等质量证据);平均随访时间为 16.8 年;不使用乳腺 X 线摄影筛查组的死亡率为 400/10 万人,乳腺 X 线摄影筛查组可额外减少 48 人乳腺癌死亡(95% CI:−96~8)。仅对报告了长时期病例统计的研究估计值行灵敏度分析,结果表明存在较小且无显著差别的稀释效应(RR=0.92,95% CI:0.83~1.02,中等质量证据)。次要结局方面,Meta 分析结果表明乳腺 X 线摄影筛查可降低 ⅡA 乳腺癌风险(极低质量证据),但是并未降低 Ⅲ 期及以上乳腺癌或者 ≥40 mm 的肿瘤风险(低质量证据),也未降低其他原因的死亡风险(极低质量证据)。

4. 损害和负担

过度诊断的判断依据是乳腺 X 线摄影筛查组较不使用乳腺 X 线摄影筛查组在相同时间内多出的乳腺癌诊断数占不使用乳腺 X 线摄影筛查组乳腺癌诊断数的比值。12.4% 的乳腺癌诊断为过度诊断(95% CI:9.9%~14.9%,中等质量证据);22.7% 的女性乳腺癌诊断为过度诊断(95% CI 18.4%~27.0%,中等质量证据)。

5 项纳入 249 550 名研究对象的随机对照试验表明,乳腺 X 线摄影筛查可能提高乳房切除率(低质量证据),但是乳腺 X 线摄影筛查对化疗率的影响尚不明确(极低质量证据)。

1 项系统综述[57]提示,诊断结果明确且按期随访的女性可能不会因乳腺 X 线摄影筛查而产生焦虑情绪;而需要召回行额外检查的女性会有暂时性或者长期性(召回后 6 个月到 1 年)的焦虑,额外检查的手段也可能会对焦虑水平产生影响(低质量证据)。另外 2 项系统评价[58,59]提示,乳腺 X 线摄影筛查结果为假阳性的女性有更高的应激水平(低质量证据)。

5. 证据质量

乳腺癌死亡和过度诊断是形成推荐意见所依赖的关键结局,这两个关键结局指标的证据质量均为中等,因此总体证据质量为中等。

6. 其他考虑

(1)价值观念与偏好:中国女性对乳腺 X 线摄影筛查的态度和看法不存在重要的不确定性或差异,大部分中国女性愿意接受筛查。

(2)成本支出与成本效果:卫生经济学模型表明[18],40~44 岁女性每年一次乳腺 X 线摄影筛查的十年内人均花费为 3 855 元,获得 8.569 9 QALYs;不接受乳腺 X 线摄影筛查的女性在相同时间内的人均花费为 3 703 元,获得 8.568 3 QALYs;乳腺 X 线摄影筛查的增量成本效用比为 93 505 元/QALY。而另一项卫生经济学模型(Sun,2017)表明,40 岁以上女性每年一次乳腺 X 线摄影筛查的人均终生总费用(包括直接的筛查诊断和治疗成本以及由于劳动力损失导致的社会间接成本)为 9 865 元,而未行乳腺 X 线摄影筛查组的人均终生总费用为 3 784 元;40 岁以上女性行乳腺 X 线摄影筛查的增量成本效用比为 201 309 元/QALY(Sun,2017);亚组分析显示,直辖市、省会城市和地级市的增量成本效用比分别为 201 060、201 411 和 201 336 元/QALY,东部、中部和西部地区的增量成本效用比分别为 201 268、201 250、201 454 元/QALY。

（3）卫生经济学模型表明[18]，45～49 岁女性每年一次乳腺 X 线摄影筛查的十年内人均花费为 3 649 元，获得 8.529 0 QALYs；不接受乳腺 X 线摄影筛查的女性在相同时间内的人均花费为 3 460 元，获得 8.527 5 QALYs，乳腺 X 线摄影筛查的增量成本效用比为 121 524 元/QALY。另一项卫生经济学模型研究[20]表明，45～69 岁女性每两年一次筛查和每三年一次筛查的成本分别为 2 551.21 元和 1 463.22 元，分别可获得 60.511 988 QALYs 和 60.503 058 QALYs；不接受乳腺 X 线摄影筛查的成本支出为 640.48 元，可获得 60.497 55 QALYs；每两年一次筛查和每三年一次筛查的增量成本效用比分别为 132 340.35 元/QALY 和 149 371.82 元/QALY。

因此，中国指南专家组认为 50 岁以下女性行乳腺 X 线摄影筛查会增加成本支出，但可能具有较好的成本效果。

（4）卫生服务公平性：考虑到推荐开展乳腺 X 线摄影筛查可能会对中西部地区和偏远地区，以及农村女性造成的影响，中国指南专家组认为乳腺 X 线摄影筛查可以增加卫生服务公平性。

（5）可接受性和可行性：中国指南专家组认为乳腺 X 线摄影筛查可能具有可接受性和可行性。

7. 推荐意见表总结（表 4-5、表 4-6）

表 4-5　40～44 岁女性

判　断　标　准	判　断　结　果
1. **问题优先级**：这个问题是优先考虑的吗	是
2. **预期收益**：干预相对于对照，可能带来多大的收益	大
3. **预期受损**：干预相对于对照，可能带来多大的受损	视情况而定
4. **证据质量**：关于效应的证据质量如何	中等
5. **患者价值**：关于患者/目标人群对于干预可能导致的利与弊的结局是如何看待的，是否存在重要的不确定性？人群中是否存在重要的差异	无已知的不良结局
6. **利弊平衡**：利与弊的平衡是更倾向于干预，还是对照	视情况而定
7. **所需资源**：干预所需的资源和成本有多大	不知道
8. **所需资源的估计的证据质量**：关于干预所需的资源和成本的估计值，证据质量如何	低
9. **成本效果**：从成本效果上来考虑，是更倾向于干预还是对照	不知道
10. **卫生公平性**：干预会对卫生公平性产生哪些影响	不知道
11. **可接受程度**：关键的利益相关者是否可以接受干预	不知道
12. **可行性**：干预是否可行	不知道

表 4 - 6   45～49 岁女性

判 断 标 准	判 断 结 果
1. 问题优先级：这个问题是优先考虑的吗	是
2. 预期收益：干预相对于对照，可能带来多大的收益	不知道
3. 预期受损：干预相对于对照，可能带来多大的受损	小
4. 证据质量：关于效应的证据质量如何	中等
5. 患者价值：关于患者/目标人群对于干预可能导致的利与弊的结局是如何看待的，是否存在重要的不确定性？人群中是否存在重要的差异	无已知的不良结局
6. 利弊平衡：利与弊的平衡是更倾向于干预，还是对照	视情况而定
7. 所需资源：干预所需的资源和成本有多大	视情况而定
8. 所需资源的估计的证据质量：关于干预所需的资源和成本的估计值，证据质量如何	低
9. 成本效果：从成本效果上来考虑，是更倾向于干预还是对照	倾向于对照
10. 卫生公平性：干预会对卫生公平性产生哪些影响	视情况而定
11. 可接受程度：关键的利益相关者是否可以接受干预	不知道
12. 可行性：干预是否可行	视情况而定

(二) 应多久接受一次乳腺 X 线摄影筛查

1. 研究问题

50 岁以下的女性应多久接受一次乳腺 X 线摄影筛查？

(1) 每年一次 vs. 每两年一次

(2) 每年一次 vs. 每三年一次

(3) 每三年一次 vs. 每两年一次

2. 证据总结

(1) 每年一次 vs. 每两年一次

系统评价纳入了 5 项对比每年一次与每两年一次乳腺[53-55,60,61] X 线摄影筛查的随机对照试验和 6 项观察性研究[62-67]。这些研究均在欧美国家开展。系统评价没有纳入来自中国的研究。对于 45～49 岁的女性，5 项随机对照试验报告了乳腺癌导致的死亡，2 项模型研究估计了可避免的因乳腺癌死亡，仅有 2 项观察性研究报告了过度诊断。此外，2 项观察性研究报告了 QALY，1 项观察性研究报告了放射导致的乳腺癌及死亡率，1 项观察性研究报告了 ⅡB-Ⅳ 期乳腺癌。分别有 1 项观察性研究报告了间期癌、假阳性结果、假阳性组织活检推荐相关信息。

（2）每年一次 vs. 每三年一次

系统评价纳入了 4 项[66,68-70]对比每年一次与每三年一次乳腺 X 线摄影筛查的观察性研究。这些试验均在欧美国家开展。系统评价没有纳入来自中国的研究。对于 45～49 岁的女性，1 项观察性研究报告了乳腺癌导致的死亡，1 项观察性研究开展了可避免的乳腺癌死亡模型研究，1 项观察性研究报告了过度诊断。此外，1 项观察性研究报告了 QALY，1 项观察性研究报告了 ⅡB～Ⅳ期乳腺癌。分别有 1 项观察性研究报告了间期癌、假阳性结果、假阳性组织活检推荐相关信息。

（3）每三年一次与每两年一次的对比

系统评价纳入了 2 项[66,69]对比每三年一次与每两年一次乳腺 X 线摄影筛查的观察性研究。这些研究均在欧美国家开展。系统评价没有纳入来自中国的研究。其中 1 项研究报告了 45～49 岁女性可避免的乳腺癌死亡、QALY 和过度诊断。另 1 项研究报告了 ⅡB～Ⅳ期乳腺癌、假阳性结果和假阳性组织活检推荐的信息。

3. 获益

（1）每年一次 vs. 每两年一次

5 项对比 50 岁以下女性每年一次与每两年一次乳腺 X 线摄影筛查的随机对照试验共纳入 112 704 名女性。Meta 分析结果提示，与每两年一次相比，每年一次乳腺 X 线摄影筛查因乳腺癌死亡的相对危险度为 0.92（95% CI：0.63～1.35，极低质量证据）。每两年一次乳腺 X 线摄影筛查的死亡率为 921/10 万人，每年一次乳腺 X 线摄影筛查可额外减少 74 人因乳腺癌死亡（95% CI：−341～322）。每年一次乳腺 X 线摄影筛查可降低晚期乳腺癌（ⅡB-Ⅳ期）和间期癌的诊断率（RR=0.85，95% CI：0.75～0.96，极低质量证据；RR=0.46，95% CI：0.16～1.36，极低质量证据）。每两年一次乳腺 X 线摄影筛查的间期癌诊断率为 150/10 万人，每年一次乳腺 X 线摄影筛查可额外减少 80 人（95% CI：−126～54）诊断为间期癌。2 项观察性研究结果提示，每年一次乳腺 X 线摄影筛查较每两年一次可多预防 30～51 人乳腺癌死亡（极低质量证据），可增加 62～480 个 QALYs/10 万人（极低质量证据），但 1 项观察性研究报告，每年一次乳腺 X 线摄影筛查会增加放射导致的乳腺癌风险及由此引起的死亡风险（极低质量证据）。

（2）每年一次 vs. 每三年一次

1 项观察性研究表明，每三年一次和每年一次乳腺 X 线摄影筛查的间期癌诊断率为分别为 35%（95% CI：22%～50%）和 25%（95% CI：15%～36%），每年一次乳腺 X 线摄影筛查的间期癌诊断降低了 10 000/10 万人（极低质量证据）。同时，每年一次筛查相较于每三年一次的 QALY 增加为 74/10 万人（极低质量证据）。

（3）每三年一次与每两年一次的对比

过度诊断的判断依据每三年一次组较每两年一次组在相同时间内多出的乳腺癌诊断数占每两年一次组乳腺癌诊断数的比值。1 项观察性研究表明，每两年一次乳腺 X 线摄影筛查的过度诊断风险为 119/10 万人，每三年一次组可额外减少 31 人（极低质量证据）。

另外 1 项观察性研究表明，每三年一次乳腺 X 线摄影筛查较每两年一次的 ⅡB 期及以上乳腺癌诊断率相对危险度为 0.78（95% CI：0.54～1.11，极低证据质量）。每三年一次乳腺 X 线摄影筛查较每两年一次降低了假阳性结果（每 10 万人每 10 年内累积减少 11 000 人）

和假阳性组织活检推荐的风险(每10万人每10年内累积减少2 000人)(极低质量证据)。

4. 损害和负担

(1) 每年一次 vs. 每两年一次

过度诊断的判断依据是每年一次组较每两年一次组在相同时间内多出的乳腺癌诊断数占每两年一次组乳腺癌诊断数的比值。2项观察性研究表明,每两年一次乳腺X线摄影筛查的过度诊断风险为0~119/10万人,每年一次乳腺X线摄影筛查可额外增加24~200人(极低质量证据)。1项观察性研究表明,每年一次乳腺X线摄影筛查较每两年一次会增加假阳性风险(每10万人可增加22 000人,极低质量证据)和假阳性组织活检推荐(每10万人增加5 000人得到假阳性组织活检推荐)(极低质量证据)。

(2) 每年一次 vs. 每三年一次

1项观察性研究表明,每年一次乳腺X线摄影筛查较每三年一次的乳腺癌死亡相对危险度为1.14(95% CI: 0.59~1.27,极低质量证据);每三年一次乳腺X线摄影筛查的死亡风险为18/10万人,每年一次乳腺X线摄影筛查可额外增加3人(95% CI: -7~5)。另1项观察性研究表明,每三年一次乳腺X线摄影筛查乳腺癌死亡预防率为47/10万人,每年一次乳腺X线摄影筛查可额外减少14人(极低质量证据)。

过度诊断的判断依据是每年一次组较每三年一次组在相同时间内多出的乳腺癌诊断数占每三年一次组乳腺癌诊断数的比值。1项观察性研究表明,每三年一次乳腺X线摄影筛查的过度诊断风险为88/10万人,每年一次乳腺X线摄影筛查可额外增加54人(极低质量证据)。

1项观察性研究表明,每年一次乳腺X线摄影筛查较每三年一次会增加假阳性结果(每10万人每10年累积增加36 000人)和假阳性组织活检推荐的风险(每10万人每10年累积增加7 000人)(极低质量证据)。

(3) 每三年一次与每两年一次的对比

1项观察性研究表明,每两年一次乳腺X线摄影筛查的乳腺癌死亡预防率为52/10万人,每三年一次乳腺X线摄影筛查会额外减少5人(极低质量证据)。每三年一次乳腺X线摄影筛查较每两年一次的QALY降低为12/10万人(极低质量证据)。

5. 证据质量

(1) 每年一次 vs. 每两年一次

乳腺癌死亡和过度诊断是形成推荐意见所依赖的关键结局,这两个关键结局指标的证据质量均为极低,因此总体证据质量为极低。

(2) 每年一次 vs. 每三年一次

乳腺癌死亡和过度诊断是形成推荐意见所依赖的关键结局,这两个关键结局指标的证据质量均为极低,因此总体证据质量为极低。

(3) 每三年一次与每两年一次的对比

乳腺癌死亡和过度诊断是形成推荐意见所依赖的关键结局,这两个关键结局指标的证据质量均为极低,因此总体证据质量为极低。

6. 其他考虑

(1) 每年一次 vs. 每两年一次

价值观念与偏好:中国女性对每年一次乳腺X线摄影筛查可能不存在重要的不确定性

或者差异。大部分中国女性愿意接受筛查。

成本支出与成本效果：每年一次乳腺 X 线摄影筛查可以增加 QALY，但会额外增加成本支出，所以中国指南专家组认为，利弊权衡支持每两年一次乳腺 X 线摄影筛查。

卫生服务公平性：不同地区的女性支付意愿不同，筛查项目需要考虑农村和贫困地区女性接受筛查的成本[24]（Bi，2019）。

可接受性和可行性：中国指南专家组认为，每年一次的乳腺 X 线摄影筛查可能具有可接受性和可行性。基层尤其是医疗资源相对缺乏的地区的设备、技师和诊断医师的资质可能会影响筛查的可行性。每年一次的乳腺 X 线摄影筛查对于这些资源的需求也相对较高。

（2）每年一次 vs. 每三年一次

价值观念与偏好：中国女性对每年一次乳腺 X 线摄影筛查可能不存在重要的不确定性或者差异。大部分中国女性愿意接受筛查。大部分女性可以接受每年一次乳腺 X 线摄影筛查，少部分更倾向于每三年一次乳腺 X 线摄影筛查[28]。

成本支出与成本效果：每年一次乳腺 X 线摄影筛查可能会带来一定的成本增加，但是考虑到可能的获益，所以中国指南专家组认为每年一次乳腺 X 线摄影筛查的成本效果可能优于每三年一次。

卫生服务公平性：因为地区和城乡差异较大，所以每年一次乳腺 X 线摄影筛查对卫生服务的公平性的影响可能在不同地区存在差异。

可接受性和可行性：中国指南专家组认为，每年一次的乳腺 X 线摄影筛查可能具有可接受性和可行性。基层尤其是医疗资源相对缺乏的地区的设备、技师和诊断医师的资质可能会影响筛查的可行性。每年一次的乳腺 X 线摄影筛查对于这些资源的需求也相对较高。

（3）每三年一次与每两年一次的对比

价值观念与偏好：中国女性对每三年一次乳腺 X 线摄影筛查可能不存在重要的不确定性或者差异。大部分中国女性愿意接受筛查。

成本支出与成本效果：卫生经济学模型研究[20]表明，45～69 岁女性每两年一次和每三年一次乳腺 X 线摄影筛查的成本分别为 2 551.21 元和 1 463.22 元，效用分别为 60.511 988 QALYs 和 60.503 058 QALYs。每两年一次乳腺 X 线摄影筛查较每三年一次的增量成本效用比为 121 835.39 元/QALY。因此，中国指南专家组认为每两年一次乳腺 X 线摄影筛查的成本效果可能更好。

卫生服务公平性：因地区和城乡差异较大，所以中国指南专家组认为每三年一次乳腺 X 线摄影筛查对于卫生服务公平性的影响需视实际情况而定。

可接受性和可行性：每三年一次乳腺 X 线摄影筛查的可接受性和可行性需视实际情况而定。

7. 中国指南专家组讨论与结论（表 4 - 7）

表 4 - 7　推荐意见 3

推荐意见 3
指南专家组推荐 40～49 岁女性使用乳腺 X 线摄影进行乳腺癌筛查（中等质量证据），建议每两年接受一次（极低质量证据*）
*：该年龄段女性行乳腺癌筛查时，每两年接受一次乳腺 X 线摄影检查与每年一次、每三年一次比较，具备一定优势；每年一次与每三年一次比较，具备一定优势

（续　表）

(1) 关于是否应该使用乳腺 X 线摄影筛查

1）40～44 岁女性行乳腺 X 线摄影筛查获益中等，损害小；45～49 岁女性行乳腺 X 线摄影筛查获益大，损害小

2）中国女性更看重筛查的获益，愿意接受筛查导致的不适、疼痛和可能的损失。因此，乳腺 X 线摄影筛查可能利大于弊

3）乳腺 X 线摄影筛查会增加成本支出，但具有较好的成本效果、可接受性和可行性，并且可能增加卫生服务的公平性

(2) 关于筛查频率

1）45～49 岁女性每年一次乳腺 X 线摄影筛查的获益和损害均为中等。每三年一次乳腺 X 线摄影筛查的获益和损害小。尽管多数中国女性愿意为了筛查的获益而接受筛查导致的不适、疼痛和可能的损失，但是女性群体中仍然可能存在偏好差异。所以中国指南专家组认为每年一次乳腺 X 线摄影筛查与每两年一次相比，可能弊大于利。但是每年一次乳腺 X 线摄影筛查较每三年一次可能利大于弊

2）综合比较，每两年一次乳腺 X 线摄影筛查具有较好的成本效果。每年一次乳腺 X 线摄影筛查会额外增加成本支出

3）每年一次乳腺 X 线摄影筛查可能无法增加公平性，但具有较好的可接受性和可行性。每三年一次乳腺 X 线摄影筛查对卫生服务公平性的影响，以及可接受性和可行性需视情况而定

8. 其他指南推荐

欧盟指南专家组认为 40～44 岁女性行乳腺 X 线摄影筛查的获益小，损失大，而 45～49 岁女性行乳腺 X 线摄影筛查有中等程度的获益和损失。因此，不建议 40～44 岁女性行乳腺 X 线摄影筛查，建议 45～49 岁女性行乳腺 X 线摄影筛查。虽基于相同证据，但欧盟和中国指南专家对获益大小的判断存在差异，中国指南专家组更看重乳腺 X 线摄影筛查可能会降低乳腺癌死亡率，所以中国指南专家组建议 40～44 岁女性行乳腺 X 线摄影筛查，推荐 45～49 岁女性行乳腺 X 线摄影筛查，推荐强度高于 40～44 岁女性。

欧盟指南专家组认为 45～49 岁女性每年一次乳腺 X 线摄影筛查较每两年一次有中等程度的损失且获益小，所以对每年一次乳腺 X 线摄影筛查做出有条件的不推荐意见，这与中国专家组的推荐意见一致。

欧盟指南专家组认为与每三年一次筛查相比，45～49 岁女性每年一次乳腺 X 线摄影筛查没有净获益且成本支出大。但中国指南专家组更看重每年一次乳腺 X 线摄影筛查的可能获益，并且认为成本支出在可接受范围内。虽基于相同证据，但欧盟和中国指南专家组对获益大小和成本支出的判断存在差异，所以中国指南专家组认为，在与每三年一次乳腺 X 线摄影筛查进行比较时，建议每年一次乳腺 X 线摄影筛查。

欧盟指南专家组认为 45～49 岁女性每两年一次乳腺 X 线摄影筛查可以为健康带来获益，每三年一次乳腺 X 线摄影筛查有中等程度的成本节约和较好的成本效果，因此建议每三年或两年接受一次乳腺 X 线摄影筛查。中国指南专家组认为，每两年一次乳腺 X 线摄影筛查在中国有更好的成本效果，所以做出了建议每两年接受一次乳腺 X 线摄影筛查的推荐。

9. 实施关于 50 岁以下女性乳腺癌筛查的推荐意见

建议根据对目前我国各地区的乳腺 X 线摄影检查及超声检查的资源可及性进行评估，

合适的筛查年龄与频率也需要考虑当地医疗机构的资源和资质,并且结合当地女性的价值观念和偏好来做出决定。

此外,相较于西方国家,中国女性的乳腺组织较为致密。在45~69岁的中国女性中,BI-RADS(乳腺影像报告和数据系统)3级或4级的占比为49.2%~52.8%[1,71]。虽无相关数据,但由于乳腺组织较为致密,中国女性的乳腺 X 线摄影筛查漏检率可能更高。在乳腺癌筛查中联合使用乳腺 X 线摄影和超声检查可能会提高乳腺组织致密女性的筛查准确性和乳腺癌早期检出率(参见**推荐意见6**,本书第46页)。我国45~49岁女性人群中存在一个乳腺癌发病高峰,因此对于50岁以下女性群体,两年一次的乳腺 X 线摄影筛查频率可能比较合适,在资源允许的情况下,超声筛查可一年一次。

需要注意的是,以上推荐意见仅适用于一般风险人群,不适用于乳腺癌高风险人群。

10. 推荐意见表总结

(1) 每年一次 vs. 每两年一次(表4-8)

表 4-8 40~49 岁女性: 1 年 1 次 vs. 2 年 1 次

判 断 标 准	判 断 结 果
1. **问题优先级**: 这个问题是优先考虑的吗	是
2. **预期收益**: 干预相对于对照,可能带来多大的收益	小
3. **预期受损**: 干预相对于对照,可能带来多大的受损	中等
4. **证据质量**: 关于效应的证据质量如何	非常低
5. **患者价值**: 关于患者/目标人群对于干预可能导致的利与弊的结局是如何看待的,是否存在重要的不确定性? 人群中是否存在重要的差异	可能是重要的不确定性或可变性
6. **利弊平衡**: 利与弊的平衡是更倾向于干预,还是对照	可能偏向于对照组
7. **所需资源**: 干预所需的资源和成本有多大	中等消耗
8. **所需资源的估计的证据质量**: 关于干预所需的资源和成本的估计值,证据质量如何	非常低
9. **成本效果**: 从成本效果上来考虑,是更倾向于干预还是对照	可能偏向于对照组
10. **卫生公平性**: 干预会对卫生公平性产生哪些影响	视情况而定
11. **可接受程度**: 关键的利益相关者是否可以接受干预	视情况而定
12. **可行性**: 干预是否可行	视情况而定

(2) 每年一次 vs. 每三年一次(表4-9)

表 4-9 40~49 岁女性：1 年 1 次 vs. 3 年 1 次

判　断　标　准	判断结果
1. **问题优先级**：这个问题是优先考虑的吗	是
2. **预期收益**：干预相对于对照,可能带来多大的收益	小
3. **预期受损**：干预相对于对照,可能带来多大的受损	中等
4. **证据质量**：关于效应的证据质量如何	非常低
5. **患者价值**：关于患者/目标人群对于干预可能导致的利与弊的结局是如何看待的,是否存在重要的不确定性？人群中是否存在重要的差异	可能是重要的不确定性或可变性
6. **利弊平衡**：利与弊的平衡是更倾向于干预,还是对照	可能偏向于对照组
7. **所需资源**：干预所需的资源和成本有多大	大消耗
8. **所需资源的估计的证据质量**：关于干预所需的资源和成本的估计值,证据质量如何	非常低
9. **成本效果**：从成本效果上来考虑,是更倾向于干预还是对照	可能偏向于对照组
10. **卫生公平性**：干预会对卫生公平性产生哪些影响	视情况而定
11. **可接受程度**：关键的利益相关者是否可以接受干预	视情况而定
12. **可行性**：干预是否可行	视情况而定

（3）每三年一次与每两年一次的对比（表 4-10）

表 4-10 40~49 岁女性：3 年 1 次 vs. 2 年 1 次

判　断　标　准	判断结果
1. **问题优先级**：这个问题是优先考虑的吗	是
2. **预期收益**：干预相对于对照,可能带来多大的收益	小
3. **预期受损**：干预相对于对照,可能带来多大的受损	中等
4. **证据质量**：关于效应的证据质量如何	非常低
5. **患者价值**：关于患者/目标人群对于干预可能导致的利与弊的结局是如何看待的,是否存在重要的不确定性？人群中是否存在重要的差异	可能是重要的不确定性或可变性
6. **利弊平衡**：利与弊的平衡是更倾向于干预,还是对照	可能偏向于对照组

（续　表）

判　断　标　准	判　断　结　果
7. **所需资源**：干预所需的资源和成本有多大	中等节约
8. **所需资源的估计的证据质量**：关于干预所需的资源和成本的估计值，证据质量如何	非常低
9. **成本效果**：从成本效果上来考虑，是更倾向于干预还是对照	可能偏向于干预组
10. **卫生公平性**：干预会对卫生公平性产生哪些影响	视情况而定
11. **可接受程度**：关键的利益相关者是否可以接受干预	视情况而定
12. **可行性**：干预是否可行	是

四、50～69 岁女性的筛查

（一）是否应该使用乳腺 X 线摄影进行乳腺癌筛查

据《2019 中国肿瘤登记年报》报告[48]，50～69 岁中国女性乳腺癌年发病率、死亡率如表 4-11。

表 4-11　50～69 岁中国女性乳腺癌年发病率、死亡率

项目	城　市　地　区	农　村　地　区
年发病率	(102.76～114.42)/10 万人年，占全体城市女性乳腺癌发病的 52.48% 50～54 岁：105.03/10 万人年 55～59 岁：107.42/10 万人年 60～64 岁：114.42/10 万人年 65～69 岁：102.76/10 万人年	(57.69～75.29)/10 万人年，占全体农村女性乳腺癌发病的 47.4% 50～54 岁：75.29/10 万人年 55～59 岁：67.08/10 万人年 60～64 岁：70.10/10 万人年 65～69 岁：57.69/10 万人年
年死亡率	(18.88～27.1)/10 万人年，占全体城市女性因乳腺癌死亡的 48.47% 50～54 岁：18.88/10 万人年 55～59 岁：23.06/10 万人年 60～64 岁：27.10/10 万人年 65～69 岁：26.31/10 万人年	(15.52～22.25)/10 万人年，占全体农村女性因乳腺癌死亡的 51.56% 50～54 岁：15.52/10 万人年 55～59 岁：18.26/10 万人年 60～64 岁：22.25/10 万人年 65～69 岁：19.57/10 万人年

1. 研究问题

50～69 岁女性是否应该使用乳腺 X 线摄影进行乳腺癌筛查？

2. 证据总结

系统评价纳入了 6 项对比使用[50-53,55,72]乳腺 X 线摄影筛查与不使用乳腺 X 线摄片筛查的随机对照试验。这些试验均在欧美国家开展，系统评价没有纳入来自中国的相关研究。6

项研究均报告了因乳腺癌导致的死亡,仅有 2 项研究报告了过度诊断。3 项研究报告了其他原因导致的死亡,并且分别有 4 项和 3 项研究报告了ⅡA 期及以上、Ⅲ 期以上或者≥40 毫米肿瘤的乳腺癌。5 项研究报告了乳房切除率,2 项研究报告了化疗率。纳入的系统评价提供了生存质量、假阳性相关不良事件的信息。

3. 获益

6 项对比乳腺 X 线摄影筛查与不使用乳腺 X 线摄影筛查的随机对照试验共纳入 249 930 名女性,使用短期病例累计方法进行统计,平均筛查时长为 6.3 年。Meta 分析结果显示,与不使用乳腺 X 线摄影筛查相比,乳腺 X 线摄影筛查组因乳腺癌死亡的相对危险为 0.77(95% CI: 0.66～0.90,高质量证据),平均随访时间为 17.6 年。不使用乳腺 X 线摄影筛查组因乳腺癌死亡的风险为 600/10 万人时,乳腺 X 线摄影筛查组可额外减少 138 人 (95% CI: -204～-60);不使用乳腺 X 线摄影筛查组因乳腺癌死亡的风险为 2 100/10 万人时,乳腺 X 线摄影筛查组可额外减少 483 人(95% CI: -714～-210)。

次要结局方面,Meta 分析结果表明,与不使用筛查相比,乳腺 X 线摄影筛查可降低ⅡA 乳腺癌风险(极低质量证据),降低Ⅲ期及以上乳腺癌或者≥40 mm 的肿瘤风险(低质量证据),但是并未降低全因死亡或其他原因死亡风险(低证据质量)。

4. 损害和负担

过度诊断的判断依据是乳腺 X 线摄影筛查组较不使用乳腺 X 线摄影筛查组在相同时间内多出的乳腺癌诊断数占不使用乳腺 X 线摄影筛查组乳腺癌诊断数的比值。10.1% 的乳腺癌诊断为过度诊断(95% CI: 8.6%～11.6%,中等质量证据);17.3% 的女性乳腺癌诊断为过度诊断(95% CI: 14.7%～20.0%,中等质量证据)。

5 项纳入 249 550 名研究对象的随机对照试验表明,乳腺 X 线摄影筛查可能提高乳房切除率(低质量证据),但是乳腺 X 线摄影筛查对化疗率的影响不明确(极低质量证据)。

1 项系统综述[57]提示,诊断结果明确且按期随访的女性可能不会因乳腺 X 线摄影筛查而产生焦虑情绪;而需要召回行额外检查的女性会有暂时性或者长期性(召回后 6 个月到 1 年)的焦虑,额外检查的手段也可能会对焦虑水平产生影响(低质量证据)。另外 2 项系统评价[58,59]提示,乳腺 X 线摄影筛查结果为假阳性的女性有更高的应激水平(低质量证据)。

5. 证据质量

乳腺癌死亡和过度诊断是形成推荐意见所依赖的关键结局,这两个关键结局指标的证据质量均为中等,因此总体证据质量为中等。

6. 其他考虑

(1)价值观念与偏好:中国女性对于乳腺 X 线摄影筛查的态度和看法不存在重要的不确定性或者差异。大部分中国女性可以接受筛查。

(2)成本支出和成本效果:卫生经济学模型表明[18],每年一次乳腺 X 线摄影筛查较不使用乳腺 X 线摄影筛查会增加成本支出。50～54 岁女性十年内人均花费分别为乳腺 X 线摄影筛查组 3 190 元,不使用乳腺 X 线摄影筛查组 2 832 元;55～59 岁女性十年内人均花费分别为乳腺 X 线摄影筛查组 3 550 元,不使用乳腺 X 线摄影筛查组 2 802 元;60～64 岁女性十年内人均花费分别为乳腺 X 线摄影筛查组 3 095 元,不使用乳腺 X 线摄影筛查组 2 778 元;65～69 岁女性十年内人均花费分别为乳腺 X 线摄影筛查组 2 719 元,不使用乳腺 X 线摄影筛查组 2 341 元。乳腺 X 线摄影筛查组的增量成本效用比在 50～54 岁、55～59 岁、60～64 岁和 65～69 岁年龄组分别为 395 672 元/QALY、447 852 元/QALY、429 262 元/QALY 和 896 556 元/QALY。因此,中国指南专家组认为乳腺 X 线摄影筛查会增加成本支出(低质量证据),但具有较好的成本效果。

(3)卫生服务公平性:考虑到乳腺 X 线摄影筛查可能会对中西部地区和偏远地区,以及农村女性造成的影响,中国指南专家组认为使用乳腺 X 线摄影筛查可能会增加卫生服务的公平性。

(4)可接受性和可行性:中国指南专家组认为乳腺 X 线摄影筛查可能具有可接受性以及可行性。

7. 推荐意见表总结(表 4-12)

表 4-12　50～69 岁女性是否应该使用乳腺 X 线摄影进行乳腺癌筛查

判　断　标　准	判　断　结　果
1. **问题优先级**:这个问题是优先考虑的吗	是
2. **预期收益**:干预相对于对照,可能带来多大的收益	大
3. **预期受损**:干预相对于对照,可能带来多大的受损	小
4. **证据质量**:关于效应的证据质量如何	中等
5. **患者价值**:关于患者/目标人群对于干预可能导致的利与弊的结局是如何看待的,是否存在重要的不确定性? 人群中是否存在重要的差异	没有重要的不确定性和差异
6. **利弊平衡**:利与弊的平衡是更倾向于干预,还是对照	可能倾向于对照
7. **所需资源**:干预所需的资源和成本有多大	视情况而定
8. **所需资源的估计的证据质量**:关于干预所需的资源和成本的估计值,证据质量如何	低
9. **成本效果**:从成本效果上来考虑,是更倾向于干预还是对照	视情况而定
10. **卫生公平性**:干预会对卫生公平性产生哪些影响	可能促进
11. **可接受程度**:关键的利益相关者是否可以接受干预	视情况而定
12. **可行性**:干预是否可行	是

(二)应多久接受一次乳腺 X 线摄影筛查

1. 研究问题

50～69 岁的女性应多久接受一次乳腺 X 线摄影筛查?

（1）每年一次还是每三年一次

（2）每三年一次还是每两年一次

2. 证据总结

（1）每年一次对比每三年一次

针对每年一次对比每三年一次的研究问题的系统评价纳入了 1 项随机对照试验和[73] 4 项观察性研究[66,69,74,75]。这些研究均在欧美国家开展。系统评价没有纳入来自中国的研究。仅 1 项随机对照试验报告了乳腺癌导致的死亡,2 项观察性研究开展了可避免的乳腺癌死亡模型研究,1 项观察性研究报告了过度诊断。1 项观察性研究报告了 QALY、间期癌和假阳性结果及假阳性组织活检推荐的信息。

（2）每三年一次对比每两年一次

针对每三年一次和每两年一次的筛查频率对比的研究问题的系统评价纳入了 4 项观察性研究[66,69,74,75]。这些研究均在欧美国家开展。系统评价没有纳入来自中国的研究。仅 2 项观察性研究开展了可避免的乳腺癌死亡模型研究,1 项观察性研究报告了过度诊断。1 项观察性研究报告了 QALY、乳腺癌分期、间期癌和假阳性结果及假阳性组织活检推荐的信息。

1 项观察性研究显示,每三年一次乳腺 X 线摄影筛查的过度诊断风险比每两年一次乳腺 X 线摄影筛查要低,每 10 万人可减少 109 人过度诊断(极低质量证据)。每三年一次乳腺 X 线摄影筛查较每两年一次会减少假阳性结果(每 10 年累积减少 10 000/10 万人)和假阳性组织活检推荐的风险(每 10 年累积减少 1 000/10 万人)(极低质量证据)。

每三年一次乳腺 X 线摄影筛查避免的乳腺癌死亡要比两年一次筛查可避免的乳腺癌死亡数少,估计值为每 10 万人少 12 000～2 900 例(极低质量证据)。同时,每三年一次筛查相较于每两年一次筛查的 QALY 减少为 328/10 万人(极低质量证据),与更晚期的乳腺癌诊断存在关联(比值比 1.20,95% CI: 0.93～1.54)。

3. 获益

（1）每年一次对比每三年一次

1 项纳入 75 959 名女性的随机对照试验表明,每年一次乳腺 X 线摄影筛查较三年一次因乳腺癌死亡的相对危险度为 0.93(95% CI: 0.76～1.12,中等质量证据)。每三年一次乳腺 X 线摄影筛查组因乳腺癌死亡的风险为 601/10 万人,每年一次组可额外减少 42 人(95% CI: −72～144)。

另 1 项观察性研究表明,每三年一次乳腺 X 线摄影筛查的乳腺癌死亡预防率为 397～400/10 万人年,每年一次乳腺 X 线摄影筛查可额外预防 234～340 人(极低质量证据)。1 项观察性研究表明,每年一次乳腺 X 线摄影筛查较每三年一次的间期癌诊断降低率为 14 000/10 万人年(极低质量证据)。同时,每年一次筛查相较于每三年一次的 QALY 增加为 2 415/10 万人年(极低质量证据)。

（2）每三年一次对比每两年一次

每三年一次乳腺 X 线摄影筛查的过度诊断风险比每两年一次乳腺 X 线摄影筛查要低,每 10 万人可减少 109 人过度诊断(极低质量证据)。

4. 损害和负担

(1) 每年一次对比每三年一次

过度诊断的判断依据是每年一次组较每三年一次组在相同时间内多出的乳腺癌诊断数占每三年一次组乳腺癌诊断数的比值。1 项观察性研究显示,每三年一次乳腺 X 线摄影筛查的过度诊断风险为 500/10 万人,每年一次乳腺 X 线摄影筛查可额外增加 404 人过度诊断(极低质量证据)。1 项纳入 1 406 923 名女性的观察性研究表明,每年一次乳腺 X 线摄影筛查较每三年一次会增加假阳性结果(每 10 年累积增加 30 000/10 万人)和假阳性组织活检推荐的风险(每 10 年累积增加 6 000/10 万人)(极低质量证据)。

(2) 每三年一次对比每两年一次

每三年一次乳腺 X 线摄影筛查避免的乳腺癌死亡要比两年一次筛查可避免的乳腺癌死亡数少,估计值为每 10 万人少 12 000～2 900 例(极低质量证据)。

5. 证据质量

(1) 每年一次对比每三年一次

形成推荐意见所依赖的关键结局的证据质量均为极低,因此专家组认为总体证据质量为极低。

(2) 每三年一次对比每两年一次

形成推荐意见所依赖的关键结局的证据质量均为极低,因此专家组认为总体证据质量为极低。

6. 其他考虑

(1) 每年一次对比每三年一次

价值观念与偏好:中国女性对于乳腺 X 线摄影筛查的态度和看法可能不存在重要的不确定性或者差异。大部分中国女性愿意接受筛查。

成本支出和成本效果:每年一次乳腺 X 线摄影筛查可能会带来一定的成本增加。但是考虑到可能的获益,中国指南专家组认为每年一次乳腺 X 线摄影筛查的成本效果可能优于每三年一次。

卫生服务的公平性:考虑到地区和城乡差异较大,中国指南专家组认为改变乳腺 X 线摄影筛查的频率对卫生服务的公平性视情况而定。

可接受性和可行性:中国指南专家组认为乳腺 X 线摄影筛查可能具有可接受性和可行性。基层尤其是医疗资源相对缺乏的地区的设备、技师和诊断医师的资质可能会影响筛查的可行性。每年一次的乳腺 X 线摄影筛查对于这些资源的需求也相对较高。

(2) 每三年一次对比每两年一次

价值观念与偏好:中国女性对于乳腺 X 线摄影筛查的态度和看法可能不存在重要的不确定性或者差异。大部分中国女性愿意接受筛查。

成本支出和成本效果:每三年一次乳腺 X 线摄影筛查可能会带来一定的成本节约。

卫生服务的公平性:考虑到地区和城乡差异较大,中国指南专家组认为改变乳腺 X 线摄影筛查的频率对卫生服务的公平性视情况而定。

可接受性和可行性:中国指南专家组认为乳腺 X 线摄影筛查可能具有可接受性和可行性。基层尤其是医疗资源相对缺乏的地区的设备、技师和诊断医师的资质可能会影响筛查的可行性。每两年一次的乳腺 X 线摄影筛查对于这些资源的需求也相对较高。

7. 中国指南专家组讨论与结论（表 4-13）

表 4-13　推荐意见 4

推荐意见 4
指南专家组推荐 50～69 岁女性使用乳腺 X 线摄影进行乳腺癌筛查（中等质量证据），建议每两年接受一次（低质量证据*）
*：该年龄段女性行乳腺癌筛查时，每两年接受一次乳腺 X 线摄影检查与每三年一次比较，具备一定优势；每年一次与每三年一次比较，具备一定优势

(1) 关于是否应该使用乳腺 X 线摄影筛查
1) 乳腺 X 线摄影筛查的获益大和损害小
2) 中国女性更看重筛查的获益，愿意接受筛查导致不适、疼痛以及可能的损失
3) 乳腺 X 线摄影筛查会增加成本支出，但具有较好的成本效果、可接受性和可行性，并且可能增加卫生服务的公平性
(2) 关于筛查频率
1) 50～69 岁女性每年一次相比每三年一次乳腺 X 线摄影筛查的获益和损害均为中等，利弊平衡可能利大于弊。50～69 岁女性每三年一次乳腺 X 线摄影筛查与每两年一次的筛查相比，获益小和损害均为中等，利弊平衡可能利小于弊
2) 从经济角度考虑，每年一次或者每两年一次相对于每三年一次的乳腺 X 线摄影筛查可能具有更好的成本效果

8. 其他指南推荐

欧盟指南专家组认为 50～69 岁女性行乳腺 X 线摄影筛查利大于弊。基于相同证据，中国与欧盟指南专家组做出了同样的决策，强推荐 50～69 岁女性行乳腺 X 线摄影筛查。

欧盟指南专家组认为 50～69 岁女性每年一次乳腺 X 线摄影筛查相对于每两年一次存在净伤害（获益小，损害中等），且成本支出大、可行性差，因此做出强不推荐。但中国指南专家组认为 50～69 岁女性每年一次乳腺 X 线摄影筛查的获益和损害均为中等，且成本支出在可接受范围内，同时具有可行性和可接受性。虽基于相同证据，但欧盟和中国指南专家组对获益大小、成本支出和可行性的判断存在差异，所以中国指南专家组建议每年一次乳腺 X 线摄影筛查。

同时，欧盟指南专家组认为 50～69 岁女性每三年一次相对于每两年一次乳腺 X 线摄影筛查存在净伤害（获益小，损害中等），因此做出弱不推荐。基于相同证据，中国指南专家组做出了相同的推荐意见，建议每两年一次乳腺 X 线摄影筛查。综合考虑，中国指南专家组建议 50～69 岁的中国女性可接受每年一次或每两年一次的乳腺 X 线摄影筛查。

9. 实施关于 50～69 岁女性乳腺癌筛查的推荐意见

建议根据对目前我国各地区的乳腺 X 线摄影检查及超声检查的资源可及性进行评估，合适的筛查年龄与频率也需要考虑当地医疗机构的资源和资质，并且结合当地女性的价值观念和偏好来做出决定。

此外，相较于西方国家，中国女性的乳腺组织较为致密。因此中国女性的乳腺 X 线摄影筛查漏检率可能更高。在乳腺癌筛查中联合使用乳腺 X 线摄影和超声检查可能会提高乳腺

组织致密女性的筛查准确性和乳腺癌早期检出率(参见**推荐意见 6,本书第 46 页**)。因此对于 50 岁以上女性群体,每年一次或两年一次的乳腺 X 线摄影筛查频率可能比较合适,在资源允许的情况下,超声筛查可一年一次。

需要注意的是,以上推荐意见仅适用于一般风险人群,不适用于乳腺癌高风险人群。

10. 推荐意见表总结

(1) 每年一次对比每三年一次(表 4 - 14)

表 4 - 14　1 年 1 次 vs. 3 年 1 次

判 断 标 准	判 断 结 果
1. **问题优先级**:这个问题是优先考虑的吗	是
2. **预期收益**:干预相对于对照,可能带来多大的收益	小
3. **预期受损**:干预相对于对照,可能带来多大的受损	中等
4. **证据质量**:关于效应的证据质量如何	非常低
5. **患者价值**:关于患者/目标人群对于干预可能导致的利与弊的结局是如何看待的,是否存在重要的不确定性? 人群中是否存在重要的差异	可能是重要的不确定性和差异
6. **利弊平衡**:利与弊的平衡是更倾向于干预,还是对照	可能倾向于干预组
7. **所需资源**:干预所需的资源和成本有多大	大消耗
8. **所需资源的估计的证据质量**:关于干预所需的资源和成本的估计值,证据质量如何	非常低
9. **成本效果**:从成本效果上来考虑,是更倾向于干预还是对照	既不偏向于干预组也不偏向于对照组
10. **卫生公平性**:干预会对卫生公平性产生哪些影响	视情况而定
11. **可接受程度**:关键的利益相关者是否可以接受干预	视情况而定
12. **可行性**:干预是否可行	可能不

(2) 三年一次 vs. 两年一次(表 4 - 15)

表 4 - 15　3 年 1 次 vs. 2 年 1 次

判 断 标 准	判 断 结 果
1. **问题优先级**:这个问题是优先考虑的吗	是
2. **预期收益**:干预相对于对照,可能带来多大的收益	小

(续　表)

判　断　标　准	判　断　结　果
3. **预期受损**：干预相对于对照，可能带来多大的受损	中等
4. **证据质量**：关于效应的证据质量如何	非常低
5. **患者价值**：关于患者/目标人群对于干预可能导致的利与弊的结局是如何看待的，是否存在重要的不确定性？人群中是否存在重要的差异	可能是重要的不确定性和差异
6. **利弊平衡**：利与弊的平衡是更倾向于干预，还是对照	可能倾向于对照组
7. **所需资源**：干预所需的资源和成本有多大	中等成本节约
8. **所需资源的估计的证据质量**：关于干预所需的资源和成本的估计值，证据质量如何	非常低
9. **成本效果**：从成本效果上来考虑，是更倾向于干预还是对照	既不偏向于干预组也不偏向于对照组
10. **卫生公平性**：干预会对卫生公平性产生哪些影响	视情况而定
11. **可接受程度**：关键的利益相关者是否可以接受干预	视情况而定
12. **可行性**：干预是否可行	可能可行

五、70～74 岁女性的筛查

《2019 中国肿瘤登记年报》[48]显示，在 70～74 岁中国女性中，乳腺癌年发病率城市地区为 89.51/10 万人，占全体城市女性乳腺癌发病的 5.41%；农村地区为 43.93/10 万人，占全体农村女性乳腺癌发病的 3.92%；乳腺癌年死亡率城市地区为 29.16/10 万人，占全体城市女性因乳腺癌死亡的 7.52%；农村地区为 19.47/10 万人，占全体农村女性因乳腺癌死亡的 6.99%。

（一）是否应该使用乳腺 X 线摄影进行乳腺癌筛查

1. 研究问题

70～74 岁女性是否应该使用乳腺 X 线摄影进行乳腺癌筛查？

2. 证据总结

针对该研究问题的系统评价纳入了 2 项[50,53]在欧美国家开展随机对照试验，没有纳入来自中国的研究。2 项研究报告了乳腺癌导致的死亡，和其他原因导致的死亡及全因死亡，均没有报告 70～74 岁女性乳腺 X 线摄影筛查中的过度诊断及其他结局。其他年龄段女性筛查的系统评价纳入了以 40～74 岁女性为研究对象的随机对照试验（CNBSS‐1，CNBSS‐2，Malmo I，Kopparberg and Stockholm），可以作为间接证据考虑。

3. 获益

2 项随机对照试验共纳入 18 233 名 70～74 岁的女性，平均筛查时长为 9.5 年。Meta 分析结果显示,乳腺 X 线摄影筛查组较不使用乳腺 X 线摄影筛查组因乳腺癌死亡的相对危险度为 0.77(95% CI: 0.54~1.09,高质量证据)。平均随访时间为 20 年,不使用乳腺 X 线摄影筛查组因乳腺癌死亡风险为 900/10 万人,乳腺 X 线摄影筛查组可额外减少 207 人(95% CI: -414~81);不使用乳腺 X 线摄影筛查组因乳腺癌死亡风险为 3 000/10 万人时,乳腺 X 线摄影筛查组可额外减少 690 人(95% CI: -1 380~270)。

次要结局方面,Meta 分析结果表明,乳腺 X 线摄影筛查可降低ⅡA 乳腺癌风险(低质量证据)和Ⅲ期及以上乳腺癌或者≥40 mm 的肿瘤风险(低质量证据),但是并未降低全因死亡或其他原因死亡的风险(低证据质量)。

4. 损害和负担

系统评价没有纳入关于损害和负担的直接证据,中国指南专家组根据其他年龄段女性筛查的间接证据来考虑筛查可能导致的损害和负担。

过度诊断的判断依据是乳腺 X 线摄影筛查组较不使用乳腺 X 线摄影筛查组在相同时间内多出的乳腺癌诊断数占不使用乳腺 X 线摄影筛查组乳腺癌诊断数的比值。间接证据显示,从群体 10.1% 的乳腺癌诊断为过度诊断(95% CI: 8.6%~11.6%,中等质量证据);17.3% 的女乳腺癌诊断为过度诊断(95% CI: 14.7%~20.0%,中等质量证据)。

5 项纳入 249 550 名研究对象的随机对照试验[53,76-79]表明,乳腺 X 线摄影筛查可能提高乳房切除率(低质量证据),但是乳腺 X 线摄影筛查对化疗率的影响尚不明确(极低质量证据)。

1 项系统综述[57]提示,诊断结果明确且按期随访的女性可能不会因乳腺 X 线摄影筛查而产生焦虑情绪;而需要召回行额外检查的女性会有暂时性或者长期性(召回后 6 个月到 1 年)的焦虑,额外检查的手段也可能会对焦虑水平产生影响(低质量证据)。另外 2 项系统评价[58,59]提示,乳腺 X 线摄影筛查结果为假阳性的女性有更高的应激水平(低质量证据)。

5. 证据质量

乳腺癌死亡和过度诊断是形成推荐意见所依赖的关键结局,这两个关键结局指标的证据质量均为中等,因此总体证据质量为中等。

6. 其他考虑

价值观念与偏好:中国女性对于乳腺 X 线摄影筛查的态度和看法不存在重要的不确定性或者差异。大部分中国女性愿意接受筛查。

成本支出和成本效果:卫生经济学模型表明[18],70~74 岁女性每年一次乳腺 X 线摄影筛查十年内人均花费为 2 267 元,获得 7.265 7 QALYs;不接受乳腺 X 线摄影筛查的女性在相同时间内的人均花费为 1 825 元,获得 7.265 6 QALYs,乳腺 X 线摄影筛查的增量成本效用比为 6 062 536 元/QALY。因此,中国指南专家组认为乳腺 X 线摄影筛查会增加成本支出(低质量证据),不使用乳腺 X 线摄影筛查可能具有较好的成本效果。

卫生服务公平性:考虑到对中西部地区和偏远地区,以及农村女性造成的影响,中国指南专家组认为使用乳腺 X 线摄影筛查可能会增加卫生服务的公平性。

可接受性和可行性:中国指南专家组认为乳腺 X 线摄影筛查可能具有可接受性和可行性。

7. 推荐意见表总结(表 4-16)

表 4-16　70~74 岁女性是否应该使用乳腺 X 线摄影进行乳腺癌筛查

判　断　标　准	判　断　结　果
1. **问题优先级**:这个问题是优先考虑的吗	视情况而定
2. **预期收益**:干预相对于对照,可能带来多大的收益	视情况而定
3. **预期受损**:干预相对于对照,可能带来多大的受损	小
4. **证据质量**:关于效应的证据质量如何	中等
5. **患者价值**:关于患者/目标人群对于干预可能导致的利与弊的结局是如何看待的,是否存在重要的不确定性? 人群中是否存在重要的差异	无已知的不良结局
6. **利弊平衡**:利与弊的平衡是更倾向于干预,还是对照	视情况而定
7. **所需资源**:干预所需的资源和成本有多大	不知道
8. **所需资源的估计的证据质量**:关于干预所需的资源和成本的估计值,证据质量如何	低
9. **成本效果**:从成本效果上来考虑,是更倾向于干预还是对照	不知道
10. **卫生公平性**:干预会对卫生公平性产生哪些影响	视情况而定
11. **可接受程度**:关键的利益相关者是否可以接受干预	是
12. **可行性**:干预是否可行	是

(二) 应多久接受一次乳腺 X 线摄影筛查

1. 研究问题

70~74 岁的女性应多久接受一次乳腺 X 线摄影筛查?

(1) 每年一次还是每两年一次

(2) 每年一次还是每三年一次

(3) 每三年一次还是每两年一次

2. 证据总结

系统评价纳入了 2 项模型研究[66,74]和 3 项观察性研究[60,64,80]。这些研究均在欧美国家开展。系统评价没有纳入来自中国的研究。模型研究对乳腺癌导致的死亡和过度诊断进行了预估。事件数的计算方法是两个筛查年龄组的估计值相减,用 50~74 岁的估计值减去 50~69 岁的估计值,得到的即是在 70~74 岁年龄组开展筛查的额外效应。观察性研究报告了间期癌、乳腺癌分期和假阳性结果相关的不良反应。

3. 获益

70~74 岁女性每年一次乳腺 X 线摄影筛查较每两年一次在预防乳腺癌死亡方面没有实际获益(少预防 3/10 万人~多预防 10/10 万人乳腺癌导致的死亡,极低质量证据)。在乳腺癌分期上二者没有差异(极低质量证据)。

每年一次乳腺 X 线摄影筛查较每三年一次在预防乳腺癌死亡方面没有实际获益（多预防 6/10 万人～20/10 万人乳腺癌导致的死亡，极低质量证据）。

每三年一次乳腺 X 线摄影筛查较每两年一次在预防乳腺癌死亡方面没有实际获益（每 10 万人接受三年一次的乳腺 X 线摄影筛查较每两年一次减少 43 人过度诊断，减少 1 154 到 4 700 人得到假阳性结果，减少 116 人得到假阳性的组织活检推荐，极低质量证据）。

4. 损害和负担

70～74 岁女性每年一次乳腺 X 线摄影筛查较每两年一次可能会增加过度诊断（增加 33/10 万人，极低质量证据），减少 QALY（每 10 万人减少 91 个 QALYs，极低质量证据），增加假阳性结果（每 10 万人 10 年内累积增加 20 000 人得到假阳性结果）和假阳性组织活检推荐（每 10 万人 10 年内累积 5 000 人得到假阳性组织活检推荐，极低质量证据）。

70～74 岁女性每年一次乳腺 X 线摄影筛查较每三年一次可能会增加过度诊断（每 10 万人增加 76 人，极低质量证据）和假阳性结果（每 10 万人 10 年内累积增加 3 471～11 800 人得到假阳性结果）和假阳性组织活检推荐（每 10 万人 10 年内累积增加 0～257 人得到假阳性组织活检推荐）（极低质量证据）。

70～74 岁女性每三年一次乳腺 X 线摄影筛查较每两年一次可能与更多的因乳腺癌死亡相关联（每 10 万人增加 9 到 10 人，极低质量证据），同时可能减少质量调整寿命年（每 10 万人 28 质量调整寿命年）（极低质量证据）。

5. 证据质量/效应估计值的确定程度

所有结局均被认为是形成推荐意见所依赖的关键结局，且所有结局的证据质量均为极低，因此总体证据质量为极低。

6. 其他考虑

价值观念与偏好：中国女性对乳腺 X 线摄影筛查的态度和看法不存在重要的不确定性或者差异。

成本支出和成本效益：尽管未找到相关卫生经济学证据，但中国指南专家组认为每年一次乳腺 X 线摄影筛查相比每三年一次或者每两年一次筛查，将大幅增加成本支出，而且可能不具有成本效益。相比每两年一次，每三年一次的筛查将造成中等程度的成本节约。

可接受性和可行性：中国指南专家组认为每年一次的乳腺 X 线摄影筛查可能不具有可接受性和可行性。基层尤其是医疗资源相对缺乏的地区的设备、技师和诊断医师的资质可能会影响筛查的可行性。

7. 推荐意见表总结（表 4-17、表 4-18）

表 4-17　1 年 1 次 vs. 2 年一次

判　断　标　准	判　断　结　果
1. **问题优先级**：这个问题是优先考虑的吗	是
2. **预期收益**：干预相对于对照，可能带来多大的收益	小

（续　表）

判　断　标　准	判　断　结　果
3. **预期受损**：干预相对于对照，可能带来多大的受损	中等
4. **证据质量**：关于效应的证据质量如何	极低
5. **患者价值**：关于患者/目标人群对于干预可能导致的利与弊的结局是如何看待的，是否存在重要的不确定性？人群中是否存在重要的差异	可能有重要的不确定性和差异
6. **利弊平衡**：利与弊的平衡是更倾向于干预，还是对照	可能倾向于对照组
7. **所需资源**：干预所需的资源和成本有多大	大成本增加
8. **所需资源的估计的证据质量**：关于干预所需的资源和成本的估计值，证据质量如何	极低
9. **成本效果**：从成本效果上来考虑，是更倾向于干预还是对照	倾向于对照组
10. **卫生公平性**：干预会对卫生公平性产生哪些影响	视情况而定
11. **可接受程度**：关键的利益相关者是否可以接受干预	可能不是
12. **可行性**：干预是否可行	可能不是

表 4-18　推荐意见表总结：1 年 1 次 vs. 3 年一次

判　断　标　准	判　断　结　果
1. **问题优先级**：这个问题是优先考虑的吗	是
2. **预期收益**：干预相对于对照，可能带来多大的收益	小
3. **预期受损**：干预相对于对照，可能带来多大的受损	中等
4. **证据质量**：关于效应的证据质量如何	极低
5. **患者价值**：关于患者/目标人群对于干预可能导致的利与弊的结局是如何看待的，是否存在重要的不确定性？人群中是否存在重要的差异	可能有重要的不确定性和差异
6. **利弊平衡**：利与弊的平衡是更倾向于干预，还是对照	可能倾向于对照组
7. **所需资源**：干预所需的资源和成本有多大	中等成本增加
8. **所需资源的估计的证据质量**：关于干预所需的资源和成本的估计值，证据质量如何	极低
9. **成本效果**：从成本效果上来考虑，是更倾向于干预还是对照	没有纳入研究
10. **卫生公平性**：干预会对卫生公平性产生哪些影响	视情况而定

（续　表）

判　断　标　准	判　断　结　果
11. **可接受程度**：关键的利益相关者是否可以接受干预	可能不是
12. **可行性**：干预是否可行	可能不是

8. 中国指南专家组讨论与结论（表4-19）

表4-19　推荐意见5

推荐意见5
指南专家组建议70～74岁女性使用或不使用乳腺X线摄影进行乳腺癌筛查均可（中等质量证据），如接受筛查，建议每两年或每三年一次（极低质量证据*）
*：该年龄段女性行乳腺癌筛查时，每两年接受一次乳腺X线摄影检查与每年一次、每三年一次比较，具备一定优势；每三年一次与每年一次比较，具备一定优势

(1) 关于是否应该使用乳腺X线摄影筛查
1) 70～74岁女性行乳腺X线摄影筛查获益中等，损害小。中国女性更看重乳腺X线摄影筛查的获益，所以愿意接受筛查导致的不适、疼痛和可能的损失。因此，乳腺X线摄影筛查可能利大于弊
2) 乳腺X线摄影筛查可能会增加公平性，有较好的可接受性和可行性，但会增加成本支出，且不具有很好的成本效果
(2) 关于筛查频率
1) 70～74岁女性每年一次乳腺X线摄影筛查较每两年一次或三年一次的具有中等程度的损害，且获益小，利弊平衡可能利大于弊。而每两年一次筛查与每三年一次对比，利弊平衡可能既不支持干预，也不支持对照
2) 70～74岁女性每年一次的乳腺X线摄影筛查可能会增加成本支出，且不具有成本效益、可接受性和可行性。相较每两年一次，每三年一次筛查可能会降低支出，具有更好的可行性

9. 其他指南推荐

欧盟指南专家组认为70～74岁女性行乳腺X线摄影筛查的利大于弊。筛查可能的获益大于损害，因此建议使用乳腺X线摄影筛查。然而考虑到70～74岁女性行乳腺X线摄影筛查的成本效果、成本支出、可接受性和可行性，中国指南专家组推荐70～74岁女性接受或不接受乳腺X线摄影筛查均可。

欧盟指南专家组认为，与每两年或三年一次乳腺X线摄影筛查相比，70～74岁女性每年一次乳腺X线摄影筛查的弊大于利，所以对每年一次乳腺X线摄影筛查做出强反对推荐。中国指南专家组也同样支持频率更低的筛查。

10. 实施关于70～74岁女性乳腺癌筛查的推荐意见

建议根据对目前我国各地区的乳腺X线摄影检查及超声检查的资源可及性进行评估，合适的筛查年龄与频率也需要考虑当地医疗机构的资源和资质，并且结合当地女性的价值观念和偏好来做出决定。对于70～74岁女性的筛查，也应该考虑个体的其他共患疾病和预期寿命等因素。需要注意的是，以上推荐意见仅适用于一般风险人群，不适用于乳腺癌高风险人群。

11. 不同年龄段女性的筛查的研究方向

鼓励对各个地区（城市，农村；东部、中部、西部；不同级别的城市；或者按照不同经济水

平进行分类)进行乳腺 X 线摄影检查资源的可及性,以及不同年龄段女性的乳腺 X 线摄影筛查和筛查频率的成本效益进行研究;对不同人群乳腺癌发病率的地区开展乳腺 X 线摄影筛查的有效性、成本效益、过度诊断等问题开展筛查试验和队列研究。同时,鼓励对中国女性关于筛查的价值观念与偏好进行研究。

六、针对乳腺组织致密女性的筛查

(一) 在乳腺 X 线摄影筛查基础上是否要增加超声检查(自动乳腺超声或手持超声)

1. 研究问题的重要性

乳腺组织致密女性患乳腺癌的风险更高[81]。相较于西方国家,中国女性的乳腺组织较为致密。在 45～69 岁的中国女性中,BI-RADS(乳腺影像报告和数据系统)3 级或 4 级的占比为 49.2%～52.8%[1,71]。同时,受乳腺组织密度增高影响,乳腺组织致密女性可能无法在筛查中通过乳腺 X 线摄影检出癌症,从而导致晚期乳腺癌(Ⅱ期和Ⅲ期)检出量增加[82]。虽然数字乳腺 X 线摄影已经成为乳腺癌筛查和诊断的公认标准,但是漏检率仍高达30%[83],乳腺组织致密女性和 50 岁以下女性的漏检率则更高[83]。因此,虽无相关数据,但由于乳腺组织较为致密,中国女性的乳腺 X 线摄影筛查漏检率可能更高。对于乳腺组织致密的女性,在乳腺癌筛查中联合使用乳腺 X 线摄影和其他补充性检查可能会提高乳腺癌早期检出率。

2. 研究问题

无症状乳腺组织致密女性行乳腺癌筛查时,应在乳腺 X 线摄影筛查基础上增加超声检查(自动乳腺超声或手持超声)还是单独使用乳腺 X 线摄影筛查?

(1) 自动乳腺超声

(2) 手持超声

3. 证据总结

(1) 自动乳腺超声:针对该研究问题的系统评价纳入了 3 项观察性研究[84-86],这些研究均在欧美国家开展,系统评价没有纳入来自中国的相关研究。3 项研究均报告了乳腺癌检出率,其中 2 项研究报告了召回率,1 项研究报告了间期癌发生率(1 年)。3 项研究均未报告乳腺癌死亡、乳腺癌分期、乳腺切除率和化疗及副反应相关信息。系统评价提供了乳腺癌检出率、召回率及间期癌发生率(1 年)的相关信息。

(2) 手持乳腺超声:系统评价纳入了 1 项随机对照试验[87](72 998 名女性)和 5 项观察性研究[88-92](70 942 名女性),没有纳入来自中国的临床研究。6 项研究均报告了乳腺癌检出率,未报告乳腺癌死亡率、乳腺癌分期、间期癌发生率、乳房切除术发生率,以及化疗或副作用(包括放射线暴露,与放射线剂量有关的放射致癌,与过度诊断和假阳性结果有关的损害)。

4. 获益

(1) 自动乳腺超声:3 项观察性研究共纳入 46 824 名女性,其中 2 项研究纳入了有乳腺癌病史或家族史的女性。Meta 分析结果显示,与单独使用乳腺 X 线摄影筛查相比,乳腺 X 线摄影筛查基础上增加自动乳腺超声检查可能会提高乳腺癌检出率(OR=1.83,95% CI:1.15～2.92,极低质量证据)。单独使用乳腺 X 线摄影筛查的乳腺癌检出率为 455/10 万人年,乳腺 X 线摄影筛查基础上增加自动乳腺超声检查可以额外多检出 374 人(95% CI:68～862)。

（2）手持乳腺超声：1 项纳入 72 998 名女性的随机对照试验表明，乳腺 X 线摄影筛查基础上增加手持超声检查可以提高乳腺癌检出率（RR＝1.54，95% CI：1.22～1.95，中等质量证据）。单独使用乳腺 X 线摄影筛查的乳腺癌检出率为 324/10 万人年，乳腺 X 线摄影筛查基础上增加手持超声检查可以额外多检出 175 人（95% CI：71～308）。对纳入 70 942 名女性的观察性研究行 Meta 分析，结果表明乳腺 X 线摄影筛查基础上增加手持超声检查可以提高乳腺癌检出率（OR＝1.50，95% CI：1.23～1.82，低质量证据）。单独使用乳腺 X 线摄影筛查的乳腺癌检出率为 626/10 万人年，乳腺 X 线摄影筛查基础上增加手持超声检查可以额外多检出 310 人（95% CI：143～507）。但是手持超声筛查对死亡率、癌症分期、间期癌发生率的影响尚不明确。

5. 损害和负担

（1）自动乳腺超声：对 2 项纳入 42 052 名女性的观察性研究行 Meta 分析，结果表明与单独使用乳腺 X 线摄影筛查相比，乳腺 X 线摄影筛查基础上增加自动乳腺超声检查未能提高召回率（OR＝2.17，95% CI：0.75～6.25，极低质量证据）。单独使用乳腺 X 线摄影筛查的召回率为 11 517/10 万人年，乳腺 X 线摄影筛查基础上增加自动乳腺超声检查可以额外多召回 10 507 人（95% CI：－2 623～33 341）。需要注意的是，各项研究对召回的定义有所不同。1 项研究报告的间期癌发生率（1 年）为 1.7/1 000 次检查。

（2）手持乳腺超声：系统评价只纳入了关于损害的间接证据，且证据表明召回率和召回程序存在不确定性，因此指南专家组认为很难对召回率进行比较。如果乳腺组织致密女性同时接受乳腺 X 线摄影和手持超声筛查，则不存在召回的问题。同时接受 2 项检查虽然可以避免召回，但是对于参与筛查的女性来说，还是多接受了一次影像学检查。

6. 证据质量

（1）自动乳腺超声：乳腺癌检出率和召回率是形成推荐意见所依赖的关键结局。这两个关键结局指标的证据质量均为极低，因此总体证据质量为极低。

（2）手持乳腺超声：乳腺癌检出率是形成推荐意见所依赖的关键结局。来自 1 项随机对照试验和 5 项观察性研究的乳腺癌检出率的证据质量分别为中等和低，因此总体证据质量为低。

7. 其他考虑

（1）自动乳腺超声

价值观念与偏好：中国女性对于乳腺 X 线摄影筛查基础上增加自动乳腺超声检查的态度和看法可能存在重要的不确定性或者差异。部分女性可能愿意为了更早期诊断乳腺癌而承担假阳性结果的风险，但是也可能有部分女性不愿意承担假阳性结果的风险。

利弊平衡：中国指南专家组认为利弊平衡的结果很可能支持乳腺 X 线摄影筛查基础上增加自动乳腺超声检查。

成本支出和成本效果：虽然没有相关研究证据，但中国指南专家组认为乳腺 X 线摄影筛查基础上增加自动乳腺超声检查的成本支出大，成本效果很可能支持乳腺 X 线摄影筛查基础上增加自动乳腺超声检查。

卫生服务公平性：考虑到可能会对中西部地区和偏远地区，以及农村女性造成的影响，中国指南专家组认为增加自动乳腺超声检查很可能会降低卫生服务的公平性。

可接受性和可行性：暂未发现与致密乳腺组织筛查可接受性和可行性相关的中国证据。中国指南专家组认为乳腺 X 线摄影筛查基础上增加自动乳腺超声检查很可能会被接受，但可行性会因地区差异、支付意愿等有所不同。有的医疗机构或者筛查项目可能由于资源和资质限制，无法提供自动乳腺超声检查。

（2）手持乳腺超声

价值观念与偏好：中国女性对乳腺 X 线摄影筛查基础上增加手持超声检查的观点和态度可能存在重要的不确定性或者差异。部分女性可能愿意为了更早期诊断乳腺癌而承担假阳性结果的风险，但是也可能有部分女性不愿意承担假阳性结果的风险。

成本支出和成本效果：一项欧洲研究表明额外手持超声筛查的增量成本为 59.1 欧元/人或 61.2 欧元/人，具体取决于被召回接受手术活检的女性是门诊女性（局部麻醉）还是住院女性（全身麻醉）（2000—2007 年的成本价值）[93]。虽然未找到相关的中国卫生经济学证据，但中国指南专家组认为与单独使用乳腺 X 线摄影筛查相比，乳腺 X 线摄影筛查基础上增加手持超声检查可能会有中等程度的成本支出，但可能有较好的成本效果。

卫生服务的公平性：由于手持超声的可及性较好，是有组织筛查项目的重要检查手段。因此，乳腺 X 线摄影筛查基础上增加手持超声检查由于可能带来的筛查上的获益，可能会增加卫生服务的公平性。

可接受性和可行性：乳腺 X 线摄影筛查基础上增加手持超声检查可以被利益相关者接受，并具有可行性。

8. 中国指南专家组讨论与结论（表 4 - 20）

表 4 - 20　推荐意见 6

推荐意见 6
对无症状且首次乳腺 X 线摄影提示乳腺组织致密女性行乳腺癌筛查时，指南专家组推荐在乳腺 X 线摄影基础上增加超声检查（低质量证据）

(1) 乳腺 X 线摄影筛查基础上增加超声检查（自动乳腺超声检查或者手持超声）具有中等程度的获益和微小的损害，利弊平衡很可能为利大于弊
(2) 中国女性更看重筛查带来的获益，所以可以接受筛查导致的不适、疼痛以及可能的损害。尽管中国女性对于乳腺 X 线摄影筛查基础上增加自动乳腺超声检查的态度和看法可能存在重要的不确定性或者差异
(3) 乳腺 X 线摄影筛查基础上增加自动乳腺超声检查的成本支出大、很可能会降低卫生服务的公平性，并且可行性会因地区差异、支付意愿等有所不同，但可接受性很可能较好。与之对比，手持超声检查的可及性好，成本较低，可接受性好，而且易于推广实施

9. 其他指南推荐

欧盟指南专家组认为，乳腺 X 线摄影基础上增加自动乳腺超声检查有中等获益和中等损害，因此不建议对无症状乳腺组织致密女性行乳腺癌筛查时选择乳腺 X 线摄影筛查基础上增加自动乳腺超声检查。虽然基于相同证据，但欧盟和中国指南专家组对损害大小的判断存在差异，因此中国指南专家组选择建议乳腺 X 线摄影筛查基础上增加自动乳腺超声检查或单独使用乳腺 X 线摄影筛查。

欧盟指南专家组认为乳腺 X 线摄影筛查基础上增加手持超声检查的利弊平衡不确定，很可能会降低卫生服务的公平性，且成本效果证据支持单独使用乳腺 X 线摄影筛查，因此不建议在乳腺 X 线摄影基础上增加手持超声检查。虽然基于相同证据，但欧盟和中国指南专家组对损害大小的判断存在差异，因此中国指南专家组选择建议乳腺 X 线摄影筛查基础上增加手持超声检查。

10. 实施推荐意见

在实际操作时，应考虑女性的个体价值观念和偏好，应向接受筛查的无症状乳腺组织致密的女性书面或者口头告知增加自动乳腺超声的潜在获益和损害，做到知情同意，同时医疗决策符合个体对于早期诊断和假阳性结果的风险权衡的偏好。

考虑到手持超声的可及性好，成本较低，可接受性好，而且易于推广实施等优点，以及中国女性更看重筛查带来的获益，可以接受筛查导致的可能的损害（例如假阳性结果），因此，可以在乳腺组织致密的女性中实施较频繁的超声筛查，在有组织筛查中可以每年一次使用超声进行筛查。

实施超声检查包括自动乳腺超声和手持超声检查时，请参考超声检查相关规范。

11. 推荐意见总结表（表 4 - 21、表 4 - 22）

表 4 - 21　乳腺 X 线摄影筛查基础上增加手持超声检查 vs. 乳腺 X 线摄影筛查

判 断 标 准	判 断 结 果
1. **问题优先级**：这个问题是优先考虑的吗	是
2. **预期收益**：干预相对于对照，可能带来多大的收益	不知道
3. **预期受损**：干预相对于对照，可能带来多大的受损	不知道
4. **证据质量**：关于效应的证据质量如何	低
5. **患者价值**：关于患者/目标人群对于干预可能导致的利与弊的结局是如何看待的，是否存在重要的不确定性？人群中是否存在重要的差异	重要的不确定性或可变性
6. **利弊平衡**：利与弊的平衡是更倾向于干预，还是对照	不知道
7. **所需资源**：干预所需的资源和成本有多大	大成本增加
8. **所需资源的估计的证据质量**：关于干预所需的资源和成本的估计值，证据质量如何	低
9. **成本效果**：从成本效果上来考虑，是更倾向于干预还是对照	可能倾向于对照组
10. **卫生公平性**：干预会对卫生公平性产生哪些影响	可能降低
11. **可接受程度**：关键的利益相关者是否可以接受干预	可能是
12. **可行性**：干预是否可行	视情况而定

表 4-22　乳腺 X 线摄影筛查基础上增加自动乳腺超声检查 vs. 乳腺 X 线摄影筛查

判　断　标　准	判　断　结　果
1. **问题优先级**：这个问题是优先考虑的吗	是
2. **预期收益**：干预相对于对照,可能带来多大的收益	中等
3. **预期受损**：干预相对于对照,可能带来多大的受损	中等
4. **证据质量**：关于效应的证据质量如何	极低
5. **患者价值**：关于患者/目标人群对于干预可能导致的利与弊的结局是如何看待的,是否存在重要的不确定性? 人群中是否存在重要的差异	重要的不确定性或可变性
6. **利弊平衡**：利与弊的平衡是更倾向于干预,还是对照	既不偏向于干预也不偏向于对照
7. **所需资源**：干预所需的资源和成本有多大	大成本增加
8. **所需资源的估计的证据质量**：关于干预所需的资源和成本的估计值,证据质量如何	无纳入研究
9. **成本效果**：从成本效果上来考虑,是更倾向于干预还是对照	无纳入研究
10. **卫生公平性**：干预会对卫生公平性产生哪些影响	可能降低
11. **可接受程度**：关键的利益相关者是否可以接受干预	可能是
12. **可行性**：干预是否可行	视情况而定

(二) 在乳腺 X 线摄影筛查基础上是否要增加数字乳腺断层合成成像(DBT)

1. 研究问题

无症状乳腺组织致密女性行乳腺癌筛查时,应在乳腺 X 线摄影筛查基础上增加数字乳腺断层合成成像(DBT)还是单独使用乳腺 X 线摄影筛查?

2. 证据总结

系统评价的纳入研究中有 3 项观察性研究报告了乳腺癌检出率[94-96],2 项观察性研究报告了假阳性召回率。这些试验均在欧美国家开展,系统评价没有纳入来自中国的研究。纳入研究没有报告乳腺癌死亡率、乳腺癌分期、间期癌发生率、乳房切除术发生率等信息。

3. 获益

对纳入 8 814 名女性的 3 项观察性研究行 Meta 分析,结果表明与单独使用乳腺 X 线摄影筛查相比,乳腺 X 线摄影筛查基础上增加数字乳腺断层合成可以提高无症状乳腺致密女性的乳腺癌检出率(OR=1.76,95% CI: 1.38~2.24,低质量证据)。单独使用乳腺 X 线摄影筛查的乳腺癌检出率为 635/10 万人年,乳腺 X 线摄影筛查基础上增加数字乳腺断层合成可以额外多检出 477 人(95% CI: 239~777)。

4. 损害和负担

对纳入 3 762 名女性的 2 项观察性研究行 Meta 分析,结果表明与单独使用乳腺 X 线摄影筛查相比,乳腺 X 线摄影筛查基础上增加数字乳腺断层合成增加了无症状乳腺致密女性的假阳性召回率(OR=1.41, 95％ CI: 1.12～1.77,低质量证据)。单独使用乳腺 X 线摄影筛查的假阳性召回率为 10 700/10 万人年,乳腺 X 线摄影基础上增加数字乳腺断层合成可以额外多召回 3 753 人(95％ CI: 1 132～6 797)。研究仅报告了假阳性召回率,并没有给出总召回率数据,因此很难对召回率的比较结果进行解释。

5. 证据质量

乳腺癌检出率和假阳性召回率是形成推荐意见所依赖的关键结局。这两个关键结局指标的证据质量均为低,因此总体证据质量为低。

6. 其他考虑

价值观念与偏好:中国女性对于乳腺 X 线摄影筛查基础上增加数字乳腺断层合成的态度和看法可能存在重要的不确定性或者差异。部分女性可能愿意为了更早期诊断乳腺癌而承担假阳性结果的风险,但是也可能有部分女性不愿意承担假阳性结果的风险。

成本支出与成本效果:未找到相关的中国经济学评价证据。美国的一项成本效果研究提及了乳腺组织致密女性。在一个纳入了 1 000 名美国女性的队列中,联合筛查的终身成本为 4 440 美元,单独使用乳腺 X 线摄影筛查的终身成本为 4 091 美元。在这项研究中,额外行数字乳腺断层合成的成本为 50 美元(所有成本均为 2013 年的成本价值)[97]。经投票,中国指南专家组认为乳腺 X 线摄影筛查基础上增加数字乳腺断层合成有中等程度的成本支出,成本效果会因实际情况不同而有所变化。

卫生服务公平性:考虑到可能会对中西部地区和偏远地区,以及农村女性造成的影响,中国指南专家组认为乳腺 X 线摄影筛查基础上增加数字乳腺断层合成很可能会降低卫生服务的公平性。

可接受性和可行性:乳腺 X 线摄影筛查基础上增加数字乳腺断层合成很可能具有可行性,但可接受性会因实际情况不同而有所变化。

7. 中国指南专家组讨论与结论(表 4 - 23)

表 4 - 23　推荐意见 7

推荐意见 7
对无症状且首次乳腺 X 线摄影提示乳腺组织致密的女性行乳腺癌筛查时,乳腺 X 线摄影可使用数字乳腺断层合成成像(DBT)或常规乳腺 X 线摄影筛查(低质量证据)

(1) 乳腺 X 线摄影筛查基础上增加数字乳腺断层合成具有中等程度的获益,带来的损害小。虽然联合使用乳腺 X 线摄影和数字乳腺断层合成会增加辐射剂量,但是辐射诱发的其他新发癌症的绝对数量可能很小

(2) 中国女性更看重筛查带来的获益,所以可以接受筛查导致的不适、疼痛以及可能的损失。因此,中国指南专家组认为乳腺 X 线摄影筛查基础上增加数字乳腺断层合成可能利大于弊

(3) 乳腺 X 线摄影筛查基础上增加数字乳腺断层合成虽然具有可行性,但可能会降低卫生服务公平性,且成本效果和可接受性会因实际情况不同而有所变化

8. 其他指南推荐

欧盟指南专家组认为乳腺 X 线摄影筛查基础上增加数字乳腺断层合成的获益尚不明确

且损害程度视实际情况而有所不同。虽然欧盟和中国指南专家组在基于相同证据的情况下对获益和损害大小做出了不同的判断,但双方最终均选择建议乳腺 X 线摄影筛查基础上增加数字乳腺断层合成或单独使用乳腺 X 线摄影筛查。

9. 实施推荐意见

在实际操作时,应考虑女性的个体价值观念和偏好,应向接受筛查的无症状乳腺组织致密的女性书面或者口头告知增加数字乳腺断层合成的潜在获益和损害,做到知情同意,同时医疗决策符合个体对于早期诊断和假阳性结果的风险权衡的偏好。

同时,实施筛查的医护人员应参考相关检查操作规范。

10. 推荐意见总结表(表 4-24)

表 4-24 在乳腺 X 线摄影筛查基础上是否要增加数字乳腺断层合成

判 断 标 准	判 断 结 果
1. **问题优先级**:这个问题是优先考虑的吗	是
2. **预期收益**:干预相对于对照,可能带来多大的收益	不知道
3. **预期受损**:干预相对于对照,可能带来多大的受损	视情况而定
4. **证据质量**:关于效应的证据质量如何	低
5. **患者价值**:关于患者/目标人群对于干预可能导致的利与弊的结局是如何看待的,是否存在重要的不确定性?人群中是否存在重要的差异	重要的不确定性或可变性
6. **利弊平衡**:利与弊的平衡是更倾向于干预,还是对照	可能偏向于干预组
7. **所需资源**:干预所需的资源和成本有多大	中等成本增加
8. **所需资源的估计的证据质量**:关于干预所需的资源和成本的估计值,证据质量如何	极低
9. **成本效果**:从成本效果上来考虑,是更倾向于干预还是对照	未纳入研究
10. **卫生公平性**:干预会对卫生公平性产生哪些影响	视情况而定
11. **可接受程度**:关键的利益相关者是否可以接受干预	视情况而定
12. **可行性**:干预是否可行	视情况而定

(三)在乳腺 X 线摄影筛查基础上是否要增加磁共振成像

1. 研究问题

无症状乳腺组织致密女性行乳腺癌筛查时,应在乳腺 X 线摄影筛查基础上增加磁共振成像还是单独使用乳腺 X 线摄影筛查?

2. 证据总结

系统评价纳入了 5 项观察性研究[98-102]，但无法直接利用该证据，因为纳入的研究数据来源于乳腺癌高风险人群(BRCA1/2)，基线风险可能是乳腺组织致密女性的 4 倍，每筛查 1 000 名高风险女性，会多检出 1～4 人患乳腺癌。纳入研究报告的癌症检出率和召回率呈递增趋势。纳入研究未报告乳腺癌死亡率、乳腺癌分期、间期癌发生率、乳房切除术发生率，以及化疗或副作用(包括放射线暴露，与放射线剂量有关的放射致癌，与过度诊断和假阳性有关的损害)。系统评价没有纳入来自中国的研究。

3. 获益

无法利用获得的证据进行直接判断，因纳入的研究数据来源于乳腺癌高风险人群(BRCA1/2)，基线风险可能是乳腺组织致密女性的 4 倍。纳入研究表明，乳腺 X 线摄影筛查基础上增加磁共振成像可额外多检出 400～3 250/10 万人，召回率为 12 670/10 万人年(95% CI: 11 240～14 100)。证据质量为极低。

4. 损害和负担

没有纳入有关损害的证据。

5. 证据质量

乳腺癌检出率和召回率是形成推荐意见所依赖的关键结局。因研究证据纳入了不同年龄高风险女性的筛查数据，所以乳腺癌检出率和召回率的证据质量均为极低。筛查年龄是中国指南专家组的关注点，因为年轻女性的乳房密度较高，会对假阳性率产生影响。综上所述，总体证据质量为极低。

6. 其他考虑

价值观念与偏好：中国女性对乳腺 X 线摄影筛查基础上增加磁共振成像的看法和态度很可能存在重要的不确定性或者差异。部分女性可能愿意为了更早期诊断乳腺癌而承担假阳性结果的风险，但是也可能有部分女性不愿意承担假阳性结果的风险。

利弊平衡：中国专家组成员认为与证据中涉及的高风险人群相比，普通人群的磁共振成像假阳性结果可能更多，利弊平衡更倾向于单独使用乳腺 X 线摄影筛查。

成本支出和成本效果：虽然未找到相关卫生经济学证据。但考虑到磁共振成像设备的价格大约是数字乳腺 X 线摄影的 4 倍，且磁共振成像的检查成本大约是数字乳腺 X 线摄影的 10 倍，中国指南专家组倾向于认为在乳腺 X 线摄影筛查基础上使用磁共振成像会增加成本，成本效果倾向于单独使用乳腺 X 线摄影筛查。

卫生服务的公平性：考虑到可能会对中西部地区和偏远地区，以及农村女性造成的影响，中国专家组成员认为乳腺 X 线摄影筛查基础上增加磁共振成像很可能会降低卫生服务的公平性。

可接受性和可行性：中国指南专家组成员倾向于认为乳腺 X 线摄影筛查基础上增加磁共振成像很可能不具有可接受性和可行性。

7. 中国指南专家组讨论与结论(表 4-25)

表 4-25　推荐意见 8

推荐意见 8
对无症状且首次乳腺 X 线摄影提示乳腺组织致密的女性行乳腺癌筛查时，指南专家组不推荐在乳腺 X 线摄影基础上增加磁共振成像(MRI)(极低质量证据)

（续　表）

（1）乳腺 X 线摄影筛查基础上增加磁共振成像具有中等程度的获益和中等程度的损害。考虑到磁共振成像引起的假阳性等问题，利弊权衡更倾向于单独使用乳腺 X 线摄影筛查

（2）额外使用磁共振成像成本支出大、成本效果差，很可能会降低卫生服务的公平性，并且很可能不具有可接受性和可行性

8. 其他指南推荐

欧盟指南专家组成员认为磁共振成像筛查获益中等、损害较大，且成本支出大，很可能不具有可接受性和可行性。因此，欧盟指南不推荐开展磁共振成像筛查。中国指南专家组推荐意见与欧盟指南相同。

9. 实施推荐意见

在实际操作时，应向接受筛查的无症状乳腺组织致密的女性书面或者口头告知增加磁共振成像筛查的潜在获益和损害，做到知情同意。

10. 针对乳腺组织致密女性筛查的研究方向

研究人员应考虑针对以下研究空白开展研究：在中国人群中比较评价超声、数字乳腺断层合成以及磁共振成像用于乳腺组织致密女性的筛查的效果；同时考虑应该使用乳腺 X 线摄影还是使用超声作为首要筛查手段；以及哪些亚组适用于哪些检查策略的组合等等。同时，这些筛查策略的成本效果也需要进一步研究。而我们对于乳腺组织致密女性的价值观念与偏好也了解甚少。

11. 推荐意见总结表（表 4 - 26）

表 4 - 26　在乳腺 X 线摄影筛查基础上是否要增加磁共振成像推荐意见总结

判　断　标　准	判　断　结　果
1. 问题优先级：这个问题是优先考虑的吗	是
2. 预期收益：干预相对于对照，可能带来多大的收益	中等
3. 预期受损：干预相对于对照，可能带来多大的受损	大
4. 证据质量：关于效应的证据质量如何	极低
5. 患者价值：关于患者/目标人群对于干预可能导致的利与弊的结局是如何看待的，是否存在重要的不确定性？人群中是否存在重要的差异	可能是重要的不确定性或可变性
6. 利弊平衡：利与弊的平衡是更倾向于干预，还是对照	可能偏向于对照组
7. 所需资源：干预所需的资源和成本有多大	大成本增加
8. 所需资源的估计的证据质量：关于干预所需的资源和成本的估计值，证据质量如何	未纳入研究

（续 表）

判 断 标 准	判 断 结 果
9. **成本效果**：从成本效果上来考虑，是更倾向于干预还是对照	未纳入研究
10. **卫生公平性**：干预会对卫生公平性产生哪些影响	视情况而定
11. **可接受程度**：关键的利益相关者是否可以接受干预	可能不
12. **可行性**：干预是否可行	可能不

七、超声在筛查中的作用

乳腺 X 线筛查相对昂贵，存在辐射，且对操作人员和读片专家的资质要求相对较高，因此，使用乳腺 X 线筛查进行有组织的乳腺癌筛查项目的可行性相对有限。而超声成本低廉，且操作简便易行，不存在辐射的担忧，因此超声在乳腺癌筛查尤其是中低收入国家的乳腺癌筛查项目中具有潜在的优势。中国指南专家组形成专家共识，以指导在筛查工作中应用超声检查。

1. 超声作为筛查手段的准确性

一项纳入 26 项研究的系统评价和 meta 分析[103]证实超声作为乳腺癌筛查手段的灵敏度为 80.1%（95% CI: 72.2%～86.3%），特异度为 88.4%（95% CI: 79.8%～93.6%），如果只纳入中低收入国家的数据，灵敏度和特异度分别为 89.2% 和 99.1%。研究支持在低收入国家或者资源相对匮乏的地区使用超声作为乳腺癌筛查手段。

一项在美国、加拿大和阿根廷开展的研究[104]对比了超声和乳腺 X 线检查作为乳腺癌初筛手段，研究结果提示超声和乳腺 X 线检查具有类似的检出率，然而超声可检出更高比例的浸润性癌和淋巴结阴性乳腺癌，但同时具有比乳腺 X 线检查更高的假阳性。

中国研究者也应用随机对照研究[105]比较了在高危人群中应用超声、乳腺 X 线检查或者超声联合乳腺 X 线检查作为 30～65 岁中国女性乳腺癌高危人群的初筛手段。研究结果显示超声作为初筛手段有比乳腺 X 线检查更好的灵敏度，以及相似的特异度。超声、乳腺 X 线检查或者超声联合乳腺 X 线检查作为初筛手段，每检出一例乳腺癌成本分别为 $7 876、$45 253 和 $21 599。

超声在乳腺癌筛查中的应用得到了大规模观察性研究[106]结果的支持。用基于超声的乳腺癌筛查模式为全国 35～64 岁农村户籍女性行有组织的乳腺癌筛查，筛查项目采用乳腺临床检查联合乳腺超声检查，超声检查结果提示乳腺癌可疑者接受乳腺 X 线筛查。研究结果提示在 1 373 524 名接受筛查的农村女性中检出 1 190 例乳腺癌，检出率为 0.87%；其中早期癌比例为 32.52%。研究证明基于超声的乳腺癌筛查项目在中国农村地区可行且有效，但是超声初筛漏检率为 7.23%。

类似的进一步的研究[107,108]支持基于超声的乳腺癌筛查项目在农村的应用。基于超声的乳腺癌筛查模式在中国农村具有较好成本效果，研究估算检出 1 例早期乳腺癌成本为 10.95 万元，其中 40 岁以上年龄组成本效果更好。一项[109]在广州郊区农村户籍女性开展的有组织乳腺癌筛查结果显示,体检联合超声补充 X 射线钼靶检查的乳腺癌筛查模式明显提高了早期癌的比例。和不含 X 射线钼靶的筛查模式相比,基于超声的筛查策略有更好的敏感度,同时可降低假阳性活检率。成本效益分析显示 50～59 岁年龄组具有最优的成本效益。

超声筛查在年轻女性中的应用:一项研究[110]对比了体检、超声及乳腺 X 线检查作为 118 273 例 35～70 岁女性乳腺癌筛查手段的效果,研究结果显示在年龄 44 岁以下的女性中,超声对于早期癌的筛查效果好于乳腺 X 线检查。

超声筛查在乳腺组织致密女性中的应用:对于乳腺组织致密女性,在 X 线检查基础上增加超声检查可以提高诊断准确性。

2. 其他考虑

研究证实超声筛查相比其他筛查方式有较好的成本效果。超声、乳腺 X 线检查或者超声联合乳腺 X 线检查作为初筛手段每检出一例乳腺癌成本分别为 $7 876、$45 253 和 $21 599)。而在广州郊区农村户籍女性中的经济学评价也证实超声筛查在 50～59 岁年龄组具有最优的成本效益。另外,超声的操作简便易行,不存在辐射的担忧,因此超声在乳腺癌筛查尤其是中低收入国家的乳腺癌筛查项目中具有潜在的优势。

3. 专家共识(表 4 - 27)

表 4 - 27　关于超声筛查的专家共识 1～4

共识 1:建议在有组织的乳腺癌筛查项目中,采用超声检查与乳腺 X 线摄影筛查结合的筛查方式
共识 2:建议在年轻女性或者乳腺组织致密的女性群体中,采用超声筛查
共识 3:建议在乳腺 X 线摄影筛查不可行的情况下,采用超声筛查
共识 4:建议具有一般风险的女性可每 2 年 1 次接受超声筛查,具有高危风险的女性可每年 1 次接受超声筛查

八、高危人群筛查推荐意见及考虑因素

本指南中关于筛查的推荐意见主要考虑乳腺 X 线检查在一般风险人群中的应用。因此,前一章的推荐意见并不适用于由于遗传和家族史、个人疾病史、生育史等因素导致的乳腺癌高风险人群。相较于一般风险人群,应该适当放宽乳腺癌高风险人群的筛查年龄,适当提高高风险人群的筛查频率。

本指南改编自《欧盟委员会乳腺癌倡议》,原指南不包含针对高风险人群筛查的推荐意见。中国指南专家组经讨论认为,为提高中国女性人群乳腺癌筛查的覆盖率,鼓励将高风险人群中作为重点人群开展筛查,以促进乳腺癌早诊早治。因此,中国指南专家组结合我国乳腺癌筛查实际状况,采取讨论形成共识的方法,确定了高危人群的范围和筛查推荐,以指导我国人群乳腺癌筛查中高风险对象的识别和处理。

(一) 高危人群的范围

具有符合下列(1)、(2)和(3)任意条件的女性为乳腺癌高风险人群。

(1) 有遗传家族史,即具备以下任意一项:① 一级亲属(母亲、女儿以及姐妹)有乳腺癌或卵巢癌史;② 2 人及以上的二级亲属(姑、姨、祖母和外祖母)50 岁前患乳腺癌;③ 2 人及

以上的二级亲属 50 岁前患卵巢癌 2 人；④ 至少 1 位一级亲属携带已知 *BRCA*1/2 基因致病性遗传突变；或自身携带 *BRCA*1/2 基因致病性遗传突变。

（2）具备以下任意一项者：① 月经初潮年龄≤12 岁；② 绝经年龄≥55 岁；③ 有乳腺活检史或乳腺良性疾病手术史，或病理证实的乳腺（小叶或导管）不典型增生病史；④ 使用"雌孕激素联合"的激素替代治疗不少于半年；⑤ 45 岁后乳腺 X 线检查提示乳腺实质（或乳房密度）类型为不均匀致密型或致密型。

（3）具备以下任意两项者：① 无哺乳史或哺乳时间<4 个月；② 无活产史（含从未生育、流产、死胎）或初次活产年龄≥30 岁；③ 仅使用"雌激素"的激素替代治疗不少于半年；④ 流产（含自然流产和人工流产）≥2 次。

（二）专家共识（表 4 - 28）

表 4 - 28　关于高危人群筛查的专家共识

共识 5：建议对乳腺癌高危对象提前进行机会性筛查（<40 岁），建议筛查频次为每年 1 次（高危人群，是指具有遗传性易感性 *BRCA*1 和 *BRCA*2 突变，以及具有生育相关的高危因素者）。筛查手段包括每 6～12 个月 1 次临床乳腺体检和超声筛查，每年 1 次乳腺 X 线摄影筛查；在缺乏乳腺 X 线摄影筛查相关设备和人力资源的地区，也可以单独应用超声进行筛查；在具有相关设备和人力资源的条件下，必要时也可以选用 MRI 等影像学手段

这条专家共识基于超声在乳腺癌高风险人群中良好的灵敏度和特异度。

一项在中国开展的对比超声和乳腺 X 线检查的随机对照研究比较了在高风险人群[105]中应用超声、乳腺 X 线检查或者超声联合乳腺 X 线检查作为 30～65 岁中国女性乳腺癌高危人群的初筛手段。研究结果显示超声作为初筛手段有比乳腺 X 线检查更好的灵敏度，以及相似的特异度。超声、乳腺 X 线检查或者超声联合乳腺 X 线检查作为初筛手段，每检出一例乳腺癌成本分别为 $7 876、$45 253 和 $21 599。除此之外，这条专家共识也考虑了超声作为筛查手段具有无辐射的特点，更易被目标群体女性接受，而且超声也具有较好的成本效果。

第五章　早期诊断推荐意见及考虑因素

一、乳腺癌诊断

（一）影像

数字乳腺断层融合摄影（DBT）是改进后的乳腺 X 线摄影技术，可以采集有限角度下的低剂量投影图像。相对于全数字乳腺 X 射线摄影（FFDM），数字乳腺断层融合摄影可消除或减少乳腺组织重叠的影响。全数字乳腺 X 射线摄影可能会将正常的组织重叠误诊为可疑的癌症病变，导致这些女性被召回接受进一步的检查。数字乳腺断层融合摄影可以避免组织重叠对影像学诊断的干扰，使放射科医生更加确定可疑病变的类型和特征。召回全数字乳腺 X 射线摄影筛查中存在可疑病变的女性，也可根据具体情况选择摄片投射位进行进一步的评估，例如点压位、放大位、夸大头尾位、乳沟位、内外侧斜位。

1. 研究问题

因乳腺 X 线摄影筛查提示可疑肿物而被召回接受进一步检查的女性应行数字乳腺断层融合摄影还是乳腺 X 线摄影评估？

2. 证据总结

针对该研究问题的系统评价纳入了 10 项比较数字乳腺断层融合摄影和乳腺 X 线摄影评估准确性的观察性研究。除诊断准确性数据外，这些研究没有报告乳腺癌死亡、生存质量和辐射致癌等其他重要结局。系统评价未纳入来自中国的研究证据。

3. 诊断准确性

10 项研究[83,111-119] 共纳入 7 958 名研究对象，报告了两种检查方法的灵敏度和特异度。Meta 分析结果显示，数字乳腺断层融合摄影的灵敏度为 0.96（95% CI：0.89～0.99），特异度为 0.76（95% CI：0.63～0.85）；乳腺 X 线摄影评估的灵敏度为 0.92（95% CI：0.86～0.96），特异度为 0.70（95% CI：0.57～0.81）。诊断准确性结局的相关证据质量为中等。

纳入研究表明，当因可疑肿物而被召回接受进一步检查的女性的乳腺癌患病率为 21% 时，每 1 000 人接受数字乳腺断层融合摄影，得到真阳性、假阴性、真阴性、假阳性结果的人数分别为 202 人（95% CI：187～208）、8 人（95% CI：2～23）、600 人（95% CI：498～672）和 190 人（95% CI：118～292）；每 1 000 人接受乳腺 X 线摄影评估得到真阳性、假阴性、真阴性、假阳性结果的人数分别为 193 人（95% CI：181～202）、17 人（95% CI：8～29）、553 人

（95％ CI：450～640）和 237 人（95％ CI：150～340）。

当因可疑肿物而被召回接受进一步检查的女性的乳腺癌患病率为 9％ 时，每 1 000 人接受数字乳腺断层融合摄影，得到真阳性、假阴性、真阴性、假阳性结果的人数分别为 86 人（95％ CI：80～89）、4 人（95％ CI：1～10）、692 人（95％ CI：573～774）和 218 人（95％ CI：136～337）；每 1 000 人接受乳腺 X 线摄影评估得到真阳性、假阴性、真阴性、假阳性结果的人数分别为 83 人（95％ CI：77～86）、7 人（95％ CI：4～13）、637 人（95％ CI：519～737）和 273 人（95％ CI：173～391）。

在非钙化可疑病灶亚组中，当被召回接受进一步检查的女性的乳腺癌患病率为 18％ 时，每 1 000 人接受数字乳腺断层融合摄影，得到真阳性、假阴性、真阴性、假阳性结果的人数分别为 169 人（95％ CI：155～175）、11 人（95％ CI：5～25）、681 人（95％ CI：517～763）和 139 人（95％ CI：57～303）；每 1 000 人接受乳腺 X 线摄影评估得到真阳性、假阴性、真阴性、假阳性结果的人数分别为 164 人（95％ CI：151～171）、16 人（95％ CI：9～29）、631 人（95％ CI：492～730）和 189 人（95％ CI：90～328）。

在非钙化可疑病灶亚组中，当被召回接受进一步检查的女性的乳腺癌患病率为 8％ 时，每 1 000 人接受数字乳腺断层融合摄影，得到真阳性、假阴性、真阴性、假阳性结果的人数分别为 75 人（95％ CI：69～78）、5 人（95％ CI：2～11）、764 人（95％ CI：580～856）和 156 人（95％ CI：64～340）；每 1 000 人接受乳腺 X 线摄影评估得到真阳性、假阴性、真阴性、假阳性结果的人数分别为 73 人（95％ CI：67～76）、7 人（95％ CI：4～13）、708 人（95％ CI：552～819）和 212 人（95％ CI：101～368）。

4. 获益

因可疑肿物而被召回行进一步检查的女性接受进一步评估时，若乳腺癌患病率为 21％，每 1 000 人中数字乳腺断层融合摄影将比乳腺 X 线摄影评估多 9 人得到真阳性结果（少 9 人得到假阴性结果），多 47 人得到真阴性结果（少 47 人得到假阳性结果）；若乳腺癌患病率为 9％，每 1 000 人中数字乳腺断层融合摄影将比乳腺 X 线摄影评估多 3 人得到真阳性结果（少 3 人得到假阴性结果），多 55 人得到真阴性结果（少 55 人得到假阳性结果）。

因非钙化可疑病灶而被召回行进一步检查的女性接受进一步评估时，若乳腺癌患病率为 18％，每 1 000 人中数字乳腺断层融合摄影将比乳腺 X 线摄影评估多 5 人得到真阳性结果（少 5 人得到假阴性结果），多 50 人得到真阴性结果（少 50 人得到假阳性结果）；若乳腺癌患病率为 8％，每 1 000 人中数字乳腺断层融合摄影将比乳腺 X 线摄影评估多 2 人得到真阳性结果（少 2 人得到假阴性结果），多 56 人得到真阴性结果（少 56 人得到假阳性结果）。

5. 其他医学证据

除诊断准确性证据以外，中国指南专家组还考虑了以下证据。

（1）诊断可能导致的损害和负担：辐射剂量可能是一个需要关注的问题。数字乳腺断层融合摄影和额外乳腺 X 线摄影评估的辐射剂量比较结果尚不确定。额外乳腺 X 线摄影评估所需的投射位摄片数因人而异，辐射剂量存在差异。指南专家组根据专业知识判断，损害可能微小。

（2）基于诊断的干预措施的效应：虽然未纳入相关研究，但是基于诊断试验准确性数据,指南专家组可以肯定,对女性的治疗进行随访可以带来更多的获益。被正确诊断为真阳性和真阴性的女性更容易接受治疗。

（3）诊断和干预的关联性证据：虽然未纳入相关研究,但是指南专家组认为被召回女性会在进一步检查后得到恰当治疗。如果影像学检查结果表明需要做活检,那么这些女性一定会被要求做活检。

6. 证据质量

中国指南专家组认为诊断准确性的证据质量为中等。因未纳入其他证据,所以总体证据质量为中等。

7. 其他考虑

成本支出：中国指南专家组认为,数字乳腺断层融合摄影设备比乳腺 X 线摄影设备贵；放射技师行数字乳腺断层融合摄影和乳腺 X 线摄影评估的操作耗时相似,乳腺 X 线摄影评估操作的定位时间更长,数字乳腺断层融合摄影的拍摄时间更长；放射科医生的数字乳腺断层融合摄影读片时间更长。因此,指南专家组认为,行数字乳腺断层融合摄影有中等程度的成本增加。

卫生服务公平性：中国指南专家组认为,推荐使用数字乳腺断层融合摄影对于卫生服务公平性的影响视情况而定,因为该设备在各地区的可及性可能不同。

可接受性和可行性：中国指南专家组认为使用数字乳腺断层融合摄影可能会被接受,但是可行性视各地区的具体情况而定。

8. 中国指南专家组讨论与结论（表 5-1）

表 5-1　推荐意见 9

推荐意见 9
乳腺 X 线摄影筛查可疑而被召回的女性,建议使用数字乳腺断层合成成像进行乳腺癌诊断(中等质量证据)
（1）中等质量证据支持数字乳腺断层融合摄影的诊断准确性更高 （2）数字乳腺断层融合摄影会导致中等程度的成本支出增加 （3）由于设备的可及性在各地区不同,因此实施数字乳腺断层融合摄影的可行性不确定

9. 其他指南推荐

尽管可能会导致成本支出增加,而且其可行性在各地区之间不同,欧盟指南专家组考虑了中等质量证据支持数字乳腺断层融合摄影有更高的诊断准确性,做出了有条件推荐。中国指南专家组做出了与欧盟指南专家组相同的推荐意见。

10. 实施推荐意见

乳腺断层融合摄影的应用可以减少诊断性乳腺 X 线摄影的应用,但是不能完全代替诊断性乳腺 X 线摄影,如局部加压放大等,两者可以并存。

11. 研究方向

在召回接受进一步诊断评估的中国女性中,关于乳腺断层融合摄影和诊断性乳腺 X 线摄影的比较的中国数据仍然缺乏。同时,目前仍没有关于筛查后需要接受进一步诊断评估的中国女性的最优诊断策略的卫生经济学研究。

12. 推荐意见表总结(表 5 - 2)

表 5 - 2　应行数字乳腺断层融合摄影还是乳腺 X 线摄影评估

判　断　标　准	判　断　结　果
1. **问题优先级**：这个问题是优先考虑的吗	是
2. **测试准确度**：测试准确度如何	准确
3. **预期收益**：干预相对于对照,可能带来多大的收益	中等
4. **预期受损**：干预相对于对照,可能带来多大的受损	微小
5. **测试准确度质量**：测试准确性的证据的总体质量是什么	中等
6. **测试效果的证据质量**：任何关键或重要的获益、受损或测试负担的总体确定性是什么	未纳入研究
7. **管理效果证据的质量**：由测试结果指导的管理效果的证据的总体确定性是什么	未纳入研究
8. **测试结果/管理证据的确定性**：测试结果和管理决策之间的联系,有多确定	未纳入研究
9. **测试效果质量**：测试效果的总体质量是什么	未纳入研究
10. **患者价值观**：关于患者/目标人群对于干预可能导致的利与弊的结局是如何看待的,是否存在重要的不确定性? 人群中是否存在重要的差异	可能没有重要的不确定性或可变性
11. **利弊平衡**：利与弊的平衡是更倾向于干预,还是对照	可能倾向于干预组
12. **所需资源**：干预所需的资源和成本有多大	中等成本增加
13. **所需资源的估计的证据质量**：关于干预所需的资源和成本的估计值,证据质量如何	非常低
14. **成本效果**：从成本效果上来考虑,是更倾向于干预还是对照	未纳入研究
15. **卫生公平性**：干预会对卫生公平性产生哪些影响	视情况而定
16. **可接受程度**：关键的利益相关者是否可以接受干预	可能是
17. **可行性**：干预是否可行	视情况而定

(二)穿刺活检

对乳腺 X 线摄影结果显示有可疑乳腺病变的女性进行评估,目的是将非临床相关病变的手术风险降至最低,同时将临床相关病变的漏诊风险降至最低。显著降低这两种风险的唯一方法是对可疑病变进行术前细胞学或组织病理学评估。

1. 研究问题

乳腺 X 线摄影筛查显示有可疑乳腺病变的女性行乳腺癌诊断应选用空心针穿刺活检还

是细针穿刺细胞学检查?

2. 证据总结

针对该研究问题的系统评价纳入了9项直接比较空心针穿刺活检和细针穿刺细胞学检查准确性的观察性研究。除诊断准确性数据外,这些研究没有报告不良事件、重新活检数、错误的手术计划、生存质量等其他重要结局。系统评价未纳入来自中国的研究证据。

3. 诊断准确性

9项研究共纳入[120-128] 1 498名研究对象,报告了两种活检方法的灵敏度和特异度。Meta分析结果显示,细针穿刺细胞学检查的灵敏度为0.83(95% CI: 0.71~0.91),特异度为0.96(95% CI: 0.92~0.98);空心针穿刺活检的灵敏度为0.92(95% CI: 0.87~0.95),特异度为0.99(95% CI: 0.66~1.00)。诊断准确性结局的相关证据质量为高。

一项基于空心针穿刺活检和细针穿刺细胞学检查间接比较的系统评价表明,在乳腺X线摄影提示可疑乳腺病变的女性中,恶性肿瘤患病率为34%(中位数估计值: 1%~94%)[129]。若乳腺X线摄影提示可疑乳腺病变女性的验前乳腺癌患病率为34%时,每1 000人接受细针穿刺细胞学检查得到真阳性、假阴性、真阴性、假阳性结果的人数分别为282人(95% CI: 241~309)、58人(95% CI: 31~99)、634人(95% CI: 607~647)和26人(95% CI: 13~53);每1 000人接受空心针穿刺活检得到真阳性、假阴性、真阴性、假阳性结果的人数分别为313人(95% CI: 296~323)、27人(95% CI: 17~44)、653人(95% CI: 436~660)和7人(95% CI: 0~224)。

若乳腺X线摄影提示可疑乳腺病变女性的验前乳腺癌患病率为50%时,每1 000人接受细针穿刺细胞学检查得到真阳性、假阴性、真阴性、假阳性结果的人数分别为415人(95% CI: 355~455)、85人(95% CI: 45~145)、480人(95% CI: 460~490)和20人(95% CI: 10~40);每1 000人接受空心针穿刺活检得到真阳性、假阴性、真阴性、假阳性结果的人数分别为460人(95% CI: 435~475)、40人(95% CI: 25~65)、495人(95% CI: 330~500)和5人(95% CI: 0~170)。

细针穿刺细胞学检查和空心针穿刺活检的另一项差异在于后者可获得更多的组织进行免疫组化检测,部分HE染色诊断有困难者可能需要免疫组化辅助。

4. 获益

若乳腺X线摄影提示可疑乳腺病变女性的验前乳腺癌患病率为34%时,每1 000人中空心针穿刺活检将比细针穿刺细胞学检查多31人得到真阳性结果(少31人得到假阴性结果),多19人得到真阴性结果(少19人得到假阳性结果);若患病率为50%,每1 000人中空心针穿刺活检将比细针穿刺细胞学检查多45人得到真阳性结果(少45人得到假阴性结果),多15人得到真阴性结果(少15人得到假阳性结果)。

5. 其他医学证据

除诊断准确性证据以外,中国指南专家组还考虑了以下证据。

(1) 诊断可能导致的损害和负担:空心针穿刺活检的无结果率低于细针穿刺细胞学检查。接受空心针穿刺活检和切除活检的女性患者局部复发风险相似。活检过程中产生的疼痛是细针穿刺细胞学检查和空心针穿刺活检导致的主要直接损害和并发症。针头越大,疼痛感越强。虽然空心针穿刺活检会导致血肿,但大多数情况下血肿可以自行消退。

（2）基于诊断的干预措施的效应：指南专家组认为，乳腺癌的治疗措施效应存在一定程度的不确定性。

（3）诊断和干预的关联性证据：指南专家组主要考虑了假阴性结果的影响。假阴性女性患者的后续发展情况存在很大差异。假阴性女性患者可能会被要求接受二次活检，也可能在很长一段时间内都不会接受进一步的检查。假阴性结果的影响取决于肿瘤的发展情况，而假阳性结果的女性患者往往要接受手术，不确定性较小。

6. 证据质量

中国指南专家组认为诊断准确性的证据质量为高，其他证据为中等质量。因此，总体证据质量为中等。

7. 其他考虑

价值观念与偏好：中国指南专家组认为，人们一旦决定接受活检，就会非常重视活检手段的准确性。对待准确性的态度不会存在太大的差异性。

成本支出：根据欧洲国家数据，中国指南专家组认为，空心针穿刺活检导致的成本增加可以忽略不计。细针穿刺细胞学检查的无结果率更高，若第一次活检没有得出结果，则需要接受二次活检，因此人均成本也相应更高。

卫生服务公平性：中国指南专家组认为空心针穿刺活检对卫生公平性的影响因情况而异。在空心针穿刺活检还未被纳入常规操作的地区，推荐使用空心针穿刺活检会增加公平性；在只有细针穿刺细胞学检查的地区，推荐使用空心针穿刺活检可能会降低公平性。

8. 中国指南专家组讨论与结论（表5-3）

表 5-3　推荐意见 10

推荐意见 10
指南专家组推荐使用空心针活检对乳腺 X 线摄影筛查显示有可疑乳腺病变（肿块、不对称、钙化、结构扭曲）的女性行乳腺癌诊断（中等质量证据）
（1）空心针穿刺活检的获益大，因为空心针穿刺活检的真阳性和真阴性结果更多，假阳性和假阴性结果更少。出血和疼痛等空心针穿刺活检导致的损害微小。空心针穿刺活检利大于弊 （2）相较于空心针穿刺活检带来的健康获益，额外的成本支出可以忽略不计 （3）在空心针穿刺活检还未被纳入常规操作的地区，推荐使用空心针穿刺活检会增加公平性

9. 其他指南推荐

欧盟指南专家组认为空心针穿刺活检的获益大于损害，且额外的成本支出与获益相比可以忽略不计，因此做出强推荐。中国指南专家组与欧盟的考虑一致，因此做出了相同的推荐意见。

10. 实施推荐意见

推荐空心针穿刺活检。

11. 研究方向

无。

12. 推荐意见表总结(表5-4)

表5-4　乳腺癌穿刺活检推荐意见总结

判　断　标　准	判　断　结　果
1. **问题优先级**:这个问题是优先考虑的吗	是
2. **测试准确度**:测试准确度如何	准确
3. **预期收益**:干预相对于对照,可能带来多大的收益	大
4. **预期受损**:干预相对于对照,可能带来多大的受损	微小
5. **测试准确度质量**:测试准确性的证据的总体质量是什么	高
6. **测试效果的证据质量**:任何关键或重要的获益、受损或测试负担的总体确定性是什么	中等
7. **管理效果证据的质量**:由测试结果指导的管理效果的证据的总体确定性是什么	中等
8. **测试结果/管理证据的确定性**:测试结果和管理决策之间的联系,有多确定	中等
9. **测试效果质量**:测试效果的总体质量是什么	中等
10. **患者价值观**:关于患者/目标人群对于干预可能导致的利与弊的结局是如何看待的,是否存在重要的不确定性? 人群中是否存在重要的差异	可能没有重要的不确定性或可变性
11. **利弊平衡**:利与弊的平衡是更倾向于干预,还是对照	可能倾向于干预组
12. **所需资源**:干预所需的资源和成本有多大	可忽略的成本增加和节约
13. **所需资源的估计的证据质量**:关于干预所需的资源和成本的估计值,证据质量如何	低
14. **成本效果**:从成本效果上来考虑,是更倾向于干预还是对照	可能倾向于干预组
15. **卫生公平性**:干预会对卫生公平性产生哪些影响	视情况而定
16. **可接受程度**:关键的利益相关者是否可以接受干预	是
17. **可行性**:干预是否可行	是

(三) 钙化

钙化在以前的乳腺报告和数据系统(BIRADS)中被叫作微钙化。在筛查出的乳腺病变中,钙化的占比为30%~40%。在钙化类型方面,恶性钙化的占比约为13%[130]。钙化是乳腺导管原位癌(DCIS)的典型征兆,但DCIS也可能与浸润性癌症有关。由于可疑钙化而进行活检的大多数病变都是良性的,但有一些病变可能会被误诊为恶性肿瘤,例如平坦上皮非典型(FEA)或非典型导管增生(ADH)。因临床结果多变,需依靠组织学检查做出诊断,且必须对钙化灶进行充分取样,以便于基于钙化相关病变为女性提供恰当治疗。对钙化灶取样不充分可能会出现假阴性结果,导致女性患者接受进一步的活检或手术干预。

1. 研究问题

乳腺 X 线摄影筛查显示有可疑钙化的女性行乳腺癌诊断应选用立体定向空心针穿刺还是超声引导空心针穿刺?

2. 证据总结

针对该研究问题的系统评价纳入了 30 项比较立体定向空心针穿刺和超声引导空心针穿刺准确性的观察性研究。除诊断准确性数据之外,这些研究没有报告不良事件、重新活检数、错误的手术计划、生存质量等其他女性患者重要结局。系统评价未纳入来自中国的研究证据。

3. 诊断准确性

30 项研究[131,132]共纳入 6 294 名研究对象,报告了两种检查方法的灵敏度和特异度。Meta 分析结果显示,立体定向空心针穿刺检查的灵敏度为 0.90(95% CI: 0.90~0.99),特异度为 0.99(95% CI: 0.99~0.99);超声引导空心针穿刺活检的灵敏度为 0.98(95% CI: 0.95~0.99),特异度为 0.98(95% CI: 0.94~0.99)。诊断准确性结局的相关证据质量为低。

若乳腺 X 线摄影提示可疑钙化女性的恶性肿瘤患病率为 34%[129],每 1 000 人接受立体定向空心针穿刺检查,得到真阳性、假阴性、真阴性、假阳性结果的人数分别为 306 人(95% CI: 306~337)、34 人(95% CI: 3~34)、653 人(95% CI: 653~653)和 7 人(95% CI: 7~7);每 1 000 人接受超声引导空心针穿刺检查得到真阳性、假阴性、真阴性、假阳性结果的人数分别为 333 人(95% CI: 323~337)、7 人(95% CI: 3~17)、647 人(95% CI: 620~653)和 13 人(95% CI: 7~40)。

若乳腺 X 线摄影提示可疑钙化女性的恶性肿瘤患病率为 50%,每 1 000 人接受立体定向空心针穿刺检查,得到真阳性、假阴性、真阴性、假阳性结果的人数分别为 450 人(95% CI: 450~495)、50 人(95% CI: 5~50)、495 人(95% CI: 495~495)和 5 人(95% CI: 5~5);每 1 000 人接受超声引导空心针穿刺检查得到真阳性、假阴性、真阴性、假阳性结果的人数分别为 490 人(95% CI: 475~495)、10 人(95% CI: 5~25)、490 人(95% CI: 470~495)和 10 人(95% CI: 5~30)。

4. 获益

若乳腺 X 线摄影提示可疑钙化女性的验前乳腺癌患病率为 34%,每 1 000 人中立体定位穿刺检查将比超声引导空心针穿刺检查少 27 人得到真阳性结果(多 27 人得到假阴性结果),多 6 人得到真阴性结果(少 6 人得到假阳性结果);若患病率为 50%,每 1 000 人中立体定位穿刺检查将比超声引导空心针穿刺检查少 40 人得到真阳性结果(多 40 人得到假阴性结果),多 5 人得到真阴性结果(少 5 人得到假阳性结果)。

5. 其他医学证据

除诊断准确性证据以外,中国指南专家组还考虑了以下证据。

(1)诊断可能导致的损害和负担:未纳入相关研究。

(2)基于诊断的干预措施的效应:指南专家组认为,乳腺癌的治疗措施的效应存在一定程度的不确定性。

(3)诊断和干预的关联性证据:指南专家组主要考虑了假阴性结果的影响,假阴性女性患者的后续发展情况存在很大差异。假阴性女性患者可能会被要求接受二次活检,也可能在很长一段时间内都不会接受进一步的检查。假阴性结果的影响取决于肿瘤的发展情况,而假阳性结果的女性患者往往要接受手术,不确定性较小。

6. 证据质量

中国指南专家组认为诊断准确性的证据质量为低,因未纳入其他证据,所以总体证据质量为低。

7. 其他考虑

(1)成本支出:根据欧洲国家数据[133],在没有纳入手术费用的情况下,超声引导空心针穿刺活检的平均成本支出为 83 欧元,立体定向空心针穿刺活检的平均成本支出为 246 欧元,设备成本是造成差异的主要原因,超声设备和立体定向手术的成本分别为 3 欧元和 152 欧元。中国指南专家组认为,超声引导空心针活检的实际成本要高于 Vimpeli[133] 和 Hukkinen[134] 的研究报告结果,因为可能需要频繁进行活检。

(2)卫生服务公平性:中国指南专家组认为,推荐使用立体定向空心针穿刺活检可能会降低公平性,因为该操作的可及性非常低。

(3)可接受性和可行性:中国指南专家组认为立体定向空心针穿刺活检可能会被接受且具有可行性,尽管其压迫性和创伤性更强,而超声引导空心针穿刺因接受检查时可以平躺而具有更强的舒适感。而中国指南专家组综合判断后认为大部分的女性都可以接受立体定向空心针穿刺。放射科医生可能更倾向于超声引导空心针穿刺活检,因为操作相对更便捷。

8. 中国指南专家组讨论与结论(表 5-5)

表 5-5　推荐意见 11

推荐意见 11
指南专家组推荐使用立体定向或断层合成成像导引的空心针活检对乳腺 X 线摄影筛查显示有可疑钙化的女性行乳腺癌诊断(低质量证据)
(1)立体定向活检具有中等程度的获益,但没有对立体定向活检和超声引导活检进行直接比较的研究 (2)纳入研究中有关超声的内容为低质量证据,且只纳入了 2 项诊断准确性研究,所以纳入研究总体为低质量证据 (3)与手术活检相比,指南专家组推荐使用立体定向空心针穿刺活检,且相关研究为高质量证据 (4)虽然证据质量低,但立体定向活检的风险更低,可以实现准确的可视化和钙化靶向活检 (5)欧盟指南专家组中的组织病理学家指出,过往经验表明在获取代表性钙化组织样本进行显微镜评估时,立体定向活检远优于超声引导活检

9. 其他指南推荐

欧盟指南专家组认为,虽然证据质量低,但立体定向活检的风险更低,可以实现准确的可视化和钙化靶向活检。欧盟指南专家组中的组织病理学家指出,过往经验表明在获取代表性钙化组织样本进行显微镜评估时,立体定向活检远优于超声引导活检。中国指南专家组与欧盟的考虑相同,因此给出了与欧盟一致的推荐意见。

10. 实施推荐意见

推荐立体定向活检。

11. 研究方向

在目前阶段立体定向活检在中国很多医院尚不能开展。因此研究适合中国国情可推广的替换方法势在必行。

12. 推荐意见表总结(表 5-6)

表 5-6　乳腺癌灶钙化早期诊断推荐意见总结

判 断 标 准	判 断 结 果
1. **问题优先级**：这个问题是优先考虑的吗	是
2. **测试准确度**：测试准确度如何	非常准确
3. **预期收益**：干预相对于对照,可能带来多大的收益	中等
4. **预期受损**：干预相对于对照,可能带来多大的受损	小
5. **测试准确度质量**：测试准确性的证据的总体质量是什么	低
6. **测试效果的证据质量**：任何关键或重要的获益、受损或测试负担的总体确定性是什么	未纳入研究
7. **管理效果证据的质量**：由测试结果指导的管理效果的证据的总体确定性是什么	未纳入研究
8. **测试结果/ 管理证据的确定性**：测试结果和管理决策之间的联系,有多确定	未纳入研究
9. **测试效果质量**：测试效果的总体质量是什么	未纳入研究
10. **患者价值观**：关于患者/目标人群对于干预可能导致的利与弊的结局是如何看待的,是否存在重要的不确定性？人群中是否存在重要的差异	可能没有重要的不确定性或可变性
11. **利弊平衡**：利与弊的平衡是更倾向于干预,还是对照	可能倾向于干预组
12. **所需资源**：干预所需的资源和成本有多大	可忽略的成本增加和节约
13. **所需资源的估计的证据质量**：关于干预所需的资源和成本的估计值,证据质量如何	低
14. **成本效果**：从成本效果上来考虑,是更倾向于干预还是对照	未纳入研究
15. **卫生公平性**：干预会对卫生公平性产生哪些影响	视情况而定
16. **可接受程度**：关键的利益相关者是否可以接受干预	可能是
17. **可行性**：干预是否可行	是

(四) 组织定位夹

大多数乳腺 X 线摄影筛查发现的可疑病变都是不可触及的微小病变,例如肿块或微钙化。大部分病变或钙化可以在活检后被清除,尤其是使用真空辅助穿刺活检(VANCB)时。

此外,新辅助化疗后肿瘤可能会在影像学检查中完全消失(影像学完全缓解),所以在活检初始过程中或随后的步骤中置入乳腺组织定位标记夹(乳腺 Marker)定位病变或病变区域(完全移除时)是有帮助的。标记的主要目的是确保病变被完全清除。

乳腺组织定位标记夹可用于良性病变女性患者的随访,因为其容易被发现,有助于病理学家识别病变位置。但是乳腺组织定位标记夹可能会增加诊断治疗的成本和时间,且可能会导致一些轻微的并发症,例如出血和疼痛。

1. 研究问题

乳腺癌女性患者行空心针穿刺活检或真空辅助穿刺活检为手术治疗做准备时,是否应置入乳腺组织定位标记夹?

2. 证据总结

系统评价纳入了 1 项[135]在乳腺癌女性患者中使用乳腺组织定位标记夹的观察性研究。该研究报告了近切缘、阳性切缘的女性患者数,局部乳腺癌复发,复发风险和死亡率等结局,没有报告不良事件。系统评价未纳入来自中国的研究证据。

3. 获益

该研究纳入了 373 名研究对象,与不置入定位标记夹相比,置入乳腺组织定位标记夹可能会降低近切缘或者阳性切缘的风险(RR=0.72,95% CI:0.41~1.25,极低质量证据)。不使用定位标记夹时,每 1 000 人有 154 人具有近切缘或者阳性切缘,使用乳腺组织定位标记夹可能减少 43 人具有近切缘或者阳性切缘(95% CI:−91~38)。

置入乳腺组织定位标记夹可能会降低局部复发风险(RR=0.17,95% CI:0.04~0.70,极低质量证据)。不使用定位标记夹时,每 1 000 人有 83 人发生局部复发,使用乳腺组织定位标记夹可能减少 69 人复发(95% CI:−80~−25)。

置入乳腺组织定位标记夹可能会降低死亡风险(RR=0.22,95% CI:0.09~0.56,极低质量证据)。不使用定位标记夹时,每 1 000 名做手术准备的乳腺癌患者在 49 个月的随访时间内有 154 人死亡,使用乳腺组织定位标记夹可能减少 120 人死亡(95% CI:−140~−68)。

据此,中国指南专家组认为置入乳腺组织定位标记夹的获益大。

4. 损害

尽管纳入研究并未报告有关损害的结局,但中国指南专家组认为乳腺组织定位标记夹相对原始置入点的移位较小。一些女性可能会因置入乳腺组织定位标记夹产生担忧情绪,从而影响心理健康,但大多数的乳腺组织定位标记夹的生产材料(例如钛和特氟隆涂层)都是安全的,也可用于制作假肢等其他设备。若将定位标记夹用于二次干预,则需要召回和额外的沟通预约。定位标记夹也会引发出血、感染和血肿等副作用。

据此,指南专家组认为置入乳腺组织定位标记夹的损害微小。

5. 证据质量

近切缘或者阳性切缘的女性患者数、局部复发和死亡都是形成推荐意见所依赖的关键结局,因为这些结局相关的证据质量为极低,所以总体证据质量为极低。

6. 其他考虑

成本支出:根据欧美国家数据,单个乳腺组织定位标记夹的成本约为几十到一百美元。中国指南专家组认为,虽然乳腺组织定位标记夹价格昂贵,但是置入需求较低。综合来看,中国指南专家组认为置入乳腺组织定位标记夹会导致中等程度的成本增加。

成本效果：中国指南专家组指出，虽然未发现相关证据，但是在考虑乳腺组织定位标记夹的成本效果时要将再次活检和再次手术纳入考虑范围内。定位标记夹标记可能会降低额外活检和手术的发生率，从而极大地降低了成本。

7. 中国指南专家组讨论与结论（表5-7）

表5-7　推荐意见12

推荐意见12
指南专家组建议对高度可疑为乳腺癌的女性，在对临床不可触及病灶行空心针活检或真空辅助穿刺活检为手术治疗做准备时，可在穿刺活检后置入乳腺组织定位标记夹（极低质量证据）
(1) 使用乳腺组织定位标记夹为手术治疗做准备可以减少阳性切缘数，并降低局部复发率。同时，定位标记夹导致的损害微小 (2) 系统评价仅纳入了1项研究，且证据质量为极低 (3) 置入乳腺组织定位标记夹会导致中等程度的成本增加 (4) 考虑成本效果时，应注意到置入乳腺组织定位标记夹可以减少额外的活检或手术次数，极大地降低了成本 (5) 病理医生认为放置定位标记夹有助于病理医生在新辅助治疗后的乳腺标本里准确定位病灶，避免遗漏。同时，可以一定程度减少取材工作量

8. 其他指南推荐

欧盟指南专家组与中国指南专家组均考虑到使用乳腺组织定位标记夹为手术治疗做准备可以减少阳性切缘数，可以减少额外的活检或手术次数，同时具有微小的损害，极大地降低了成本。因此，均做出了建议使用组织定位标记夹的推荐意见。

9. 实施推荐意见

组织定位夹不一定为临床常规操作，但可纳入临床研究项目。目前组织定位夹的相关研究仅有一项观察性的小样本研究，研究依据不够。置入组织定位夹有下列问题尚未解决：① 植入时机不确定。穿刺活检同时植入还是待病理确证后二次植入。② 良性病变（例如纤维瘤）且无须手术，植入定位夹后是否会增加患者的心理负担。③ 目前缺乏体表定位和组织定位夹对比的前瞻性研究结果

10. 研究方向

建议对乳腺癌患者开展体表标记定位和组织定位夹的前瞻性临床研究，比较两种方法的切缘阳性率、局部复发率和远期生存。

11. 推荐意见表总结（表5-8）

表5-8　是否置入乳腺组织定位标记夹推荐意见总结

判 断 标 准	判 断 结 果
1. **问题优先级**：这个问题是优先考虑的吗	是
2. **预期收益**：干预相对于对照，可能带来多大的收益	大

（续 表）

判 断 标 准	判 断 结 果
3. **预期受损**：干预相对于对照，可能带来多大的受损	微小
4. **证据质量**：证据的总体质量是什么	极低
5. **患者价值观**：关于患者/目标人群对于干预可能导致的利与弊的结局是如何看待的，是否存在重要的不确定性？人群中是否存在重要的差异	可能没有重要的不确定性或可变性
6. **利弊平衡**：利与弊的平衡是更倾向于干预，还是对照	可能倾向于干预组
7. **所需资源**：干预所需的资源和成本有多大	中等的成本增加
8. **所需资源的估计的证据质量**：关于干预所需的资源和成本的估计值，证据质量如何	极低
9. **成本效果**：从成本效果上来考虑，是更倾向于干预还是对照	没有纳入研究
10. **卫生公平性**：干预会对卫生公平性产生哪些影响	视情况而定
11. **可接受程度**：关键的利益相关者是否可以接受干预	可能是
12. **可行性**：干预是否可行	可能是

二、分期检查和手术计划

新确诊的乳腺癌女性患者接受远处转移检测后，治疗方案和预后会发生变化。如果存在转移，预后会显著恶化，并且由于疾病已无法治愈，所以治疗方案必须同时兼顾延长生存期和保障生活质量。分期干预旨在避免对初诊转移性乳腺癌女性患者进行过度治疗，并在某些情况下及时开始针对转移的治疗。

分期干预的优点是可以确保不同分期的女性患者得到恰当的充分治疗，但同时也存在一些缺点，例如有限的特异性、假阳性结果给女性带来的心理压力、不必要的二次评估，以及无法行二次评估导致的治疗方案错误。此外，进一步的影像学检查还会带来额外的辐射（取决于使用的影像技术）和高昂的费用。

（一）临床Ⅰ期乳腺癌分期检查

1. 研究问题

无转移症状的临床Ⅰ期乳腺癌女性患者是否应该行传统分期检查？

2. 证据总结

系统评价纳入了8项观察性研究[136-143]。8项研究均报告了肿瘤转移的检出率，其中5项研究关于联合检查，5项研究关于骨扫描，2项关于胸部CT，1项关于骨盆CT，1项关于腹部CT，3项关于胸部X线检查，3项关于超声。同时，4项观察性研究报告了有关肿瘤转移的假阳性结果，其中3项研究关于联合检查，1项研究关于骨扫描，1项关于胸部CT，1项关于超声。系统评价没有纳入来自中国的研究证据。

3. 获益

共纳入 1 958 名研究对象的 5 项研究[136-140]报告了联合检查的肿瘤转移检出率,Meta 分析结果显示,每 1 000 名临床Ⅰ期症状提示转移的乳腺癌女性患者接受联合检查,可检出 8 人肿瘤转移(95% CI: 0～30,低质量证据)。

其他单项检查的肿瘤转移检出率:骨扫描为 5/1 000 人(95% CI: 0～21,5 项研究共 2 397 名研究对象,低质量证据),胸部 CT 为 0/1 000 人(95% CI: 0～5,2 项研究共 485 名研究对象,低质量证据),骨盆 CT 为 31/1 000(95% CI: 7～92,1 项研究共 32 名研究对象,极低质量证据),腹部 CT 为 23/1 000 人(95% CI: 7～92,1 项研究共 43 名研究对象,极低质量证据),胸部 X 线为 0/1 000 人(95% CI: 0～2,3 项研究共 1 049 名研究对象,低质量证据),超声为 0/1 000 人(95% CI: 0～13,3 项研究共 407 名研究对象,中等质量证据)。

4. 损害和负担

在假阳性方面,共纳入 1 220 名研究对象的 3 项研究[138-140]报告了联合检查的假阳性。Meta 分析结果显示,每 1 000 名临床Ⅰ期症状提示转移的乳腺癌女性患者接受联合检查可检出 49 人得到假阳性结果(95% CI: 4～131,低质量证据)。

其他单项检查的假阳性率:骨扫描为 164/1 000 人(95% CI: 92～276,1 项研究[138]共 61 名研究对象,低质量证据),胸部 CT 为 134/1 000 人(95% CI: 106～169,1 项研究[143]共 448 名研究对象,低质量证据),超声为 16/1 000 人(95% CI: 3～87,1 项研究[136]共 461 名研究对象,低质量证据)。

纳入研究未发现其他明显损害和负担。

5. 证据质量

联合检查的检出率和假阳性结局的证据质量为低,所以总体证据质量为低。

6. 其他考虑

(1) 价值观念与偏好:中国指南专家组认为女性患者对于分期检查的主要结局的态度可能存在重要的不确定性或差异。部分中国女性可能更愿意接受分期检查以确认或者排除肿瘤转移,并愿意为此承担假阳性风险。

(2) 成本支出:尽管临床Ⅰ期乳腺癌转移的检出率较低,超声和胸片在中国花费相对比较便宜。中国指南专家组认为临床Ⅰ期无症状提示转移的女性患者开展这些检查不会导致更高的成本增加。

(3) 可接受性和可行性:中国指南专家组认为,Ⅰ期乳腺癌女性患者数量较多,行分期检查的成本支出也不高。如临床需要,可以进行比如超声和胸片等低成本的临床分期检查,对于医生和患者都是可接受的。当然,女性和其他关键利益相关者对传统分期检查的接受程度可能存在差异。一些女性可能会强烈要求接受分期检查,而另一些女性又会因接受分期检查而感到苦恼。

7. 中国指南专家组讨论与结论(表 5-9)

表 5-9　推荐意见 13

推荐意见 13
在无转移症状的临床Ⅰ期乳腺癌女性患者中,不推荐在常规检查*基础上额外采用分期检查**(低质量证据)
*:超声和胸片等已经常规开展的低成本检查项目,可以根据临床需要实施
**:不建议常规对这些女性患者开展全面的包括 MRI 和 ^{18}F-FDG PET/CT 等花费较高的检查项目的分期检查

（续　表）

(1) 在临床Ⅰ期无症状提示转移的条件下行分期检查的获益微小,损害微小
(2) 在中国,对于临床Ⅰ期无症状提示转移的乳腺癌患者,超声和胸片等检查的成本较低
(3) 超声和胸片等低成本检查在中国患者中已经常规开展,在中国人群中有较好的可接受性和可行性

8. 其他指南推荐

欧盟指南专家组认为,权衡利弊后可能支持不进行分期检查,且分期检查的成本支出大,因此对分期检查做出有条件的反对意见。

中国指南专家组虽考虑到了相同的因素,但做出了在无转移症状的Ⅰ期乳腺癌女性患者不常规采用分期检查的建议。

9. 实施推荐意见

尽管临床Ⅰ期乳腺癌转移的检出率较低,超声和胸片在中国临床实践中是常规开展的检查项目,费用较低,而且在中国人群中有较好的可接受性和可行性。而其他分期检查,例如磁共振影像和^{18}F-FDG PET/CT的成本巨大。

对于无转移症状的临床Ⅰ期乳腺癌女性患者,超声和胸片等已经常规开展的低成本检查项目可以根据临床需要实施。但是不建议常规对这些女性患者开展全面的包括例如等磁共振影像和^{18}F-FDG PET/CT花费较高的检查项目的分期检查。

10. 推荐意见表总结(表5-10)

表5-10　是否应该行传统分期检查推荐意见总结

判　断　标　准	判　断　结　果
1. **问题优先级**：这个问题是优先考虑的吗	是
2. **预期收益**：干预相对于对照,可能带来多大的收益	微小
3. **预期受损**：干预相对于对照,可能带来多大的受损	小
4. **证据质量**：证据的总体质量是什么	低
5. **患者价值观**：关于患者/目标人群对于干预可能导致的利与弊的结局是如何看待的,是否存在重要的不确定性？人群中是否存在重要的差异	可能没有重要的不确定性或可变性
6. **利弊平衡**：利与弊的平衡是更倾向于干预,还是对照	可能倾向于对照
7. **所需资源**：干预所需的资源和成本有多大	大的成本增加
8. **所需资源的估计的证据质量**：关于干预所需的资源和成本的估计值,证据质量如何	低
9. **成本效果**：从成本效果上来考虑,是更倾向于干预还是对照	未纳入研究
10. **卫生公平性**：干预会对卫生公平性产生哪些影响	视情况而定

（续 表）

判 断 标 准	判 断 结 果
11. **可接受程度**：关键的利益相关者是否可以接受干预	视情况而定
12. **可行性**：干预是否可行	可能不是

（二）临床Ⅱ期乳腺癌分期检查

1. 研究问题

无转移症状的临床Ⅱ期乳腺癌女性患者是否应该行传统分期检查？

2. 证据总结

系统评价纳入了9项观察性研究[136-144]。9项研究均报告了肿瘤转移的检出率，其中6项研究[136-140,144]关于联合检查，5项研究[136-138,141,142]关于骨扫描，2项[136,143]关于胸部CT，1项[136]关于骨盆CT，1项[136]关于腹部CT，2项[136,137]关于胸部X线检查，3项[136-138]关于超声。同时，4项观察性研究报告了有关肿瘤转移的假阳性结果，其中3项研究[138,140,144]关于联合检查，1项研究[138]关于骨扫描，1项[143]关于胸部CT，1项[138]关于超声。系统评价没有纳入来自中国的研究证据。

3. 获益

共纳入2 262名研究对象的6项研究[136-140,144]报告了联合检查的肿瘤转移检出率。Meta分析结果显示，每1 000名临床Ⅱ期症状提示转移的乳腺癌女性患者接受联合检查，可检出25人肿瘤转移（95% CI：13～41，低质量证据）。

其他单项检查的肿瘤转移检出率：骨扫描为21/1 000人（95% CI：9～38，5项研究共4 597名研究对象，低质量证据），胸部CT为0/1 000人（95% CI：0～0，2项研究共871名研究对象，低质量证据），骨盆CT为53/1 000人（95% CI：6～177，1项研究共38名研究对象，极低质量证据），腹部CT为86/1 000人（95% CI：29～190，1项研究共58名研究对象，极低质量证据），胸部X线为12/1 000人（95% CI：2～28，2项研究共345名研究对象，极低质量证据），超声为3/1 000人（95% CI：0～14，3项研究共372名研究对象，中等质量证据）。

4. 损害和负担

在假阳性方面，共纳入1 600名研究对象的3项研究报告了联合检查的假阳性。Meta分析结果显示，每1 000名临床Ⅱ期症状提示转移的乳腺癌女性患者接受联合检查，可检出53人得到假阳性结果（95% CI：16～109，低质量证据）。

其他单项检查的假阳性率：骨扫描为101/1 000人（95% CI：62～160，1项研究共148名研究对象，中等质量证据），胸部CT为144/1 000人（95% CI：122～170，1项研究838名研究对象，中等质量证据），超声为34/1 000人（95% CI：14～77，1项研究共148名研究对象，中等质量证据）。

假阳性结果带来的损害可能包括心理负担、活检或额外检查等。纳入研究未发现其他明显损害和负担。中国指南专家组认为分期检查对于临床Ⅱ期乳腺癌女性患者的损害取决于疾病临床分期，如果放射科医师意识到患者患有临床Ⅱb期乳腺癌，则更容易出现肿瘤转移的假阳性结果。

5. 证据质量

联合检查的检出率和假阳性结局的证据质量为低,所以总体证据质量为低。

6. 其他考虑

(1) 价值观念与偏好:中国指南专家组认为女性患者对于分期检查的主要结局的态度可能存在重要的不确定性或差异。部分中国女性可能更愿意接受分期检查以确认或者排除肿瘤转移,并愿意为此承担假阳性风险。

(2) 成本支出:尽管临床Ⅱ期乳腺癌转移的检出率较低,超声和胸片在中国花费相对比较便宜。中国指南专家组认为临床Ⅱ期无症状提示转移的女性患者开展这些检查不会导致更高的成本增加。如果考虑针对这些女性患者开展全面的常规分期检查,基于北美数据[140,145],在Ⅱa期和Ⅱb期每检出1名转移女性患者的成本支出预计约分别为10万美元和5万美元。中国指南专家组认为在Ⅱa期和Ⅱb期常规开展分期检查分别会导致高额的和中等程度的成本增加。

(3) 可接受性和可行性:中国指南专家组认为分期检查是可接受的和可行的。同时中国指南专家组也认为,政策制定者和医护人员对于分期检查的接受程度取决于他们对于分期检查的看法。一些女性可能会强烈要求接受分期检查,而另一些女性又会因接受分期检查而感到苦恼。因此,女性和其他关键利益相关者对干预的接受程度也存在差异,需要医护人员考虑具体情况确定。

7. 中国指南专家组讨论与结论(表5-11)

表5-11 推荐意见14

推荐意见14
在无转移症状的临床Ⅱ期乳腺癌女性患者中,建议可采用常规分期检查(低质量证据)
(1) 在临床Ⅱ期无症状提示转移的条件下行分期检查的获益小,损害取决于临床分期
(2) 因为诊断和治疗途径多种多样,所以女性患者对每种方法的价值观念和偏好可能存在非常大的差异。但是中国女性可能更愿意为了确认或者排除肿瘤转移的存在而承担假阳性风险
(3) 在临床Ⅱa期无症状提示转移的条件下行分期检查导致高额的成本增加。在临床Ⅱb期无症状提示转移的条件下行分期检查会有中等程度的成本支出增加

8. 其他指南推荐

欧盟指南专家组认为利弊权衡可能支持不进行分期检查,且分期检查的成本支出大,因此做出有条件推荐。中国指南专家组虽考虑到了相同的因素,但做出了在无转移症状的Ⅱ期乳腺癌女性患者可以采用分期检查的建议。

9. 实施推荐意见

临床Ⅱ期乳腺癌转移的检出率仍然相对较低,超声和胸片在中国临床实践中是常规开展的检查项目,费用较低,而且在中国人群中有较好的可接受性和可行性。而其他分期检查,例如磁共振影像和^{18}F-FDG PET-CT的成本巨大。取决于肿瘤处于临床Ⅱa期和Ⅱb期,假阳性的风险也不同。因此,对于无转移症状的临床Ⅱ期乳腺癌女性患者,分期检查项目可以根据临床实际需要和患者价值观念与偏好实施。

10. 推荐意见表总结(表 5-12)

表 5-12 临床Ⅱ期乳腺癌女性患者是否应该行传统分期检查推荐意见总结

判 断 标 准	判 断 结 果
1. **问题优先级**：这个问题是优先考虑的吗	是
2. **预期收益**：干预相对于对照,可能带来多大的收益	小
3. **预期受损**：干预相对于对照,可能带来多大的受损	视情况而定
4. **证据质量**：证据的总体质量是什么	低
5. **患者价值观**：关于患者/目标人群对于干预可能导致的利与弊的结局是如何看待的,是否存在重要的不确定性? 人群中是否存在重要的差异	可能没有重要的不确定性或可变性
6. **利弊平衡**：利与弊的平衡是更倾向于干预,还是对照	可能倾向于对照
7. **所需资源**：干预所需的资源和成本有多大	视情况而定
8. **所需资源的估计的证据质量**：关于干预所需的资源和成本的估计值,证据质量如何	低
9. **成本效果**：从成本效果上来考虑,是更倾向于干预还是对照	没有纳入研究
10. **卫生公平性**：干预会对卫生公平性产生哪些影响	视情况而定
11. **可接受程度**：关键的利益相关者是否可以接受干预	视情况而定
12. **可行性**：干预是否可行	视情况而定

(三) 临床Ⅲ期乳腺癌分期检查是否应该行传统分期检查

1. 研究问题

无转移症状的临床Ⅲ期乳腺癌女性患者是否应该行传统分期检查?

2. 证据总结

系统评价纳入了 9 项观察性研究[136,137,139-143,146,147]。9 项研究均报告了肿瘤转移的检出率,其中 5 项[136,137,139,140,146]研究关于联合检查,4 项[136,137,141,142]研究关于骨扫描,1 项[143]关于胸部 CT,3 项[136,137,147]关于胸部 X 线检查,1 项[137]关于超声。同时,4 项观察性研究报告了有关肿瘤转移的假阳性结果,其中 2 项研究[139,140]关于联合检查,1 项[143]关于胸部 CT,1 项[147]关于胸部 X 线检查。系统评价没有纳入来自中国的研究证据。

3. 获益

共纳入 510 名研究对象的 5 项研究报告了联合检查的肿瘤转移检出率。Meta 分析结果显示,每 1 000 名临床Ⅲ期症状提示转移的乳腺癌女性患者接受联合检查,可检出 142 人肿瘤转移(95% CI: 113~175,中等质量证据)。

其他单项检查的肿瘤转移检出率：骨扫描为 103/1 000 人（95％ CI：53～167，4 项研究共 1 172 名研究对象，极低质量证据），胸部 CT 为 0/1 000 人（95％ CI：39～87，1 项研究共 417 名研究对象，中等质量证据），胸部 X 线为 63/1 000 人（95％ CI：16～131，3 项研究共 190 名研究对象，极低质量证据），超声为 57/1 000 人（95％ CI：12～157，1 项研究共 53 名研究对象，低质量证据）。

中国指南专家组指出，并非所有通过分期检查确诊转移的女性都会改变治疗方案。在某些情况下，即便发现转移，也不建议进行化疗；且其他差异可能会影响结果，例如未接受手术治疗、决定开始化疗和抗 HER2 治疗、针对肿瘤转移行放疗等。

4. 损害和负担

在假阳性方面，共纳入 327 名研究对象的 2 项研究报告了联合检查的假阳性。Meta 分析结果显示，每 1 000 名临床Ⅲ期症状提示转移的乳腺癌女性患者接受联合检查，可检出 56 人得到假阳性结果（95％ CI：33～84，中等质量证据）。

其他单项检查的假阳性率：胸部 CT 为 141/1 000 人（95％ CI：109～170，1 项研究 417 名研究对象，中等质量证据），胸部 X 线为 60/1 000 人（95％ CI：20～133，1 项研究共 84 名研究对象，极低质量证据）。

由于假阳性结果比较多，中国指南专家组认为分期检查可能导致大的损害。

5. 证据质量

联合检查的检出率和假阳性结局的证据质量为中等，所以总体证据质量为中等。

6. 其他考虑

（1）观念与偏好：中国指南专家组认为女性患者对于分期检查的主要结局的态度可能存在重要的不确定性或差异。

（2）成本支出：基于北美数据和临床Ⅱa 期和Ⅱb 期检出乳腺癌转移需要的成本支出估算，中国指南专家组认为临床Ⅲ期无症状提示转移的女性患者行分期检查有中等程度的成本支出增加，因为临床Ⅲ期乳腺癌转移的检出成本低于临床Ⅱ期（5 万美元）。

（3）可接受性和可行性：中国指南专家组认为，临床Ⅲ期乳腺癌女性患者行分期检查可能具有很好的可接受性和可行性。

7. 中国指南专家组讨论与结论（表 5-13）

表 5-13　推荐意见 15

推荐意见 15
在无转移症状的临床Ⅲ期乳腺癌女性患者中，应当行常规分期检查（中等质量证据）
（1）在临床Ⅲ期无症状提示转移的条件下行分期检查的获益大，损害大，但总体上获益仍大于损害
（2）提示干预效果的证据质量为中等
（3）在临床Ⅲ期无症状提示转移的条件下行分期检查有中等程度的成本支出增加

8. 其他指南推荐

欧盟指南专家组认为中等质量证据提示行分期检查的获益大于损害，且有中等程度的成本支出，因此做出强推荐，支持无转移症状的Ⅲ期乳腺癌女性患者行分期检查。中国指南专家组做出了相同的推荐意见。

9. 实施推荐意见

临床Ⅲ期乳腺癌转移的检出率相对较高,分期检查在这些女性患者中有较好的接受程度。但磁共振和^{18}F‑FDG PET/CT 的成本巨大,取决于医疗机构的资源,有的医疗机构并没有相关设备。

因此,对于无转移症状的临床Ⅲ期乳腺癌女性患者,分期检查项目可以根据医疗机构的资源和资质,临床实际需要和患者价值观念与偏好实施。

10. 推荐意见表总结(表 5‑14)

表 5‑14　临床Ⅲ期乳腺癌女性患者是否应该行传统分期检查推荐意见总结

判 断 标 准	判 断 结 果
1. **问题优先级**:这个问题是优先考虑的吗	是
2. **预期收益**:干预相对于对照,可能带来多大的收益	大
3. **预期受损**:干预相对于对照,可能带来多大的受损	大
4. **证据质量**:证据的总体质量是什么	中等
5. **患者价值观**:关于患者/目标人群对于干预可能导致的利与弊的结局是如何看待的,是否存在重要的不确定性? 人群中是否存在重要的差异	可能没有重要的不确定性或可变性
6. **利弊平衡**:利与弊的平衡是更倾向于干预,还是对照	可能倾向于干预组
7. **所需资源**:干预所需的资源和成本有多大	中等的成本增加
8. **所需资源的估计的证据质量**:关于干预所需的资源和成本的估计值,证据质量如何	低
9. **成本效果**:从成本效果上来考虑,是更倾向于干预还是对照	未纳入研究
10. **卫生公平性**:干预会对卫生公平性产生哪些影响	可能没有影响
11. **可接受程度**:关键的利益相关者是否可以接受干预	可能是
12. **可行性**:干预是否可行	可能是

(四) 临床Ⅲ期乳腺癌分期检查是否要用^{18}F‑FDG PET‑CT

1. 研究问题

无转移症状的临床Ⅲ期乳腺癌女性患者分期检查是否要用^{18}F‑FDG PET/CT?

(1) 应行^{18}F‑FDG PET/CT 分期检查还是传统分期检查

(2) 应行传统分期检查加^{18}F‑FDG PET/CT 分期检查还是传统分期检查

2. 证据总结

这两个问题的推荐意见依靠相同的医学证据。系统评价纳入了 14 项观察性研究[148-161],其中 7 项研究[148-154]直接比较了^{18}F－FDG PET－CT 分期检查与传统的分期检查,报告了^{18}F－FDG PET/CT 分期检查可以额外检出的肿瘤转移。同时,各有 4 项研究[155,156,158,159]报告了^{18}F－FDG PET/CT 分期检查与传统的分期检查的假阳性率。系统评价没有纳入来自中国的研究。

3. 获益

共纳入 382 名研究对象的 7 项研究报告了额外的肿瘤转移检出率。Meta 分析结果显示,与传统分期检查相比,使用^{18}F－FDG PET－CT 分期检查可能会提高肿瘤转移的检出率,每 1 000 名临床Ⅲ期没有症状提示转移的乳腺癌女性患者中可多检出 205 人肿瘤转移(95% CI:154～261,中等质量证据)。

在假阳性方面,^{18}F－FDG PET－CT 分期检查与传统分期检查的对比研究为极低质量证据。综合了 328 名研究对象的证据提示,^{18}F－FDG PET－CT 分期检查的假阳性率为0.7%,意味着每 1 000 名临床Ⅲ期没有症状提示转移的乳腺癌女性患者,使用^{18}F－FDG PET－CT 分期检查可能会有 7 人得到肿瘤转移的假阳性诊断结果(95% CI:0～24),而使用传统分期检查可能会有 68 人得到肿瘤转移的假阳性诊断结果(95% CI:13～156)。由于没有研究直接比较这两种分期检查方法的假阳性率,因此通过间接比较推断^{18}F－FDG PET－CT 分期检查较传统分期检查可减少 61/1 000 人得到肿瘤转移的假阳性诊断结果(极低质量证据)。

4. 损害和负担

纳入研究未发现使用^{18}F－FDG PET－CT 分期检查的明显损害和负担。在^{18}F－FDG PET－CT 分期检查额外多检出的 205/1 000 名无转移症状的临床Ⅲ期乳腺癌转移女性患者中,几乎不会出现过度诊断的情况。接受^{18}F－FDG PET－CT 分期检查时的辐射可能会带来损害,并可能导致放射性核素暴露。

5. 证据质量

虽然中国指南专家组认为^{18}F－FDG PET－CT 分期检查有很好的准确性,但是考虑到无转移症状的Ⅲ期乳腺癌女性患者比例可能非常小,所以其对治疗和管理决策的影响有限。中国指南专家组无法确定^{18}F－FDG PET－CT 的检查结果对治疗和治疗效果的影响,认为总体证据质量为低。

6. 其他考虑

(1)价值观念与偏好:中国指南专家组认为女性患者对于^{18}F－FDG PET－CT 分期检查的态度可能存在重要的不确定性或差异。

(2)成本支出:根据欧洲国家数据,^{18}F－FDG PET－CT 分期检查费用约为 1 500 欧元,与传统分期检查相比,需额外多花费 1 000～1 200 欧元。中国指南专家组认为,^{18}F－FDG PET－CT 分期检查可能会有中等程度的成本支出增加。而联合使用传统分期检查和^{18}F－FDG PET－CT 分期检查的成本支出增幅则更大。因此,^{18}F－FDG PET－CT 分期检查可能会增加患者的经济负担。

(3)卫生服务公平性:由于不是所有地区都可以提供^{18}F－FDG PET－CT 分期检查,推荐使用这项检查可能会降低公平性。

(4)可接受性和可行性:^{18}F－FDG PET－CT 分期检查可能具有很好的可接受性。但是由于地区间资源的差异,这项检查的可行性可能因地区而异。有的医疗机构缺乏相关的设备和资质来进行^{18}F-FDG PET-CT 分期检查。

7. 中国指南专家组讨论与结论(表 5-15)

表 5-15　推荐意见 16

推荐意见 16
在无转移症状的临床Ⅲ期乳腺癌女性患者中,可以在分期检查中行^{18}F-FDG PET/CT 检查(低质量证据)

(1) ^{18}F-FDG PET/CT 分期检查的获益大,因为可以提高肿瘤转移检出率,降低假阳性率。但是对于额外检出的肿瘤转移女性患者来说,^{18}F-FDG PET/CT 的检查结果对治疗和治疗效果的影响可能有限
(2) 指南专家组认为^{18}F-FDG PET/CT 分期检查会导致中等程度的成本支出
(3) ^{18}F-FDG PET/CT 分期检查可能会降低公平性,且其可行性因地区而异

8. 其他指南推荐

欧盟指南专家组认为虽然利弊权衡可能支持^{18}F-FDG PET-CT,但会有中等程度的成本支出,并可能会降低公平性,因此做出有条件推荐。中国指南专家组认为^{18}F-FDG PET-CT 的检查结果对于治疗和治疗效果的影响可能有限,可能会有大额成本支出增加,且可行性在地区间存在差异,因此做出有条件推荐。

9. 实施推荐意见

^{18}F-FDG PET-CT 的成本巨大,取决于医疗机构的资源,有的医疗机构并没有相关设备。综合考虑两条推荐意见,对于无转移症状的临床Ⅲ期乳腺癌女性患者,应该常规开展分期检查项目;但是否要使用^{18}F-FDG PET-CT 可以根据医疗机构的资源和资质,临床实际需要和患者价值观念与偏好决定;在有条件的情况下,可以在传统分期检查项目的基础上增加^{18}F-FDG PET-CT。

10. 有关分期检查的研究方向

关于无转移症状的临床Ⅰ期、Ⅱ期和Ⅲ期乳腺癌女性中开展分期检查的临床效果的中国数据仍然有限,因此这方面仍然属于研究空白。同时,在中国检查的成本也不同于欧美发达国家,因此也应该开展在这些人群中进行分期检查的卫生经济学研究,尤其是相关昂贵的检查设备的成本效果。此外,目前也缺乏有关中国女性患者的价值观念与偏好的研究。

11. 推荐意见表总结(表 5-16)

表 5-16　临床Ⅲ期乳腺癌女性患者分期检查是否要用^{18}F-FDG PET/CT 推荐意见总结

判　断　标　准	判　断　结　果
1. **问题优先级**:这个问题是优先考虑的吗	是
2. **预期收益**:干预相对于对照,可能带来多大的收益	大

（续　表）

判　断　标　准	判　断　结　果
3. **预期受损**：干预相对于对照，可能带来多大的受损	微小
4. **证据质量**：证据的总体质量是什么	低
5. **患者价值观**：关于患者/目标人群对于干预可能导致的利与弊的结局是如何看待的，是否存在重要的不确定性？人群中是否存在重要的差异	可能没有重要的不确定性或可变性
6. **利弊平衡**：利与弊的平衡是更倾向于干预，还是对照	可能倾向于干预组
7. **所需资源**：干预所需的资源和成本有多大	中等的成本增加
8. **所需资源的估计的证据质量**：关于干预所需的资源和成本的估计值，证据质量如何	中等
9. **成本效果**：从成本效果上来考虑，是更倾向于干预还是对照	未纳入研究
10. **卫生公平性**：干预会对卫生公平性产生哪些影响	可能降低
11. **可接受程度**：关键的利益相关者是否可以接受干预	可能是
12. **可行性**：干预是否可行	视情况而定

三、激素受体阳性阈值

临床上，可根据浸润性乳腺癌的雌激素受体（ER）和孕酮受体（PR）状态来判断内分泌治疗的效果。大约 80％ 的浸润性乳腺癌是激素受体阳性。目前，检测浸润性乳腺癌的 ER 状态已成为标准的治疗路径，但是女性患者对于内分泌治疗的灵敏度是否取决于 PR 阳性水平尚不确定。

目前普遍认为，至少有 1％ 的肿瘤细胞对 ER 和/或 PR 呈阳性 IHC 染色时，乳腺癌女性患者才可能会受益于内分泌治疗。因为内分泌疗法可能会产生副作用，且治疗反应取决于所用药物和女性患者的绝经状态，所以为女性患者制定治疗方案时，需准确预测内分泌治疗可能引起的反应。

1. 研究问题

浸润性乳腺癌女性患者行内分泌疗法的阈值应为 ER 和/或 PR 阳性率≥10％ 还是≥1％？

2. 雌激素受体证据总结

针对该问题的系统评价纳入了 2 项分别来自北美和日本的观察性研究。1 项研究报告了不同 ER 阳性率女性患者的无复发生存率[162]，另 1 项研究报告了 ER 阳性率＜1％ 和 ER 阳性率为 1％～9％ 时女性患者的无复发生存率和总体生存率[163]。系统评价没有纳入来自中国的研究。

3. 获益

中国指南专家组认为,将 ER 阳性阈值由当前使用的 1%改为 10%仅能带来微小的获益。不同 ER 阳性率的浸润性乳腺癌女性患者接受他莫昔芬内分泌治疗后,五年复发率较无内分泌治疗均有所降低[162],降低程度与 ER 阳性率阈值有关。在 ER 阳性率阈值为＞0%、1%、10%、33%和 67%时,五年复发的风险比(hazard ratio,HR)分别为 0.633(95% CI: 0.426~0.934,极低质量证据)、0.649(95% CI: 0.431~0.973,极低质量证据)、0.671(95% CI: 0.434~1.039,极低质量证据)、0.555(95% CI: 0.342~0.898,极低质量证据)和 0.472(95% CI: 0.272~0.816,极低质量证据)。

相较于 ER 阳性阈值＜1%且未接受内分泌治疗的女性患者,ER 阳性阈值为 1%~9%并接受内分泌治疗的女性患者的总体生存率有所降低($P=0.04$)[163],二者在无复发生存率方面无显著差异($P=0.7$)。

4. 损害和负担

中国指南专家组认为将 ER 阳性率阈值改为≥10%有中等程度的损害。1 项纳入研究[162]报告的 ER 阳性率＞0%和≤67%的人数较少,阈值相关数据存在不确定性。若将 ER 阳性率≥10%设为阈值,阳性率为 1%~10%的女性则无法接受内分泌治疗。

5. 证据质量

2 项纳入研究报告了不同 ER 阳性阈值女性患者接受内分泌治疗的获益和损害,综合所有获益和损害相关证据的质量进行判断后,总体证据质量为极低。其中 1 项研究[162]报告的数据对 ER 阳性阈值的解释存在局限性,因为统计分析中使用的是不同阈值的累积百分比,而不是每个阳性率的单独风险比。

6. 其他考虑

(1) 价值观念与偏好:因现有证据无法确定每个阈值范围内的治疗是否有效,且内分泌治疗的副作用明显,所以中国指南专家组认为女性患者对使用 ER 阳性率≥10%作为阈值的态度和看法可能存在重要的不确定性或差异。

(2) 利弊权衡:因纳入研究为极低质量证据,中国指南专家组认为利弊权衡支持使用ER 阳性率≥1%作为阈值。

7. 孕酮受体证据总结

针对该问题的系统评价纳入了 1 项来自日本的观察性研究。该研究报告了不同孕酮受体(PR)阳性率女性患者的无复发生存率[162]。系统评价没有纳入来自中国的研究。

8. 获益

中国指南专家组认为,将 PR 阳性阈值由当前使用 1%改为 10%仅能带来微小的获益。不同 PR 阳性率的浸润性乳腺癌女性患者采用他莫昔芬内分泌治疗后,五年复发率较无内分泌治疗均有所降低[162],降低程度与 PR 阳性率阈值有关。在 PR 阳性率阈值为＞0%、1%、10%、33%和 67%时,五年复发的风险比(hazard ratio,HR)分别为 0.603(95% CI: 0.390~0.927,极低质量证据)、0.604(95% CI: 0.366~0.986,极低质量证据)、0.625(95% CI: 0.351~1.103,极低质量证据)、0.420(95% CI: 0.194~0.869,极低质量证据)和 0.320(95% CI: 0.272~0.816,极低质量证据)。

9. 损害和负担

中国指南专家组认为将 PR 阳性率阈值改为≥10%有中等程度的损害。1 项纳入研究[162]表明,PR 阳性率为 1%～10%的女性人数占总研究人数的 16.8%。若将 PR 阳性率≥10%设为阈值,阳性率为 1%～10%的女性则无法接受内分泌治疗。

10. 证据质量

纳入研究报告了不同 PR 阳性阈值女性患者接受内分泌治疗的获益和损害,综合所有获益和损害相关证据的质量进行判断后,总体证据质量为极低。纳入研究报告的数据对 PR 阳性阈值的解释存在局限性,因为统计分析中使用的是不同阈值的累积百分比,而不是每个阳性率的单独风险比。

11. 其他考虑

(1)价值观念与偏好:因现有证据无法确定每个阈值范围内的治疗是否有效,且内分泌治疗的副作用明显,所以中国指南专家组认为女性患者对使用 PR 阳性率≥10%作为阈值的态度和看法可能存在重要的不确定性或差异。

(2)利弊权衡:因纳入研究为极低质量证据,所以中国指南专家组认为利弊权衡支持使用 PR 阳性率≥1%作为阈值。

12. 中国指南专家组讨论和结论(表 5-17)

表 5-17 推荐意见 17～18

推荐意见 17 在给予患有浸润性乳腺癌的女性患者行内分泌疗法时,建议可使用 ER 阳性细胞百分比≥1%作为阈值(极低质量证据) 推荐意见 18 在给予患有浸润性乳腺癌的女性患者行内分泌疗法时,建议可使用 PR 阳性细胞百分比≥1%作为阈值(极低质量证据)
(1)将 ER 或 PR 阳性阈值由≥1%提高至≥10%仅能带来微小的获益,且提高阈值后,ER 或 PR 阳性率为 1%～10%的女性无法接受内分泌治疗 (2)中国乳腺癌女性患者可能对内分泌治疗带来副作用的态度和看法存在重要的不确定性或差异 (3)从病理医生的角度看,绝大部分 1%～9%的激素受体阳性者从分子分型来看是基底样,少部分是 HER-2 亚型,与激素受体阴性者更相似

13. 其他指南推荐

欧盟指南专家组考虑到提高阈值仅能带来微小的获益,且提高阈值后 ER 或 PR 阳性率为 1%～10%的女性将无法接受内分泌治疗,因此建议不提高阈值。在中国证据缺失的情况下,中国指南专家组基于欧盟乳腺癌指南的证据体系进行判断后,得出与欧盟指南一致的结论,建议使用 ER 或 PR 阳性≥1%作为阈值。美国临床肿瘤学会和美国病理医师学会尽管推荐 ER 或 PR 阳性≥1%作为阈值,但是仍然指出对于 ER 或 PR 1%～10%的弱阳性患者,其获益证据仍然有限[164]。

14. 实施推荐意见

建议使用 ER 或 PR 阳性≥1%作为阈值。但是同时从病理医生的角度看,由于绝大部分1%～9%的激素受体阳性者从分子分型来看是基底样,少部分是 HER-2 亚型,可能与激素受体阴性者更相似。医生应与患者讨论弱阳性结果对于指导临床治疗方案的意义。

15. 研究方向

(1) 研究对比接受内分泌治疗的乳腺癌患者中受体(ER 或 PR)1%～10%阳性和受体>10%阳性的两组生存的差别。

(2) 对于受体(ER 或 PR)<1%阳性且不接受内分泌治疗和受体(ER 或 PR)1%～10%阳性但是接受内分泌治疗的两组乳腺癌患者生存的差别。

16. 推荐意见表总结(表 5-18)

表 5-18 乳腺癌患者 ER/PR 阳性细胞百分比≥10%vs.≥1%推荐意见总结

判 断 标 准	判 断 结 果
1. **问题优先级**:这个问题是优先考虑的吗	是
2. **预期收益**:干预相对于对照,可能带来多大的收益	微小
3. **预期受损**:干预相对于对照,可能带来多大的受损	中等
4. **证据质量**:证据的总体质量是什么	极低
5. **患者价值观**:关于患者/目标人群对于干预可能导致的利与弊的结局是如何看待的,是否存在重要的不确定性? 人群中是否存在重要的差异	ER:可能没有重要的不确定性或可变性 PR:可能是重要的不确定性或可变性
6. **利弊平衡**:利与弊的平衡是更倾向于干预,还是对照	ER:可能倾向于对照组 PR:可能倾向于干预组
7. **所需资源**:干预所需的资源和成本有多大	不知道
8. **所需资源的估计的证据质量**:关于干预所需的资源和成本的估计值,证据质量如何	未纳入研究
9. **成本效果**:从成本效果上来考虑,是更倾向于干预还是对照	未纳入研究
10. **卫生公平性**:干预会对卫生公平性产生哪些影响	可能没有影响
11. **可接受程度**:关键的利益相关者是否可以接受干预	是
12. **可行性**:干预是否可行	是

四、基因检测

约有15%的激素受体阳性、HER-2 阴性、淋巴结阴性的浸润性乳腺癌女性患者在只接受辅助内分泌治疗后的 10 年内出现复发。在辅助内分泌治疗的基础上增加化疗,可以降低这些女性患者的复发风险。但是如果对所有接受辅助内分泌治疗的女性患者均行化疗,则会导致过度治疗。因此需要慎重权衡联合化疗的利弊,这种权衡对于激素受体阳性、HER-2阴性、2～3个淋巴结阳性的浸润性乳腺癌女性患者可能也同样适用。在过去15年中,通过分析各种基因的功能,已经开发出了不同的多基因测试方法来评估不同风险早期乳腺癌女性患者的复发风险。

目前前瞻性试验仅对其中两种测试方法进行了分析。一般地说,基因测试的作用是可以区分具有高复发风险因此需要使用化疗的女性患者和具有低复发风险因此不需要使用化疗的女性患者。既往研究提示21基因复发评分不仅可以预测复发风险,还可能预测化疗益处,也就是说高风险人群对化疗的反应更好,治疗获益要比低风险人群的治疗获益大。

（一）21基因复发评分

1. 研究问题

激素受体阳性、HER-2阴性、淋巴结阴性或<3个淋巴结阳性的浸润性乳腺癌女性患者是否应该使用21基因复发评分来指导化疗方案(亚组:淋巴结阴性)?

2. 证据总结

针对该问题的系统评价纳入了3项来自北美的临床随机对照试验(RCT),其中2项纳入了淋巴结阴性亚组女性患者[165,166],1项纳入了<3个淋巴结阳性的亚组女性患者[167]。3项研究基于内分泌治疗和内分泌治疗联合化疗的结局差异,评估了使用与不使用21基因复发评分对化疗方案的预测作用。使用21基因复发评分的女性患者被分为基因型高、中、低风险组,其中1项研究报告了三组的总体生存率[167],1项研究报告了三组的疾病远端无复发率[165],1项研究报告了中基因型风险组的无浸润性疾病生存率、远端无复发率、无复发率和总体生存率[166]。系统评价没有纳入来自中国的研究。

3. 获益

针对淋巴结阴性的亚组女性患者,21基因复发评分指导下采用内分泌治疗联合化疗相对于单纯内分泌治疗组的远端复发相对危险度在基因型低风险组、中风险组和高风险组分别为1.31(95% CI:0.46～3.78,极低质量证据)、0.61(95% CI:0.24～1.59,极低质量证据)和0.26(95% CI:0.13～0.53,低质量证据)。基因型低风险女性患者接受内分泌治疗的10年内年复发率为31/1 000人,接受内分泌治疗联合化疗可能会额外增加9人复发,达到40/1 000人年(95% CI:-17～82);基因型中风险女性患者接受内分泌治疗的10年内年复发率为90/1 000人,接受内分泌治疗联合化疗可能会额外减少34人复发(95% CI:-67～49)。基因型高风险女性患者接受内分泌治疗的10年内年复发率为396/1 000人,接受内分泌治疗联合化疗可能会额外减少273人复发(95% CI:-333～-162)。内分泌治疗联合化疗相对于单纯内分泌治疗在低风险组没有额外获益,而在中高风险组,尤其是高风险组则可能会降低复发风险。

针对淋巴结阴性基因型中风险组女性患者,21基因复发评分指导下采用内分泌治疗相对于内分泌联合化疗治疗的主要结局风险基本相同。只接受内分泌治疗较内分泌治疗联合化疗的9年内无浸润性疾病生存、远端无复发和总体生存的风险比分别为1.14(95% CI:0.99～1.31,低质量证据)、1.03(95% CI:0.80～1.33,低质量证据)和0.97(95% CI:0.78～1.21,低质量证据)[166]。21基因复发评分判定的中风险组女性患者中,每1 000人接受内分泌治疗联合化疗治疗,9年内会有153人发生浸润性癌症或者死亡,71人发生远处复发,62 人死亡,而只接受内分泌治疗会增加 19 人(95% CI: $-1\sim43$)浸润性癌症或者死亡,增加 2 人(95% CI: $-14\sim22$)远处复发,减少 2 人死亡(95% CI: $-13\sim12$)。

中国指南专家组基于封底模型对比了 21 基因复发评分(基因型高风险组接受化疗)和临床风险对化疗方案的指导:

(1)情境 1:大部分不接受 21 基因复发评分的女性均接受化疗(18.4%未接受)。每 1 000 人使用 21 基因复发评分较不使用 21 基因复发评分可减少 636/1 000 人化疗,增加 2 人浸润性疾病复发,增加 1.4 例远端转移复发,增加 0.7 例局部或远端复发,增加 0.7 例死亡。

(2)情境 2:不接受 21 基因复发评分的女性中只有高临床风险女性接受化疗(假设低临床风险+基因型高风险女性不会从化疗中获益)。每 1 000 人中,使用 21 基因复发评分较不使用 21 基因复发评分可减少 133.6 例化疗,增加 0.5 例浸润性疾病复发,增加 0.4 例远端转移复发,增加 0.2 例局部或远端复发,增加 0.2 例死亡。

(3)情境 3:不接受 21 基因复发评分的女性中只有高临床风险女性接受化疗(假设低临床风险+基因型高风险女性接受化疗的获益与 MINDACT 试验 5 年观察期的获益相同)。每 1 000 人中,使用 21 基因复发评分较不使用 21 基因复发评分可减少 133.6 例化疗,增加 2.4 例浸润性疾病复发,增加 1.3 例远端转移复发,增加 0.7 例死亡。

(4)情境 4:不接受 21 基因复发评分的女性中只有高临床风险女性接受化疗,而且假设基因型高风险女性可以从化疗中获益(与 Paik,2006 结果一致)。每 1 000 人中,使用 21 基因复发评分较不使用 21 基因复发评分可减少 211 人化疗,增加 0.5 例浸润性疾病复发,增加 0.4 例远端转移复发,增加局部或远端复发 0.2 例,增加 0.2 例死亡。

(5)情境 5:不接受 21 基因复发评分的女性只有高临床风险女性接受化疗,接受 21 基因复发评分的女性只有高临床风险+基因型高风险女性接受化疗。每 1 000 人中,使用 21 基因复发评分较不使用 21 基因复发评分可减少 211 人化疗,增加 0.5 例浸润性疾病复发,增加 0.4 例远端转移复发,增加局部或远端复发 0.2 例,增加 0.2 例死亡。

针对<3 个淋巴结阳性亚组女性患者,21 基因复发评分指导下采用内分泌联合化疗相对于单纯内分泌治疗组的主要结局风险比在基因型中风险组和高风险组分别为[167] 0.84(95% CI: $0.40\sim1.78$,极低质量证据)和 0.56(95% CI: $0.31\sim1.02$,低质量证据)。每 1 000 名接受 21 基因复发评分判定的基因型中风险组女性中,单纯使用内分泌治疗 10 年内会有 350 人死亡,使用内分泌治疗联合化疗会减少 46 人死亡(95% CI: $-192\sim185$);每 1 000 名接受 21 基因复发评分判定的基因型高风险组女性中,单纯使用内分泌治疗 10 年内会有 490 人死亡,使用内分泌治疗联合化疗则会减少 176 人死亡(95% CI: $-302\sim7$)。

这些证据表明,21 基因复发评分似乎可以区分出需要联合化疗来降低复发风险的高风险人群和联合化疗无益于降低复发风险从而不需要增加联合化疗的低风险人群。

4. 损害和负担

对于淋巴结阴性女性患者,中国指南专家组认为损害微小。

5. 证据质量

综合干预(21 基因复发评分)对化疗方案的指导作用的获益和损害的整体质量级别,21 基因复发评分对化疗方案的指导作用的总体证据质量为极低。中国指南专家组认为 21 基因复发评分对化疗方案的指导作用和结局存在非常严重的间接性,因为现在的化疗方案与十多年前非常不同,其适用性存有疑虑。另外,中国指南专家组也注意到,研究存在一定程度的偏倚风险和不精确性,但没有影响决策。

6. 其他考虑

(1) 价值观念与偏好:中国女性对 21 基因复发评分对化疗方案的指导作用的态度和看法可能不存在重要的不确定性和差异。

(2) 利弊权衡:中国指南专家组认为,利弊权衡结果可能支持 21 基因复发评分。

(3) 成本支出:21 基因复发评分的成本支出大,检测 1 000 名女性的成本支出约为 300 万欧元(纳入 11 项成本研究,极低质量证据)。根据"封底计算"模型,每 1 000 人接受 21 基因复发评分,可避免 134 人接受化疗,按照欧盟数据,约等于节约 130 万欧元的化疗费用(德国的化疗价格:约为每次化疗 1 万欧元)。

(4) 卫生服务公平性:考虑到 21 基因复发评分的可及性,以及检测费用是否需要由女性患者个人来承担,中国指南专家组认为卫生服务公平性可能会被降低。

(5) 可接受性:中国指南专家组认为 21 基因复发评分在中国的接受度具有不确定性。对于女性患者来说是可接受的,对医护人员来说可接受度试情况而定(标本需送至美国当地公司实验室进行统一处理),对政策制定者来说需根据成本效果证据进一步讨论。

(6) 可行性:中国指南专家组认为可行性取决于资源的可及性,还需考虑可能需要遵守通用数据保护法规,标本收集和运送方面的可行性问题,因此其可行性不确定。

7. 中国指南专家组讨论和结论(表 5 - 19)

表 5 - 19 推荐意见 19

推荐意见 19
对于激素受体阳性、HER - 2 阴性、淋巴结阴性的浸润性乳腺癌女性患者,指南专家组建议可使用 Oncotype DX 21 基因复发评分指导化疗决策(极低质量证据)
(1) 使用 21 基因复发评分指导化疗有中等程度的获益且损害小,可能利大于弊 (2) 21 基因复发评分的成本支出较大,可能会降低卫生服务公平性 (3) 21 基因复发评分在中国的可接受度和可行性均不确定

8. 其他指南推荐

考虑到使用 21 基因复发评分可能利大于弊,尽管成本支出较大,欧盟指南专家组仍然建议使用 21 基因复发评分。在中国证据缺失的情况下,中国指南专家组基于欧盟乳腺癌指南的证据体系进行判断后,得出与欧盟指南一致的推荐意见。

9. 实施推荐意见

有条件推荐使用 21 基因复发评分。① 需特别指出,该推荐均基于西方人群中的研究证据,是否适用于中国人群尚存不确定性。② 中国的样本很难送到美国检测,具有操作上的不可行性。③ 在国内建立标准的实验室是开展 21 基因项目的前提。

10. 研究方向

建议在中国人群中开展 21 基因的研究是否具有与欧美人群一样的指导意义。

11. 推荐意见表总结（表5-20）

表 5-20　是否应该使用 21 基因复发评分来指导化疗方案

判　断　标　准	判 断 结 果
1. 问题优先级：这个问题是优先考虑的吗	是
2. 预期收益：干预相对于对照，可能带来多大的收益	大
3. 预期受损：干预相对于对照，可能带来多大的受损	微小
4. 证据质量：证据的总体质量是什么	极低
5. 患者价值观：关于患者/目标人群对于干预可能导致的利与弊的结局是如何看待的，是否存在重要的不确定性？人群中是否存在重要的差异	可能没有重要的不确定性或可变性
6. 利弊平衡：利与弊的平衡是更倾向于干预，还是对照	可能倾向于干预组
7. 所需资源：干预所需的资源和成本有多大	大的成本增加
8. 所需资源的估计的证据质量：关于干预所需的资源和成本的估计值，证据质量如何	极低
9. 成本效果：从成本效果上来考虑，是更倾向于干预还是对照	未纳入研究
10. 卫生公平性：干预会对卫生公平性产生哪些影响	可能降低
11. 可接受程度：关键的利益相关者是否可以接受干预	视情况而定
12. 可行性：干预是否可行	视情况而定

（二）70 基因检测

1. 研究问题

激素受体阳性、HER-2 阴性、淋巴结阴性或<3 个淋巴结阳性的浸润性乳腺癌女性患者是否应该使用 70 基因检测来指导化疗方案？

（1）改良 Adjuvant! Online 工具评价的高临床风险人群

（2）改良 Adjuvant! Online 工具评价的低临床风险人群

2. 高临床风险人群证据总结

针对该问题的系统评价纳入了 2 项来自欧洲的研究，1 项回顾性研究的亚组分析（相互作用）[168]，另 1 项随机对照试验，比较临床和基因组风险评估结果不一致女性患者的临床结局[169]。系统评价没有纳入来自中国的研究。

3. 获益

观察性研究表明，针对基因高风险亚组女性患者，70 基因检测指导下采用内分泌治疗相对于内分泌联合化疗组的远端无复发生存、乳腺癌生存的风险比（hazard ratio，HR）为 0.35（95% CI：0.17~0.71，低质量证据）和 0.21（95% CI：0.07~0.59，极低质量证据）[168]。

针对基因低风险亚组女性患者，70 基因检测指导下采用内分泌治疗相对于内分泌联合化疗组的远端无复发生存、乳腺癌生存的风险差为 0.26(95% CI: 0.03～2.02,极低质量证据)和 0.58(95% CI: 0.07～4.98,极低质量证据)[168]。

随机对照试验表明,在临床高风险基因低风险亚组女性患者中,内分泌治疗联合化疗较单纯内分泌治疗的远处转移或者死亡、疾病进展或者死亡和死亡的风险比(HR)分别为 0.65(95% CI: 0.38～1.10,低质量证据)、0.64(95% CI: 0.43～0.95,低质量证据)和 0.63(95% CI: 0.29～1.37,低质量证据)。每 1 000 名被判定为临床高风险基因低风险的女性中,单纯接受内分泌治疗 5 年内会有 28 人死亡,接受内分泌治疗联合化疗则可能减少 10 人死亡(95% CI: -20～10)[169]。这项研究表明,在临床高风险基因低风险亚组女性患者中,单纯接受内分泌治疗较内分泌治疗联合化疗的死亡风险差异小。因此,70 基因检测可能会在临床高风险人群中识别出不需要接受联合化疗的基因低风险人群。

4. 损害和负担

对于该高临床风险亚组女性患者,中国指南专家组认为损害小。

5. 证据质量

综合使用 70 基因检测指导化疗方案的获益和损害的整体质量级别,总体证据质量为低。中国指南专家组认为 70 基因检测对化疗方案的指导作用和结局存在不精确性和偏倚风险,因为一些女性患者在事后比较中根据基因组风险被重新分组。

6. 其他考虑

(1)价值观念与偏好:中国女性对使用 70 基因检测指导化疗方案的态度和看法可能不存在重要的不确定性和差异。

(2)利弊权衡:中国指南专家组认为,对于高临床风险组,利弊权衡结果可能支持干预(70 基因检测)。

(3)成本支出:70 基因检测的成本支出大,检测 1 000 名女性的成本支出约为 300 万欧元。基于"封底计算"模型,高临床风险组行 70 基因检测可以避免约 460 次化疗(每次化疗的支出为 1 万欧元),可节约 460 万欧左右。每检测 1 000 名女性,70 基因检测可节约 160 万欧元,且接受化疗的女性数量有所降低,根据"封底计算"模型,降低量为 464/1 000 人。中国指南专家组认为此干预在中国成本支出大。

(4)卫生服务公平性:中国指南专家组认为卫生服务公平性可能会降低。

(5)可接受性:中国指南专家组认为 70 基因检测在中国的接受度不确定。对于女性患者是可接受的,对医护人员来说可接受度试情况而定(标本需送至荷兰当地实验室进行统一处理),对政策制定者来说需根据成本效果证据进一步讨论。

(6)可行性:中国指南专家组认为干预的可行性取决于资源的可及性,其可行性不确定。

7. 低临床风险人群证据总结

针对该问题的系统评价纳入了 2 项来自欧洲的研究,1 项回顾性研究的亚组分析(相互作用)[168],1 项随机对照试验,比较临床和基因组风险评估结果不一致女性患者的临床结局[169]。系统评价没有纳入来自中国的研究。

8. 获益

观察性研究表明,针对基因高风险亚组女性患者,70 基因检测指导下采用内分泌治疗相对于内分泌联合化疗组的远端无复发生存、乳腺癌生存的风险比(HR)为 0.35(95% CI:

$0.17\sim0.71$,低质量证据)和0.21(95% CI: $0.07\sim0.59$,极低质量证据)[168]。

针对基因低风险亚组女性患者,70基因检测指导下采用内分泌治疗相对于内分泌联合化疗组的远端无复发生存、乳腺癌生存的风险差为0.26(95% CI: $0.03\sim2.02$,极低质量证据)和0.58(95% CI: $0.07\sim4.98$,极低质量证据)[168]。

随机对照试验表明,在临床低风险基因高风险亚组女性患者中,内分泌治疗联合化疗较单纯内分泌治疗的远处转移或者死亡、疾病进展或者死亡和死亡的风险比(HR)分别为0.90(95% CI: $0.40\sim2.01$,低质量证据),0.74(95% CI: $0.40\sim1.39$,低质量证据)和0.72(95% CI: $0.23\sim2.24$,低质量证据)。每1 000名被判定为临床低风险基因高风险的女性中,单纯接受内分泌治疗5年内会有31人死亡,接受内分泌治疗联合化疗则可能减少9人死亡(95% CI: $-24\sim38$)[169]。这项研究表明,在临床低风险基因高风险亚组女性患者中,单纯接受内分泌治疗较内分泌治疗联合化疗的死亡风险差异小。因此,在临床低风险人群中行70基因检测可能没有意义,因为无法识别出需要接受联合化疗的高风险人群。

9. 损害和负担

对于该低临床风险亚组女性患者,中国指南专家组认为损害微小。

10. 证据质量

综合使用70基因检测指导化疗方案的获益和损害的整体质量级别,总体证据质量为低。中国指南专家组认为70基因检测对化疗方案的指导作用和结局存在不精确性和偏倚风险,因为一些女性患者在事后比较中根据基因组风险被重新分组。

11. 其他考虑

(1)价值观念与偏好:中国女性对使用70基因检测指导化疗方案的态度和看法可能不存在重要的不确定性和差异。

(2)利弊权衡:中国专家组认为,对于低临床风险组,利弊权衡结果可能支持不接受70基因检测。

(3)成本支出:70基因检测的成本支出大,检测1 000名女性的成本支出约为300万欧元。基于"封底计算"模型,低临床风险组行70基因检测可避免0次化疗,所以无相关的成本节约。中国指南专家组认为70基因检测在中国成本支出大。

(4)卫生服务公平性:中国指南专家组认为70基因检测可能会降低卫生服务公平性。

(5)可接受性:中国指南专家认为,临床低风险组女性患者可能不会接受70基因检测,因为不会带来获益。

(6)可行性:中国指南专家认为可行性取决于资源的可及性,可能不可行性。

12. 中国指南专家组讨论和结论(表5-21)

表5-21　推荐意见20~21

推荐意见20
对于激素受体阳性、HER-2阴性、淋巴结阴性的浸润性乳腺癌女性患者,指南专家组建议可使用MammaPrint 70基因检测指导高临床风险患者的化疗决策(低质量证据)
推荐意见21
对于激素受体阳性、HER-2阴性、淋巴结阴性的浸润性乳腺癌女性患者,指南专家组不推荐使用MammaPrint 70基因检测指导低临床风险患者的化疗决策(低质量证据)

（续　表）

(1) 70 基因检测在高临床风险人群中对不同化疗方案的指导作用较明显且损害小,可能利大于弊;在低临床风险人群中无明显获益且损害微小,可能利弊均衡
(2) 70 基因检测成本支出较大,会降低卫生服务公平性
(3) 70 基因检测在中国的可接受性和可行性均不确定

13. 其他指南推荐

考虑到在高临床风险人群中使用 70 基因检测可能利大于弊,尽管成本支出较大,欧盟指南专家组仍然建议使用 70 基因检测。在低临床风险人群中使用 70 基因检测可能利弊均衡,而且成本支出较大,欧盟指南专家组仍然建议不使用 70 基因检测。在中国证据缺失的情况下,中国指南专家组基于欧盟乳腺癌指南的证据体系进行判断后,得出与欧盟指南一致的推荐意见。

14. 实施推荐意见

(1) 需特别指出,该推荐均基于西方人群中的研究证据,是否适用于中国人群尚存不确定性。
(2) 建议使用 70 基因检测中国的样本很难送到荷兰检测,具有操作上的不可行性。
(3) 在国内建立标准的实验室是开展 70 基因项目的前提。

15. 研究方向

建议在中国人群中开展 70 基因的研究是否具有与欧美人群同样的指导意义。

16. 推荐意见表总结(表 5-22)

表 5-22　低/高临床风险的患者推荐意见总结

判　断　标　准	判　断　结　果
1. 问题优先级:这个问题是优先考虑的吗	是
2. 预期收益:干预相对于对照,可能带来多大的收益	低临床风险的患者:微小 高临床风险的患者:大
3. 预期受损:干预相对于对照,可能带来多大的受损	低临床风险的患者:微小 高临床风险的患者:小
4. 证据质量:证据的总体质量是什么	低
5. 患者价值观:关于患者/目标人群对于干预可能导致的利与弊的结局是如何看待的,是否存在重要的不确定性? 人群中是否存在重要的差异	可能没有重要的不确定性或可变性
6. 利弊平衡:利与弊的平衡是更倾向于干预,还是对照	低临床风险的患者:倾向于对照组 高临床风险的患者:倾向于干预组
7. 所需资源:干预所需的资源和成本有多大	低临床风险的患者:大的成本增加 高临床风险的患者:大的成本节约

（续　表）

判　断　标　准	判　断　结　果
8. **所需资源的估计的证据质量**：关于干预所需的资源和成本的估计值,证据质量如何	极低
9. **成本效果**：从成本效果上来考虑,是更倾向于干预还是对照	未纳入研究
10. **卫生公平性**：干预会对卫生公平性产生哪些影响	可能降低
11. **可接受程度**：关键的利益相关者是否可以接受干预	低临床风险的患者:不可以 高临床风险的患者:视情况而定
12. **可行性**：干预是否可行	视情况而定

第六章　沟通及培训推荐意见及考虑因素

乳腺癌是最常见的癌症之一，也是导致女性死亡的主要原因之一[170]。GLOBAL-CAN 2018 年数据显示，乳腺癌为中国女性第一大常见肿瘤，年龄标化发病率为 36.1/10 万人年，死亡率为 8.8/10 万人年[2]。受经济水平、生活方式、医疗资源和筛查诊断普及度的影响，乳腺癌的发病率和死亡率在中国城乡和地区间存在差异[3,34]。

乳腺 X 线摄影筛查是有效降低乳腺癌死亡率的公共卫生干预措施。多项研究表明，实施乳腺癌乳腺 X 线摄影筛查后，欧洲的乳腺癌死亡率有所降低[171]。乳腺 X 线摄影筛查已成为公认的乳腺癌公共卫生干预措施。若希望通过实施筛查降低乳腺癌死亡率，则必须保证筛查有较高的参与率。参与率较低的筛查无法有效降低乳腺癌死亡率，并且会降低卫生保健服务的公平性。因此，参与率是评价筛查项目在目标人群中的影响和可及性的关键指标。然而，中国的乳腺 X 线摄影筛查参与率相对较低[8]。在保证女性的知情决策的同时提高筛查参与率，需要对这些女性的自主权进行权衡。有效沟通因此变得非常重要[172]。如何在中国国情下提高筛查参与率是非常重要的公共卫生课题。

《欧盟委员会乳腺癌倡议》中，除了关注筛查与早期诊断的方法，还在提高乳腺癌筛查项目的效果方面，对于项目的组织、沟通、医疗服务质量和医务人员专业素质，都有相应的推荐，以提高筛查项目的可及性、提升筛查项目的实际效果。本指南的制定过程中，专家充分认了在乳腺癌筛查及早期诊断过程中，服务提供方（基层和上级医疗机构、筛查组织方等）与目标女性群体的沟通，以及项目的质量控制的重要性。在沟通与培训部分，选取了邀请女性参与筛查（包括了新的通信手段如电子邮件、手机短信息、自动电话呼叫等应用和决策辅助）、进一步筛查的邀请、阴性筛查结果的通知、社会弱势群体的邀请，以及最佳读片经验和沟通技能培训等内容进行证据总结和中国情况适用性的探讨。

本章提供了指南制定过程中，就群体性筛查项目中所涉及的邀请参与筛查、沟通方式、结果通知方式以及医护人员的资质和培训等问题，进行的证据总结和中国专家讨论与结论，以及形成的推荐意见。

一、初步邀请参与筛查

（一）使用信件邀请函 vs. 不使用任何邀请方式

1. 研究问题

在邀请无症状女性参与乳腺癌群体筛查时，应该使用信件邀请函还是不使用任何邀请方式?

2. 证据总结

系统评价纳入了 13 项随机对照试验[173-185]，干预组为使用信件邀请函邀请无症状女性参与筛查，对照组为使用信件邀请函邀请无症状女性参与筛查。参与率、知情决策、焦虑和满意度都是形成推荐意见所依赖的关键结局，然而这 13 项研究仅报告了参与率这一项结局。系统评价没有纳入来自中国的研究。

3. 获益

对纳入 17 424 名女性的 13 项随机对照试验行 Meta 分析，结果表明相较于不使用信件邀请函，使用信件邀请函可以提高女性的乳腺癌筛查参与率(RR=1.57，95% CI: 1.30～1.90，中等质量证据)。不使用信件邀请函时女性乳腺癌筛查参与率为 600/1 000 人，使用信件邀请函可增加 342 人(95% CI: 180～540)。

4. 损害和负担

纳入的 13 项随机对照试验未发现使用信件邀请函对接受邀请的女性有明显的损害和负担。中国指南专家组认为使用信件邀请函的损害微小。

5. 证据质量

参与率、知情决策、焦虑以及满意度都是形成推荐意见所依赖的关键结局，因 13 项纳入研究仅报告了参与率结局，且相关的证据质量为中等，所以总体证据质量为中等。

6. 其他考虑

价值观念与偏好：中国指南专家组认为，大多数愿意参加筛查的女性都希望能够受到邀请，可能不存在重要的不确定性或差异。

利弊平衡：中国指南专家组认为很可能利大于弊，大部分专家选择支持使用信件邀请函。

成本支出和成本效果：未发现相关的成本证据。中国指南专家组认为成本效果可能倾向于支持使用信件邀请函。

卫生服务公平性：中国指南专家组认为使用信件邀请函可能会增加公平性。因发出邀请可以扩大信息的传播范围，让更多女性获得筛查相关信息。

可接受性和可行性：中国指南专家组认为关键利益相关者可能会接受使用信件邀请函，可能具有一定的可行性。

7. 中国指南专家组讨论与结论(表 6-1)

表 6-1　推荐意见 22

推荐意见 22
在邀请无症状的具有普通风险的女性参与有组织的乳腺癌筛查时，与不使用任何邀请方式相比，指南专家组推荐使用信件邀请函邀请(中等质量证据)

(1) 使用信件邀请函的获益大、损害微小。利弊平衡很可能为利大于弊，支持获益的证据级别为中等质量证据
(2) 中国女性可能对使用信件邀请函不存在重要的不确定性或者差异
(3) 指南专家组未发现对成本支出进行评估的研究，但成本效果分析可能支持使用信件邀请函
(4) 可能会增加公平性，在中国具有可接受性和可行性

8. 其他指南推荐

欧盟指南专家组考虑到信件邀请函可能利大于弊,同时因为提高的筛查参与率可能会增加卫生服务公平性,并且具有较好的可接受性和可行性,因此强推荐使用信件邀请函。基于同样的考虑,中国指南专家组得出与欧盟指南专家组一致的推荐意见。

9. 实施推荐意见

有组织筛查大部分由政府、工作单位、社区组织,因此可以通过这些组织来发出邀请函,有效利用这些组织的人力物力资源来提高筛查参与率和依从性。

10. 推荐意见表总结(表6-2)

表6-2 是否应该使用信件邀请函推荐意见总结

判 断 标 准	判 断 结 果
1. **问题优先级**:这个问题是优先考虑的吗	是
2. **预期收益**:干预相对于对照,可能带来多大的收益	大
3. **预期受损**:干预相对于对照,可能带来多大的受损	微小
4. **证据质量**:证据的总体质量是什么	中等
5. **患者价值观**:关于患者/目标人群对于干预可能导致的利与弊的结局是如何看待的,是否存在重要的不确定性?人群中是否存在重要的差异	可能没有重要的不确定性或可变性
6. **利弊平衡**:利与弊的平衡是更倾向于干预,还是对照	可能倾向于干预组
7. **所需资源**:干预所需的资源和成本有多大	中等成本增加
8. **所需资源的估计的证据质量**:关于干预所需的资源和成本的估计值,证据质量如何	没有纳入研究
9. **成本效果**:从成本效果上来考虑,是更倾向于干预还是对照	没有纳入研究
10. **卫生公平性**:干预会对卫生公平性产生哪些影响	可能促进
11. **可接受程度**:关键的利益相关者是否可以接受干预	可能是
12. **可行性**:干预是否可行	是

(二) 使用信件邀请函加电话呼叫提醒 vs. 不使用任何邀请方式的证据总结

1. 研究问题

在邀请无症状女性参与乳腺癌群体筛查时,应该使用信件邀请函加电话呼叫提醒还是不使用任何邀请方式?

2. 证据总结

系统评价纳入了2项随机对照试验[182,186]。干预组均为使用信件邀请函邀请加电话呼叫,对照组为使用信件邀请函。参与率、知情决策、焦虑和满意度都是形成推荐意见所依赖的关键结局,然而这2项研究仅报告了参与率这一项结局。这些研究对女性的乳腺癌筛查参与率进行了评价。系统评价没有纳入来自中国的研究。

3. 获益

对纳入 120 362 名女性的 2 项随机对照试验行 Meta 分析,结果表明相较于不使用任何邀请方式,使用信件邀请函加电话提醒可以提高女性的乳腺癌筛查参与率,(RR=1.72,95% CI:1.38~2.15,中等质量证据)。不使用任何邀请方式时女性乳腺癌筛查参与率为 600/1 000 人,使用信件邀请函加电话提醒可增加 432/1 000 人参与(95% CI:228~690)。

4. 损害和负担

纳入的 2 项随机对照试验未发现使用信件邀请函对接受邀请的女性有明显的损害和负担。已决定不参加筛查的女性虽然已经签署知情同意书,但仍可能不愿意接到筛查提醒电话,即便如此中国指南专家组仍认为使用信件邀请函加电话提醒的损害和负担微小。

5. 证据质量

参与率、知情决策、焦虑以及满意度都是形成推荐意见所依赖的关键结局,因 2 项纳入研究仅报告了参与率结局,且相关的证据质量为中等,所以总体证据质量为中等。

6. 其他考虑

价值观念与偏好:中国指南专家组认为中国女性可能没有重要的不确定性或者差异。

利弊平衡:中国指南专家组认为可能利大于弊,支持信件邀请函加电话提醒。

成本支出和成本效果:未发现电话沟通相关的成本证据,中国指南专家组认为电话沟通增加的成本支出适中,成本效果可能支持信件邀请函加电话提醒。

卫生服务公平性:中国指南专家组认为,采用信件邀请函加电话提醒的方式可能会增加公平性,因为信件邀请函加电话提醒可以扩大筛查邀请信息的传播范围。

可接受性和可行性:未发现相关系统评价证据。指南专家组认为信件邀请函加电话提醒在中国可能有一定的可接受性和可行性。指南专家组指出,关键利益相关者对信件邀请函加电话提醒的接受度各不相同。对于未来可能接受筛查的女性而言,可能会对电话联络感到反感。对于不想参加筛查的女性而言,若接到信件邀请函后已明确决定不参加筛查,电话提醒对她们来讲则是一种打扰。对于政策制定者而言,成本支出大可能会降低信件邀请函加电话提醒的接受度和可行性。

7. 中国指南专家组讨论与结论(表 6-3)

表 6-3 推荐意见 23

推荐意见 23
在邀请无症状的具有普通风险的女性参与有组织的乳腺癌筛查时,与不使用任何邀请方式相比,指南专家组建议使用信件邀请函加电话提醒邀请(中等质量证据)

(1) 使用信件邀请函加电话沟通的获益大,损害和负担微小。利弊平衡可能利大于弊,可能支持干预。支持获益或损害的证据级别为中等质量证据

(2) 在价值观念与偏好方面,中国女性可能不存在重要的不确定性或者差异

(3) 电话沟通需要消耗的资源会导致中等程度的成本支出增加,成本效果可能支持使用信件邀请函加电话沟通

(4) 采用信件邀请函加电话沟通的方式可能会增加公平性。因为信件邀请函加电话提醒可以扩大筛查邀请信息的传播范围。中国指南专家组判断这项干预在中国可能存在一定的可接受性和可行性

8. 其他指南推荐

欧盟指南专家组考虑到使用信件邀请函加电话沟通可能利大于弊,同时因为提高的筛查参与率可能会增加卫生服务公平性,并且具有较好的可接受性和可行性,因此建议联合使用信件邀请函加电话提醒。中国指南专家组与欧盟指南专家组做出了相同的推荐意见。

9. 实施推荐意见

电话沟通的可行性取决于能否获取目标群体女性的联系方式及信任。有组织筛查大部分由政府、工作单位、社区组织,因此可以通过有效利用这些组织的人力物力资源,例如邀请社区居委会、村委会工作人员来协助邀请工作以及拨打电话。

10. 推荐意见表总结(表6-4)

表6-4 使用信件邀请函加电话呼叫提醒 vs. 不使用任何邀请方式的证据总结

判 断 标 准	判 断 结 果
1. **问题优先级**:这个问题是优先考虑的吗	是
2. **预期收益**:干预相对于对照,可能带来多大的收益	大
3. **预期受损**:干预相对于对照,可能带来多大的受损	微小
4. **证据质量**:证据的总体质量是什么	中等
5. **患者价值观**:关于患者/目标人群对于干预可能导致的利与弊的结局是如何看待的,是否存在重要的不确定性? 人群中是否存在重要的差异	可能没有重要的不确定性或可变性
6. **利弊平衡**:利与弊的平衡是更倾向于干预,还是对照	可能倾向于干预组
7. **所需资源**:干预所需的资源和成本有多大	大的成本增加
8. **所需资源的估计的证据质量**:关于干预所需的资源和成本的估计值,证据质量如何	中等
9. **成本效果**:从成本效果上来考虑,是更倾向于干预还是对照	未纳入研究
10. **卫生公平性**:干预会对卫生公平性产生哪些影响	可能促进
11. **可接受程度**:关键的利益相关者是否可以接受干预	视情况而定
12. **可行性**:干预是否可行	视情况而定

(三) 信件邀请函加自动电话呼叫 vs. 信件邀请函

1. 研究问题

在邀请无症状女性参与乳腺癌群体筛查时,应该使用信件邀请函加自动电话呼叫提醒还是仅使用信件邀请函?

2. 证据总结

系统评价纳入了 2 项随机对照试验[187,188]。这些研究评价了女性对于乳腺癌筛查项目的参与率。系统评价没有纳入来自中国的研究。

3. 获益

包括 498 名女性的 2 项随机对照试验显示,相较于仅使用信件邀请函,使用信件邀请函加自动电话呼叫可以增加女性参与乳腺癌筛查,筛查参与率的相对危险度 RR 为 1.54(95% CI:1.03~2.31,极低质量证据)。

如果使用信件邀请函,这些女性将有 18 219/10 万人参与筛查,而使用信件邀请函加自动电话呼叫邀请的女性,可以增加 9 838/10 万人参与。中国指南专家组认为,干预具有中等程度的获益(95% CI:547~23 866)。

4. 损害和负担

纳入的 2 项随机对照试验未发现使用信件邀请函及自动电话呼叫对接受邀请的女性有明显的损害和负担。

5. 证据质量

参与率、知情决策、焦虑以及满意度都是形成推荐意见所依赖的关键结局,因 2 项纳入研究仅报告了参与率结局,且相关的证据质量为极低,所以总体证据质量为极低。

6. 其他考虑

价值观念与偏好:中国指南专家组认为,女性对主要结局的态度和看法可能不存在重要的不确定性和差异。

利弊平衡:指南专家组认为利弊平衡可能倾向于使用信件邀请函加自动电话呼叫。

成本支出和成本效果:国外 1 项实用性随机对照试验,对信件邀请函和信件邀请函加自动电话呼叫的邀请方式进行了比较[188]。结果发现信件邀请函加自动电话呼叫,每位女性成本支出为 3.28 美元;仅用信件邀请函,每位女性成本支出 2.36 美元(2011—2012 年货币价值),每位女性成本支出增加 0.92 美元(2011—2012 年货币价值)。1 项基于 4 个卫生保健组织数据的意大利技术报告表明,邀请成本的中位数为 4.6 欧元/人(包括 1 封注明筛查日期的信件邀请函和安排筛查日期的电话中心服务)(2007 年货币价值)中国指南专家组认为,信件邀请函加自动电话呼叫成本支出中等(低质量证据)。对于成本效果分析,1 项美国的研究显示,用于评价成本效果的主要结局是随机化 36 周后的乳腺 X 线摄影筛查参与率。信件邀请函和信件邀请函加自动电话呼叫的参与率分别为 19% 和 37%。与单独使用信件邀请函相比,信件邀请函加自动电话呼叫每增加一名参与者需要额外花费 5.11 美元(2011—2012 年货币价值)[188]。中国指南专家组认为,成本效果分析可能支持信件邀请函加自动电话呼叫。

卫生服务公平性:中国指南专家组认为信件邀请函加自动电话呼叫可能增加卫生服务公平性。

可接受性和可行性:中国指南专家认为信件邀请函加自动电话呼叫具备一定可接受性和可行性。

7. 推荐意见表总结(表 6-5)

表 6-5 信件邀请函加自动电话呼叫 vs. 信件邀请函

判 断 标 准	判 断 结 果
1. **问题优先级**:这个问题是优先考虑的吗	是
2. **预期收益**:干预相对于对照,可能带来多大的收益	中等
3. **预期受损**:干预相对于对照,可能带来多大的受损	微小
4. **证据质量**:证据的总体质量是什么	极低
5. **患者价值观**:关于患者/目标人群对于干预可能导致的利与弊的结局是如何看待的,是否存在重要的不确定性?人群中是否存在重要的差异	可能没有重要的不确定性或可变性
6. **利弊平衡**:利与弊的平衡是更倾向于干预,还是对照	可能倾向于干预组
7. **所需资源**:干预所需的资源和成本有多大	中等成本增加
8. **所需资源的估计的证据质量**:关于干预所需的资源和成本的估计值,证据质量如何	低
9. **成本效果**:从成本效果上来考虑,是更倾向于干预还是对照	可能倾向于干预组
10. **卫生公平性**:干预会对卫生公平性产生哪些影响	可能促进
11. **可接受程度**:关键的利益相关者是否可以接受干预	视情况而定
12. **可行性**:干预是否可行	可能是

(四) 信件邀请函加人工电话呼叫 vs. 信件邀请函加自动电话呼叫

1. 研究问题

在邀请无症状女性参与乳腺癌群体筛查时,应该使用信件邀请函加人工电话呼叫提醒还是信件邀请函加自动电话呼叫?

2. 证据总结

系统评价纳入了 1 项随机对照试验[187]。该研究评价了女性对于乳腺癌筛查项目的参与率。系统评价没有纳入来自中国的研究。

3. 获益

1 项包括 311 名女性的随机对照试验显示,相较于使用信件邀请函加自动电话呼叫,使用信件邀请函加人工电话呼叫可以增加女性参与乳腺癌筛查,筛查参与率的相对危险度 RR 为 1.20(95% CI: 0.82~1.77,极低质量证据)。如果使用信件邀请函加自动电话呼叫,这些女性会有 22 785/10 万人参与筛查,而使用信件邀请函加人工电话呼叫可以增加 4 557/10 万人(95% CI: -4 101~17 544)参与。中国指南专家组认为,具有中等程度的获益。

4. 损害和负担

纳入的 1 项随机对照试验未发现使用信件邀请函加电话呼叫对接受邀请的女性有明显

的损害和负担。

5. 证据质量

参与率、知情决策、焦虑以及满意度都是形成推荐意见所依赖的关键结局,因 1 项纳入研究仅报告了参与率结局,且相关的证据质量为极低,所以总体证据质量为极低。

6. 其他考虑

价值观念与偏好:中国指南专家组认为在价值观念与偏好方面,中国女性不存在重要的不确定性或者差异。

利弊平衡:中国指南专家组认为可能支持信件邀请函加人工电话呼叫。

成本支出和成本效果:1 项国外实用性随机对照试验,对干预措施进行了比较,结果显示信件邀请函加自动电话呼叫的成本价格为 3.28 美元/人(2011—2012 年货币价值)[188]。此外,1 项基于 4 个卫生保健组织数据的意大利技术报告表明,邀请成本的中位数为 4.6 欧元/人(包括 1 封注明筛查日期的信件邀请函和安排筛查日期的电话中心服务)(2007 年货币价值)[189]。中国指南专家组认为信件邀请函加人工电话呼叫可能导致大的成本增加(低质量证据)。中国指南专家组认为信件邀请函加人工电话呼叫可能不具有成本效果。

可接受性和可行性:中国指南专家组认为,人工电话呼叫的满意度高于自动电话呼叫,中国女性可能会接受信件邀请函加人工电话呼叫。

7. 中国指南专家组讨论与结论(表 6-6)

表 6-6　推荐意见 24~25

推荐意见 24
在邀请无症状的具有普通风险的女性参与有组织的乳腺癌筛查时,指南专家组建议可使用信件邀请函加自动电话呼叫(极低质量证据)
推荐意见 25
在邀请无症状的具有普通风险的女性参与有组织的乳腺癌筛查时,指南专家组不建议使用信件邀请函加人工电话呼叫(极低质量证据)

(1) 信件邀请函加电话提醒有中等或较大获益,损害小或微小。信件邀请函加电话提醒的利大于弊。而与自动电话呼叫相比,信件邀请函加人工电话呼叫具有中等程度的获益和微小的损害,可能利大于弊
(2) 在价值观念与偏好方面,中国女性不存在重要的不确定性或者差异
(3) 电话提醒可能产生中等或较大花费,但成本效果支持自动电话提醒。信件邀请函加人工电话呼叫可能增加较大的成本。信件邀请函加人工电话呼叫比信件邀请函加自动电话呼叫可能不具有很好的成本效果
(4) 信件邀请函加电话提醒尤其是自动电话提醒可能在一定程度上增加公平性,在中国的可接受性和可行性较好。由于人工电话呼叫需要较大的成本,实施人工电话呼叫可能并不容易

8. 其他指南推荐

欧盟指南专家组考虑到信件邀请函加电话提醒,尤其是自动电话呼叫可能利大于弊,同时因为提高的筛查参与率可能会增加卫生服务公平性,并且具有较好的可接受性和可行性,因此建议联合使用信件邀请函加电话提醒,建议使用信件邀请函加自动电话呼叫。但是,考虑到使用信件邀请函加人工电话呼叫相比自动电话呼叫可能不具有成本效果,会增大成本支出,因此建议不使用信件邀请函加人工电话呼叫。中国指南专家组得出了与欧盟指南专

家组相同的推荐意见。

9. 实施推荐意见

电话沟通的可行性取决于能否获取目标群体女性的联系方式及信任。有组织筛查大部分由政府、工作单位、社区组织,因此可以通过有效利用这些组织的人力物力资源,例如邀请社区居委会、村委会工作人员来协助邀请工作以及拨打电话。自动电话呼叫相对节约资源。

10. 推荐意见表总结(表 6-7)

表 6-7 信件邀请函加人工电话呼叫 vs. 信件邀请函加自动电话呼叫

判 断 标 准	判 断 结 果
1. **问题优先级**:这个问题是优先考虑的吗	是
2. **预期收益**:干预相对于对照,可能带来多大的收益	中等
3. **预期受损**:干预相对于对照,可能带来多大的受损	微小
4. **证据质量**:证据的总体质量是什么	极低
5. **患者价值观**:关于患者/目标人群对于干预可能导致的利与弊的结局是如何看待的,是否存在重要的不确定性?人群中是否存在重要的差异	可能没有重要的不确定性或可变性
6. **利弊平衡**:利与弊的平衡是更倾向于干预,还是对照	可能倾向于干预组
7. **所需资源**:干预所需的资源和成本有多大	大的成本增加
8. **所需资源的估计的证据质量**:关于干预所需的资源和成本的估计值,证据质量如何	低
9. **成本效果**:从成本效果上来考虑,是更倾向于干预还是对照	可能倾向于对照
10. **卫生公平性**:干预会对卫生公平性产生哪些影响	可能没有影响
11. **可接受程度**:关键的利益相关者是否可以接受干预	可能是
12. **可行性**:干预是否可行	否

(五) 使用信件邀请函加手机短信息通知 vs. 仅使用信件邀请函

1. 研究问题

在邀请无症状女性参与乳腺癌群体筛查时,应该使用信件邀请函加手机短信通知还是仅使用信件邀请函?

2. 证据总结

系统评价纳入了 2 项随机对照试验。这些研究评价了女性对于乳腺癌筛查项目的参与率。系统评价没有纳入来自中国的研究。

3. 获益

2 项随机对照试验[190,191]包括 2 881 名女性的 Meta 分析显示,相较于仅使用信件邀请函,信件邀请函加手机短信通知可以增加女性参与乳腺癌筛查,筛查参与率的相对危险度

RR 为 1.07(95% CI: 1.02～1.12,高质量证据)。如仅使用信件邀请函邀请,这些女性将有 65 057/10 万人参与筛查,而使用信件邀请函加手机短信邀请的女性,可以增加 4 554/10 万人(95% CI: 1 301～7 807)参与。

4. 损害和负担

纳入的 2 项随机对照试验未发现使用信件邀请函加手机短信通知对接受邀请的女性有明显的损害和负担。

5. 证据质量

参与率、知情决策、焦虑以及满意度都是形成推荐意见所依赖的关键结局,因 2 项纳入研究仅报告了参与率结局,且相关的证据质量为高质量,所以总体证据质量为高质量。

6. 其他考虑

价值观念与偏好:中国指南专家组认为,中国女性不存在重要的不确定性或者差异。

利弊平衡:利弊平衡可能倾向于信件邀请函加手机短信通知。

成本支出和成本效果:1 项国外研究分析手机短信通知对乳腺 X 线摄影筛查参与率的影响。共向 12 789 名女性发送信件邀请函,邀请参与乳腺癌筛查项目,其中 3 719 人(29.1%)在筛查开始 3 d 前收到手机短信通知。结果显示,手机短信通知的成本为 0.4 欧元/人(2011 年的货币价值)(Vidal C, 2014)。1 项实用性随机对照试验比较了几种不同的干预措施,结果显示信件邀请函的成本为 2.36 美元/人(2011—2012 年的货币价值)[188]。1 项基于 4 个卫生保健组织数据的意大利技术报告表明,邀请成本的中位数为 4.6 欧元/人(包括 1 封注明筛查日期的信件邀请函和安排筛查日期的电话中心服务)(2007 年货币价值)。中国指南专家组认为成本支出中等。考虑到证据间接性,指南专家组认为证据质量为低。对于成本效果分析,欧盟证据显示,发出邀请 4 个月后的乳腺 X 线摄影筛查参与率是成本效果评估的主要结局指标。信件邀请函加手机短信与单独使用信件邀请函的参与率分别为 74.9% 和 65%。与单独使用信件邀请函相比,信件邀请函加手机短信每增加一名参与者需要额外花费为 32.9 欧元(2011 年货币价值)[192]。中国指南专家组认为成本效果可能支持信件邀请函加手机短信。

卫生服务公平性:手机已经使用广泛,在信件邀请函的基础上使用手机短信,可以扩大邀请信息的传播范围。因此信件邀请函加手机短信通知可能增加卫生服务公平性。

可接受性和可行性:中国指南专家组认为,信件邀请函加手机短信通知可以被中国女性接受,同时在中国也是可行的。

7. 中国指南专家组讨论与结论(表 6-8)

表 6-8　推荐意见 26

推荐意见 26
在邀请无症状的具有普通风险的女性参与有组织的乳腺癌筛查时,指南专家组推荐使用信件邀请函加手机短信邀请(高质量证据)
(1) 信件邀请函加手机短信通知有小的获益,损害微小,利弊平衡可能倾向于信件邀请函加手机短信通知
(2) 中国指南专家组认为电话提醒可能产生中等花费
(3) 手机短信通知可能在一定程度上增加公平性,我国手机的普及性高,对城镇妇女而言,是非常好的通知方法,在中国的可接受性和可行性较好

8. 其他指南推荐

欧盟指南专家组考虑到使用信件邀请函加手机短信通知可能利大于弊,而且由于提高的筛查参与率可以促进卫生公平性,且具有较好的可接受性和可行性,因此建议使用信件邀请函加手机短信通知。中国指南专家组得出了与欧盟指南专家组相同的推荐意见。

9. 实施推荐意见

手机短信通知的可行性取决于能否获取目标群体女性的联系方式及信任。有组织筛查大部分由政府、工作单位、社区组织,因此可以通过有效利用这些组织的人力物力资源,例如邀请社区居委会、村委会工作人员来协助邀请工作以及发出信息。同时,微信或者其他社交网络也是与手机短信通知非常相似的通讯方式,在条件允许的情况下,也可以应用。

10. 推荐意见表总结(表6-9)

表6-9 使用信件邀请函加手机短信息通知 vs. 仅使用信件邀请函总结

判 断 标 准	判 断 结 果
1. **问题优先级**:这个问题是优先考虑的吗	是
2. **预期收益**:干预相对于对照,可能带来多大的收益	小
3. **预期受损**:干预相对于对照,可能带来多大的受损	微小
4. **证据质量**:证据的总体质量是什么	高
5. **患者价值观**:关于患者/目标人群对于干预可能导致的利与弊的结局是如何看待的,是否存在重要的不确定性? 人群中是否存在重要的差异	可能没有重要的不确定性或可变性
6. **利弊平衡**:利与弊的平衡是更倾向于干预,还是对照	可能倾向于干预组
7. **所需资源**:干预所需的资源和成本有多大	中等成本增加
8. **所需资源的估计的证据质量**:关于干预所需的资源和成本的估计值,证据质量如何	低
9. **成本效果**:从成本效果上来考虑,是更倾向于干预还是对照	可能倾向于干预组
10. **卫生公平性**:干预会对卫生公平性产生哪些影响	可能促进
11. **可接受程度**:关键的利益相关者是否可以接受干预	可能是
12. **可行性**:干预是否可行	可能是

(六) 使用信件邀请函加书面提醒 vs. 仅使用信件邀请函

1. 研究问题

在邀请无症状女性参与乳腺癌群体筛查时,应该使用信件邀请函加书面提醒还是仅使用信件邀请函?

2. 证据总结

系统评价纳入了 6 项随机对照试验[176,181,191,193-195]，干预组均为使用信件邀请函加书面提醒的方式邀请无症状女性参与筛查，对照组均为仅使用信件邀请函邀请无症状女性参与筛查。参与率、知情决策、焦虑和满意度都是形成推荐意见所依赖的关键结局，然而这 6 项研究仅报告了参与率这一项结局。系统评价没有纳入来自中国的研究。

3. 获益

对纳入 28 666 名女性的 6 项随机对照试验包括行 Meta 分析，结果表明相较于仅使用信件邀请函，使用信件邀请函加书面提醒可以提高女性的乳腺癌筛查参与率，(RR＝1.35，95% CI：1.15～1.59，中等质量证据)。仅使用信件邀请函时，女性乳腺癌筛查参与率为 600/1 000 人使用信件邀请函加书面提醒可增加 210 人参与(95% CI：90～354)。

4. 损害和负担

纳入的 6 项随机对照试验未发现使用信件邀请函加书面提醒对接受邀请的女性有明显的损害和负担。虽然对于那些本不想参加筛查，或在第一次收到信件邀请函时已经决定不参加筛查的女性，重复收到信件邀请函或书面提醒是一种打扰。但中国指南专家组认为信件邀请函加书面提醒带来的损害和负担微小。

5. 证据质量

参与率、知情决策、焦虑以及满意度都是形成推荐意见所依赖的关键结局，因 6 项纳入研究仅报告了参与率结局，且相关的证据质量为中等，所以总体证据质量为中等。

6. 其他考虑

价值观念与偏好：中国指南专家组认为，中国女性对信件邀请函加书面提醒的态度和看法可能没有重要的不确定性或者差异。

利弊平衡：中国指南专家组进行利弊权衡后认为，信件邀请函加书面提醒可能利大于弊，支持信件邀请函加书面提醒。

成本支出和成本效果：关于书面提醒需要消耗的资源，未发现相关的成本证据，中国指南专家组认为书面提醒的成本支出适中，成本效果可能支持信件邀请函加书面提醒。

卫生服务公平性：中国指南专家组认为信件邀请函加书面提醒增加或可能增加公平性。

可接受性和可行性：对于信件邀请函加书面提醒，中国指南专家组认为利益相关者可能接受，这项措施在中国也可能是可行的。

7. 中国指南专家组讨论与结论(表 6-10)

表 6-10　推荐意见 27

推荐意见 27
在邀请无症状的具有普通风险的女性参与有组织的乳腺癌筛查时，指南专家组建议可使用信件邀请函加书面提醒(中等质量证据)
(1) 使用信件邀请函后书面提醒的获益适中或大、损害微小。进行利弊权衡后认为可能利大于弊，支持信件邀请函加书面提醒。支持获益或损害的证据级别为中等质量证据
(2) 在价值观念与偏好方面，中国女性可能不存在重要的不确定性或者差异
(3) 书面提醒可能会有中等程度的成本支出增加
(4) 信件邀请函加书面提醒的可能会增加卫生服务的公平性，在中国可能具有较好的可接受性和可行性

8. 其他指南推荐

欧盟指南专家组考虑到使用信件邀请函加书面提醒可能利大于弊,同时因为提高的筛查参与率可能会增加卫生服务公平性,并且具有较好的可接受性和可行性,因此建议使用信件邀请函加书面提醒。中国指南专家组与欧盟指南专家组做出了相同的推荐意见。

9. 实施推荐意见

有组织筛查大部分由政府、工作单位、社区组织,因此可以通过有效利用这些组织的人力物力资源,例如邀请社区居委会、村委会工作人员来协助邀请工作。

10. 推荐意见表总结(表6-11)

表6-11 使用信件邀请函加书面提醒 vs.仅使用信件邀请函讨论总结

判 断 标 准	判 断 结 果
1. 问题优先级:这个问题是优先考虑的吗	是
2. 预期收益:干预相对于对照,可能带来多大的收益	小
3. 预期受损:干预相对于对照,可能带来多大的受损	微小
4. 证据质量:证据的总体质量是什么	中等
5. 患者价值观:关于患者/目标人群对于干预可能导致的利与弊的结局是如何看待的,是否存在重要的不确定性? 人群中是否存在重要的差异	可能没有重要的不确定性或可变性
6. 利弊平衡:利与弊的平衡是更倾向于干预,还是对照	可能倾向于干预组
7. 所需资源:干预所需的资源和成本有多大	中等的成本增加
8. 所需资源的估计的证据质量:关于干预所需的资源和成本的估计值,证据质量如何	中等
9. 成本效果:从成本效果上来考虑,是更倾向于干预还是对照	未纳入研究
10. 卫生公平性:干预会对卫生公平性产生哪些影响	可能促进
11. 可接受程度:关键的利益相关者是否可以接受干预	可能是
12. 可行性:干预是否可行	可能是

(七) 使用信件邀请函加面对面沟通 vs.仅使用信件邀请函

1. 研究问题

在邀请无症状女性参与乳腺癌群体筛查时,应该使用信件邀请函加面对面沟通还是仅使用信件邀请函?

2. 证据总结

系统评价纳入了5项随机对照试验,干预组均为同时使用信件邀请函加面对面沟通邀请无症状女性参与筛查,对照组均为仅使用信件邀请函邀请无症状女性参与筛查。参与率、知情决策、焦虑和满意度都是形成推荐意见所依赖的关键结局,然而这5项研究仅报告了参与率这一项结局。系统评价没有纳入来自中国的研究。

3. 获益

对纳入4 436名女性的5项随机对照试验包括行Meta分析,结果表明相较于仅使用信件邀请函,使用信件邀请函加面对面沟通可以提高女性的乳腺癌筛查参与率(RR=1.27,95% CI: 1.00~1.62,低质量证据)。仅使用信件邀请函的女性乳腺癌筛查参与率为600/1 000人使用信件邀请函加面对面邀请之后,可增加162人参与(95% CI: 0~372)。

4. 损害和负担

系统评价未发现关于不同邀请方式的损害的证据。1项研究[196]纳入了50~64岁的女性,研究结果表明面对面沟通(家访)降低了筛查的参与率。但该研究的失访率为30%,这可能是导致出现相反结果的原因。面对面沟通是一种非常具有侵略性的干预措施。并且受沟通人员个体因素影响,干预效果存在较大差异。

5. 证据质量

参与率、知情决策、焦虑以及满意度都是形成推荐意见所依赖的关键结局,因5项纳入研究仅报告了参与率结局,且相关的证据质量为低,所以总体证据质量为低。

6. 其他考虑

价值观念与偏好:中国指南专家组认为中国女性可能不存在重要的不确定性或者差异。

利弊平衡:缺乏损害和负担方面证据,中国指南专家组认为利弊平衡可能支持使用信件邀请函加面对面沟通。

成本支出与成本效果:虽未发现面对面沟通相关的成本证据,但中国指南专家组认为面对面沟通产生的差旅和人力资源成本支出大,成本效果可能不支持使用面对面沟通。

卫生服务公平性:中国指南专家组认为,面对面沟通可能会增加公平性,因为面对面沟通的方式可以接触到那些原本不打算参加筛查的人。

可接受性和可行性:中国指南专家组指出,关键利益相关者对信件邀请函加面对面沟通的接受度视具体情况而定。对于未来可能接受筛查的女性而言,可能会认为面对面沟通非常具有侵略性,令人反感。对于医护人员而言,在面对面沟通中,医护人员需要扮演采访者的角色,因此指南专家组不确定他们是否会接受干预。对于政策制定者而言,考虑到人力资源相关成本的大幅增加,他们可能不会接受面对面沟通。中国指南专家组认为面对面沟通邀请女性参与筛查在中国的可行性较低。

7. 中国指南专家组讨论与结论(表6-12)

表6-12　推荐意见28

推荐意见28
在邀请无症状的具有普通风险的女性参与有组织的乳腺癌筛查时,指南专家组不建议使用信件邀请函加面对面沟通邀请(低质量证据)

（续　表）

（1）中国指南专家组认为使用信件邀请函后进行面对面沟通的获益中等，小的损害和负担。证据级别为低质量证据

（2）中国指南专家组认为中国女性对使用信件邀请函后进行面对面沟通的态度和观念不存在重要的不确定性或者差异

（3）面对面沟通可能产生中等或较大花费，中国指南专家组认为成本效果可能不支持使用面对面沟通

（4）面对面沟通可能在一定程度上增加公平性，但在中国的可接受性和可行性较低

8. 其他指南推荐

欧洲指南专家组考虑到面对面沟通需要消耗的资源可能较大，而且可接受性和可行性较低，因此建议在使用信件邀请函后，不再使用面对面沟通。中国指南专家组与欧盟指南专家组做出了相同的推荐意见。

9. 实施推荐意见

面对面沟通更多时候应用于个体机会筛查，对于有组织筛查医疗人力资源不足，无法开展面对面沟通。

10. 推荐意见表总结（表6-13）

表 6-13　使用信件邀请函加面对面沟通 vs. 仅使用信件邀请函讨论总结

判　断　标　准	判　断　结　果
1. **问题优先级**：这个问题是优先考虑的吗	是
2. **预期收益**：干预相对于对照，可能带来多大的收益	小
3. **预期受损**：干预相对于对照，可能带来多大的受损	不知道
4. **证据质量**：证据的总体质量是什么	低
5. **患者价值观**：关于患者/目标人群对于干预可能导致的利与弊的结局是如何看待的，是否存在重要的不确定性？人群中是否存在重要的差异	可能没有重要的不确定性或可变性
6. **利弊平衡**：利与弊的平衡是更倾向于干预，还是对照	可能倾向于干预组
7. **所需资源**：干预所需的资源和成本有多大	大的成本增加
8. **所需资源的估计的证据质量**：关于干预所需的资源和成本的估计值，证据质量如何	未纳入研究
9. **成本效果**：从成本效果上来考虑，是更倾向于干预还是对照	未纳入研究
10. **卫生公平性**：干预会对卫生公平性产生哪些影响	可能促进
11. **可接受程度**：关键的利益相关者是否可以接受干预	视情况而定
12. **可行性**：干预是否可行	否

（八）使用自动电话呼叫 vs. 使用信件邀请函

1. 研究问题

在邀请无症状女性参与乳腺癌群体筛查时,应该使用自动电话呼叫还是使用信件邀请函?

2. 证据总结

系统评价纳入了 2 项随机对照试验[188,197]。这些研究评价了女性对于乳腺癌筛查项目的参与率。系统评价没有纳入来自中国的研究。

3. 获益

2 项随机对照试验包括 3 505 名女性的 Meta 分析,相较于使用信件邀请函,使用自动电话呼叫可以增加女性参与乳腺癌筛查,筛查参与率的相对危险度 RR 为 1.04(95% CI:1.00~1.08,中等质量证据)。假设使用信件邀请函,这些女性会有 71 177/10 万人参与筛查,而使用自动电话呼叫邀请的女性,可以增加 2 847/10 万人参与(95% CI: 0~5 694)。

4. 损害和负担

纳入的 2 项随机对照试验未发现使用自动电话呼叫或者使用信件邀请函对接受邀请的女性有明显的损害和负担。

5. 证据质量

参与率、知情决策、焦虑以及满意度都是形成推荐意见所依赖的关键结局,因 2 项纳入研究仅报告了参与率结局,且相关的证据质量为中等,所以总体证据质量为中等。

6. 其他考虑

价值观念与偏好:中国指南专家组认为,女性对主要结局的态度和看法可能不存在重要的不确定性和差异。

利弊平衡:中国指南专家组认为利弊平衡无法判定,"可能既不倾向于自动电话呼叫,也不倾向于信件邀请函"。

成本支出和成本效果:关于需要消耗的资源,未发现相关系统评价证据。国外 1 项实用性随机对照试验,对自动电话呼叫和信件邀请函进行了比较[188]。结果发现,自动电话呼叫组每位女性的成本为 0.92 美元,信件邀请函组每位女性的成本为 2.36 美元(2011—2012年货币价值),信件邀请函组每位女性增加成本 1.44 美元(2011—2012 年货币价值)。此外,1 项基于 4 个卫生保健组织数据的意大利技术报告表明,邀请成本的中位数为 4.6 欧元/人(包括 1 封注明筛查日期的信件邀请函和安排筛查日期的电话中心服务)(2007 年货币价值)[189]。中国指南专家组认为选择自动电话呼叫可能会有中等程度的成本节约。

卫生服务公平性:考虑到具有听力障碍的女性,自动电话有可能会降低公平性。

7. 中国指南专家组讨论与结论(表 6-14)

表 6-14　推荐意见 29

推荐意见 29
在邀请无症状的具有普通风险的女性参与有组织的乳腺癌筛查时,指南专家组建议使用自动电话呼叫或信件邀请函邀请(中等质量证据)
(1) 自动电话呼叫具有小的获益和小或微小的损害
(2) 在价值观念与偏好方面,女性对主要结局的态度和看法可能不存在重要的不确定性和差异
(3) 对于听力障碍的女性,自动电话不适用,因此干预措施可能会降低公平性

8. 其他指南推荐

欧盟指南专家组考虑到使用自动电话呼叫或信件邀请函可能利弊接近,因此建议这两种邀请方式均可使用。中国指南专家组得出了与欧盟指南专家组相同的推荐意见。

9. 实施推荐意见

电话沟通的可行性取决于能否获取目标群体女性的联系方式及信任。有组织筛查大部分由政府、工作单位、社区组织,因此可以通过有效利用这些组织的人力物力资源,例如邀请社区居委会、村委会工作人员来协助邀请工作以及拨打电话。

10. 推荐意见表总结(表 6 - 15)

表 6 - 15 使用自动电话呼叫 vs. 使用信件邀请函讨论总结

判 断 标 准	判 断 结 果
1. **问题优先级**：这个问题是优先考虑的吗	是
2. **预期收益**：干预相对于对照,可能带来多大的收益	小
3. **预期受损**：干预相对于对照,可能带来多大的受损	微小
4. **证据质量**：证据的总体质量是什么	中等
5. **患者价值观**：关于患者/目标人群对于干预可能导致的利与弊的结局是如何看待的,是否存在重要的不确定性? 人群中是否存在重要的差异	可能没有重要的不确定性或可变性
6. **利弊平衡**：利与弊的平衡是更倾向于干预,还是对照	既不倾向于对照也不倾向于干预
7. **所需资源**：干预所需的资源和成本有多大	中等成本节约
8. **所需资源的估计的证据质量**：关于干预所需的资源和成本的估计值,证据质量如何	低
9. **成本效果**：从成本效果上来考虑,是更倾向于干预还是对照	可能倾向于干预组
10. **卫生公平性**：干预会对卫生公平性产生哪些影响	可能降低
11. **可接受程度**：关键的利益相关者是否可以接受干预	视情况而定
12. **可行性**：干预是否可行	可能是

(九) 使用电子邮件邀请 vs. 使用信件邀请函

1. 研究问题

在邀请无症状女性参与乳腺癌群体筛查时,应该使用电子邮件邀请还是使用信件邀请函?

2. 证据总结

系统评价纳入了 1 项随机对照试验[174]。这些研究评价了女性对于乳腺癌筛查项目的参与率。系统评价没有纳入来自中国的研究。

3. 获益

1 项包含 847 女性的随机对照试验显示,相较于使用信件邀请函,使用电子邮件邀请后可以增加女性参与乳腺癌筛查,筛查参与率的相对危险度 RR 为 1.06(95% CI: 0.97~1.16,低质量证据)。如果使用信件邀请函,这些女性会有 68 080/10 万人参与筛查,而使用电子邮件邀请的女性,可以增加 4 085 人/10 万人(95% CI: -2 042~10 893)参与。中国指南专家组认为,电子邮件相比信件邀请函具有小的获益。

4. 损害和负担

纳入的 1 项随机对照试验未发现使用电子邮件或者信件邀请函对接受邀请的女性有明显的损害和负担。

5. 证据质量

参与率、知情决策、焦虑以及满意度都是形成推荐意见所依赖的关键结局,因 1 项纳入研究仅报告了参与率结局,且相关的证据质量为低,所以总体证据质量为低质量。

6. 其他考虑

价值观念与偏好:中国指南专家组认为,女性对主要结局的态度和看法可能不存在重要的不确定性和差异。

利弊平衡:中国指南专家组认为利弊平衡既不支持电子,也不支持信件邀请函。

成本支出和成本效果:国外 1 项实用性随机对照试验,对几种干预措施进行了比较[188]。使用附医生签名的信件邀请函邀请,人均成本为 2.36 美元(2011—2012 年货币价值)。此外,1 项基于 4 个卫生保健组织数据的意大利技术报告表明,信件邀请成本的中位数为 4.6 欧元/人。(包括 1 封注明筛查日期的信件邀请函和安排筛查日期的电话中心服务)(2007 年货币价值)[189]。中国指南专家组认为,电子邮件可能是成本更低的选择,但是因为没有证据支持,所以很难对节省的费用进行量化。中国指南专家组对于电子邮件与信件成本支出(低质量证据)和成本效果视情况而定。

卫生服务公平性:电子邮件服务受到资源和实际情况的限制,因此中国指南专家组认为电子邮件对于公平性的影响视情况而定。

可接受性和可行性:中国指南专家组认为中国女性对于电子邮件邀请的接受程度视情况而定,电子邮件作为邀请方式的可行性视情况而定。

7. 中国指南专家组讨论与结论(表 6-16)

表 6-16 推荐意见 30

推荐意见 30
在邀请无症状的具有普通风险的女性参与有组织的乳腺癌筛查时,指南专家组建议使用电子邮件或信件邀请函邀请(低质量证据)
(1) 电子邮件具有小的获益,微小的损害和负担。利弊平衡既不倾向于电子邮件,也不倾向于信件邀请函
(2) 在价值观念与偏好方面,中国女性对主要结局的态度和看法可能不存在重要的不确定性和差异

8. 其他指南推荐

欧盟指南专家组考虑到使用电子邮件或信件邀请函可能利弊接近,因此建议这两种邀请方式均可使用。中国指南专家组得出了与欧盟指南专家组相同的推荐意见。

9. 实施推荐意见

电子邮件的可行性取决于能否获取目标群体女性的联系方式及信任。有组织筛查大部分由政府、工作单位、社区组织，因此可以通过有效利用这些组织的人力物力资源，例如邀请社区居委会、村委会工作人员来协助邀请工作以及发出信件。使用电子邮件需要依赖于完善的联系方式以及相应的设备和人员。

10. 推荐意见表总结(表6-17)

表6-17 使用电子邮件邀请 vs. 还是使用信件邀请函

判 断 标 准	判 断 结 果
1. **问题优先级**：这个问题是优先考虑的吗	是
2. **预期收益**：干预相对于对照，可能带来多大的收益	小
3. **预期受损**：干预相对于对照，可能带来多大的受损	微小
4. **证据质量**：证据的总体质量是什么	低
5. **患者价值观**：关于患者/目标人群对于干预可能导致的利与弊的结局是如何看待的，是否存在重要的不确定性？人群中是否存在重要的差异	可能没有重要的不确定性或可变性
6. **利弊平衡**：利与弊的平衡是更倾向于干预，还是对照	既不倾向于对照也不倾向于干预
7. **所需资源**：干预所需的资源和成本有多大	中等成本节约
8. **所需资源的估计的证据质量**：关于干预所需的资源和成本的估计值，证据质量如何	低
9. **成本效果**：从成本效果上来考虑，是更倾向于干预还是对照	未纳入研究
10. **卫生公平性**：干预会对卫生公平性产生哪些影响	可能降低
11. **可接受程度**：关键的利益相关者是否可以接受干预	可能是
12. **可行性**：干预是否可行	可能是

二、特殊类型的信件邀请函

（一）使用含有获益和损害说明的决策辅助性信件邀请函 vs. 仅使用普通信件邀请函

1. 研究问题

在邀请无症状女性参与乳腺癌群体筛查时，应该使用含有获益和损害说明的决策辅助性信件邀请函，还是仅使用普通信件邀请函？

2. 证据总结

系统评价纳入了 3 项随机对照试验，干预组均为在乳腺癌筛查中使用决策辅助，对照组均为在乳腺癌筛查中不使用决策辅助。其中 2 项来自澳大利亚[198,199]，1 项来自法国[200]。其中，3 项研究报告了参与率，2 项研究报告了知情决策、知识，1 项研究报告了决策冲突，可以作为决策信心的间接证据，而没有研究信息可及性的改变。系统评价没有纳入来自中国的研究。

3. 获益

共纳入 789 名研究对象的 2 项随机对照试验报告了知情决策。Meta 分析结果显示，与不使用决策辅助相比，使用决策辅助可能会提高知情决策的比例（RR＝1.31，95％ CI：0.98～1.75，中等质量证据）。不使用决策辅助时，知情决策率为 530/1 000 人，使用决策辅助可能会额外增加 164 人（95％ CI：－11～397）。

在决策信心方面，1 项共纳入 610 名研究对象的随机对照试验报告了决策冲突。使用 0～100 分的量表（0 分代表无决策冲突，100 分代表非常严重的冲突）对决策冲突水平进行评估时，决策辅助组的分数可能会低 1.83 分（95％ CI：－4.14～0.48）（中等质量证据）。

对 3 项共纳入 16 880 名研究对象的随机对照试验进行 Meta 分析发现，决策辅助对筛查参与率的影响很小（RR＝0.97，95％ CI：0.94～1.00，高质量证据）。不使用决策辅助的筛查参与率为 437/1 000 人，使用决策辅助会额外减少 13 人（95％ CI：－26～0）。对 2 项共纳入 1 010 名研究对象的随机对照进行 Meta 分析发现，决策辅助可增加女性的筛查的知识（RR＝1.23，95％ CI：1.00～1.51，高质量证据）。不使用决策辅助的筛查知识了解率为 659/1 000 人，使用决策辅助可额外增加 152 人（95％ CI：0～336）。

4. 损害和负担

纳入的 3 项随机对照试验未发现使用决策辅助对参与筛查的女性有明显的损害和负担。

5. 证据质量

知情决策、决策信心、参与率以及知识水平是形成推荐意见所依赖的关键结局，因乳腺癌筛查知情决策和决策信心这两个结局相关的证据质量为中等，因此，总体证据质量为中等。

6. 其他考虑

价值观念与偏好：1 项系统评价研究[201]对女性在不同情况下对共同决策的偏好进行了总结，研究提示大多数女性（63％）希望自主参与决策或在医师帮助下参与决策，21％的女性更愿意委托决策。在针对癌症的研究中，85％的女性更愿意参与决策。中国指南专家组认为女性对决策辅助的价值观念与偏好可能存在重要的不确定性或者差异。

成本支出：中国指南专家组认为，决策辅助可能会导致中等程度的成本支出增加。开发和分发决策辅助材料会增加成本支出，尤其是面对面沟通。如果提供在线决策辅助或在提醒信中加入决策辅助信息，则成本增加相对较少，甚至可能会节约成本。如果女性在阅读决策辅助材料后产生疑问，答疑环节则会进一步增加成本支出。

卫生服务公平性：经过验证的决策辅助旨在为大多数女性群体提供支持，这些决策辅助在弱势人群，例如社会经济地位较低、教育水平较低，或文化底蕴不同的人群中的适用性是关注重点。开发得当的决策辅助可能会对公平性产生积极影响。

可接受性和可行性：决策辅助可能具有很好的可接受性。2 项调查研究提供了女性对于决策辅助的接受度[199,202]。大多数女性认为决策辅助内容明确,清晰易懂,很有帮助,值得推荐给其他人。同时决策辅助可能具有可行性。

7. 中国指南专家组讨论与结论(表 6-18)

表 6-18　推荐意见 31

推荐意见 31
在邀请无症状的具有普通风险的女性参加有组织的乳腺癌筛查时,与仅使用普通信件邀请函相比,指南专家组建议使用含有获益和损害说明的决策辅助的信件邀请函(中等质量证据)
(1) 提供决策辅助有中等程度的获益,因为可以提高知情决策率、增加决策信心和筛查相关知识 (2) 指南专家组未发现对成本支出进行评估的研究 (3) 成本支出应取决于决策辅助的形式。如果进行面对面沟通,则成本支出大;如果提供在线决策辅助或在提醒信中加入决策辅助信息,在加深女性对筛查的了解的同时,还会带来大幅的成本节约

8. 其他指南推荐

欧盟指南专家组认为使用决策辅助的获益中等,利大于弊。因此建议使用解释筛查利弊的决策辅助的信件邀请函。中国指南专家组与欧盟指南专家组做出了相同的推荐意见。

9. 实施推荐意见

实施推荐意见需要开发可用的决策辅助,目前国内决策辅助材料仍然非常有限。国内的筛查项目可以根据有组织筛查的推荐意见及相关证据开发决策辅助,也可以翻译相关国外决策辅助。取决于实际需要,决策辅助的形式可以是电子版本,通过社交媒体传播,也可以是纸质印刷材料。

10. 推荐意见表总结(表 6-19)

表 6-19　使用含有获益和损害说明的决策辅助性信件邀请函 vs. 仅使用普通信件邀请函

判　断　标　准	判　断　结　果
1. **问题优先级**:这个问题是优先考虑的吗	是
2. **预期收益**:干预相对于对照,可能带来多大的收益	中等
3. **预期受损**:干预相对于对照,可能带来多大的受损	微小
4. **证据质量**:证据的总体质量是什么	中等
5. **患者价值观**:关于患者/目标人群对于干预可能导致的利与弊的结局是如何看待的,是否存在重要的不确定性? 人群中是否存在重要的差异	可能有重要的不确定性和差异
6. **利弊平衡**:利与弊的平衡是更倾向于干预,还是对照	倾向于干预组

（续　表）

判　断　标　准	判　断　结　果
7. **所需资源：**干预所需的资源和成本有多大	中等成本增加
8. **所需资源的估计的证据质量：**关于干预所需的资源和成本的估计值，证据质量如何	未纳入研究
9. **成本效果：**从成本效果上来考虑，是更倾向于干预还是对照	未纳入研究
10. **卫生公平性：**干预会对卫生公平性产生哪些影响	可能降低
11. **可接受程度：**关键的利益相关者是否可以接受干预	是
12. **可行性：**干预是否可行	是

11. 研究方向

国内目前缺乏针对决策辅助对于筛查参与的影响的研究，以及比较不同的决策辅助传播模式的效率的研究。

（二）使用具有固定的预约筛查时间的信件邀请函 vs. 仅使用普通信件邀请函

1. 研究问题

在邀请无症状女性参与乳腺癌群体筛查时，应该使用具有固定的预约筛查时间的信件邀请函，还是仅使用普通信件邀请函？

2. 证据总结

系统评价纳入了 2 项随机对照试验[203,204]，干预组均为使用具有固定的预约筛查时间的信件邀请函邀请无症状女性参与筛查，对照组均为仅使用普通信件邀请函邀请无症状女性参与筛查。参与率、知情决策、焦虑和满意度都是形成推荐意见所依赖的关键结局。然而这 2 项研究仅报告了参与率这一项结局。系统评价没有纳入来自中国的研究。

3. 获益

2 项随机对照试验包括 4 421 名女性的 Meta 分析显示，相较于仅使用普通信件邀请函，使用具有固定的预约筛查时间的信件邀请函可以增加女性参与乳腺癌筛查，筛查参与率的相对危险度 RR 为 1.26（95% CI: 1.02～1.55，低质量证据）。假设仅使用普通信件邀请函，这些女性将有 600/1 000 人参与筛查，而使用具有固定的预约筛查时间的信件邀请函之后，可增加 156/1 000 人参与（95% CI: 12～330）。

4. 损害和负担

纳入的 2 项随机对照试验未发现使用具有固定的预约筛查时间的信件邀请函对接受邀请的女性有明显的损害和负担。

5. 证据质量

参与率、知情决策、焦虑以及满意度都是形成推荐意见所依赖的关键结局，因 2 项纳入研究仅报告了参与率结局，且相关的证据质量为中等，所以总体证据质量为中等。

6. 其他考虑

价值观念与偏好：中国指南专家组认为可能不存在重要的不确定性或差异。

利弊平衡：中国指南专家组认为，利弊权衡可能利大于弊，支持使用具有固定的预约筛查时间的信件邀请函。

成本支出和成本效果：未发现相关的成本证据。中国指南专家组认为，具有固定的预约筛查时间的信件邀请函的成本支出适中。

卫生服务公平性：如果女性因其他原因不能按照设定好的时间接受筛查，则需要进行电话沟通修改筛查时间，增加了参与筛查的难度且公平性降低。对于想要参加筛查但无法预约的女性来说，确定固定筛查时间可能会增加公平性。综合考虑，中国指南专家组认为使用具有固定的预约筛查时间的信件邀请函可能会促进卫生服务的公平性。

可接受性和可行性：中国指南专家组认为中国女性可能会接受具有固定的预约筛查时间的信件邀请函，具有一定可能的可行性。

7. 中国指南专家组讨论与结论（表 6 - 20）

表 6 - 20 推荐意见 32

推荐意见 32
在邀请无症状的具有普通风险的女性参与有组织的乳腺癌筛查时，与仅使用普通信件邀请函相比，指南专家组建议使用具有固定的预约筛查时间的信件邀请函（中等质量证据）
（1）使用具有固定的预约筛查时间的信件邀请函获益较大或中等，损害和负担微小，利弊平衡很可能利大于弊，证据级别为中等质量证据 （2）在价值观念与偏好方面不存在或可能不存在重要的不确定性或差异 （3）具有固定的预约筛查时间的信件邀请函需要消耗的资源成本支出适中 （4）中国指南专家组认为这项干预在中国可能具有可接受性和可行性

8. 其他指南推荐

欧盟指南专家组考虑到使用具有固定的预约筛查时间的信件邀请函可能利大于弊，同时因为提高的筛查参与率可能会增加卫生服务公平性，并且具有较好的可接受性和可行性，因此建议使用具有固定的预约筛查时间的信件邀请函。中国指南专家组做出了与欧盟指南专家组相同的推荐意见。

9. 实施推荐意见

使用具有固定的预约筛查时间的信件邀请函需要有专人做预约计划，并且需要与筛查项目组织者进行充分沟通，保证在预约的时间有相应的工作人员和设备。

10. 推荐意见表总结（表 6 - 21）

表 6 - 21 使用具有固定的预约筛查时间的信件邀请函 vs. 仅使用普通信件邀请函

判　断　标　准	判　断　结　果
1. 问题优先级：这个问题是优先考虑的吗	是
2. 预期收益：干预相对于对照，可能带来多大的收益	小

（续　表）

判　断　标　准	判　断　结　果
3. **预期受损**：干预相对于对照,可能带来多大的受损	小
4. **证据质量**：证据的总体质量是什么	中等
5. **患者价值观**：关于患者/目标人群对于干预可能导致的利与弊的结局是如何看待的,是否存在重要的不确定性? 人群中是否存在重要的差异	没有重要的不确定性和差异
6. **利弊平衡**：利与弊的平衡是更倾向于干预,还是对照	可能倾向于干预组
7. **所需资源**：干预所需的资源和成本有多大	中等成本增加
8. **所需资源的估计的证据质量**：关于干预所需的资源和成本的估计值,证据质量如何	未纳入研究
9. **成本效果**：从成本效果上来考虑,是更倾向于干预还是对照	未纳入研究
10. **卫生公平性**：干预会对卫生公平性产生哪些影响	视情况而定
11. **可接受程度**：关键的利益相关者是否可以接受干预	视情况而定
12. **可行性**：干预是否可行	可能是

（三）使用附全科医生签名的信件邀请函 vs. 仅使用普通信件邀请函

1. 研究问题

在邀请无症状女性参与乳腺癌群体筛查时,应该使用附全科医生签名的信件邀请函,还是仅使用普通信件邀请函?

2. 证据总结

系统评价纳入了 11 项随机对照试验[179,193,203,205-212],干预组均为使用附全科医生签名的信件邀请函邀请无症状女性参与筛查,对照组均为使用信件邀请函邀请无症状女性参与筛查。参与率、知情决策、焦虑和满意度都是形成推荐意见所依赖的关键结局,然而这 11 项研究仅报告了参与率这一项结局。系统评价没有纳入来自中国的研究。

3. 获益

11 项随机对照试验包括 75 785 名女性的 Meta 分析显示,相较于仅使用普通信件邀请函,使用附全科医生签名的信件邀请函可以增加女性参与乳腺癌筛查,筛查参与率的相对危险度 RR 为 1.13(95% CI: 1.07~1.19,高质量证据)。假设仅使用普通信件邀请函,这些女性将有 600/1 000 人参与筛查,而使用附全科医生签名的信件邀请函之后,可增加 78/1 000 人参与(95% CI: 42~114)。

4. 损害和负担

纳入的 11 项随机对照试验未发现使用附全科医生签名的信件邀请函对接受邀请的女性有明显的损害和负担。

5．证据质量

参与率、知情决策、焦虑以及满意度都是形成推荐意见所依赖的关键结局,因 11 项纳入研究仅报告了参与率结局,且相关的证据质量为高,所以总体证据质量为高。

6．其他考虑

价值观念与偏好:中国指南专家组认为在价值观念与偏好方面,中国女性可能不存在重要的不确定性或者差异。

利弊平衡:缺乏损害和负担方面证据,中国指南专家组认为利弊平衡可能支持使用附全科医生签名的信件邀请函。

成本支出和成本效果:中国指南专家组认为使用全科医生的电子签名并不难,不会产生较大的额外成本支出。

卫生服务公平性:全科医生签名的邀请函可能促进了女性参与乳腺癌筛查。但是对于一些没有全科医生的女性,或者其他处于弱势地位的女性(流动人口),要求使用具有全科医生签名的邀请函可能无法实现。因此这项干预对卫生服务的公平性的影响可能视情况而定。

可接受性和可行性:使用附全科医生签名的信件邀请函在中国可能是不可以接受的。这项措施的可行性也可能较差,一方面可能目标女性群体并没有签约全科医生,另外一方面提供筛查服务的医生很可能不是她们的全科医生,会给实际操作带来不良影响。

7．中国指南专家组讨论与结论(表 6-22)

表 6-22 推荐意见 33

推荐意见 33
在邀请无症状的具有普通风险的女性参与有组织的乳腺癌筛查时,与仅使用普通信件邀请函相比,指南专家组不建议使用附全科医生签名的信件邀请函(低质量证据)

(1) 使用附全科医生签名的信件邀请函干预获益中等,损害和负担微小。证据级别为高质量证据
(2) 在价值观念与偏好方面,中国女性不存在重要的不确定性或者差异
(3) 初期获得全科医生的知情同意、收集储存他们的签名以供使用可能会产生一些成本支出,但是后期的成本支出可以忽略不计
(4) 在信件邀请函上使用全科医生的签名需要考虑实际可行性

8．其他指南推荐

欧盟指南专家组考虑到使用附全科医生签名的信件邀请函可能利大于弊,同时因为提高的筛查参与率可能会增加卫生服务公平性,并且具有较好的可接受性和可行性,因此建议使用。中国指南专家组考虑到可接受性和可行性问题,与欧盟指南专家组做出了不同的推荐意见。

9．实施推荐意见

应该针对全科医生开展乳腺癌筛查培训,在他们签约的目标女性群体有关于乳腺癌筛查的疑惑时可以解答。但是由于全科医生未必是开展筛查的专业人员,因此筛查项目的组织者不一定需要使用具有这些医生签名的信件邀请函来邀请目标女性参与筛查。

10. 推荐意见表总结（表 6-23）

表 6-23　使用附全科医生签名的信件邀请函 vs. 仅使用普通信件邀请函

判　断　标　准	判　断　结　果
1. **问题优先级**：这个问题是优先考虑的吗	是
2. **预期收益**：干预相对于对照，可能带来多大的收益	微小
3. **预期受损**：干预相对于对照，可能带来多大的受损	微小
4. **证据质量**：证据的总体质量是什么	高
5. **患者价值观**：关于患者/目标人群对于干预可能导致的利与弊的结局是如何看待的，是否存在重要的不确定性？人群中是否存在重要的差异	可能没有重要的不确定性和差异
6. **利弊平衡**：利与弊的平衡是更倾向于干预，还是对照	可能倾向于干预组
7. **所需资源**：干预所需的资源和成本有多大	可忽略的成本增加和节约
8. **所需资源的估计的证据质量**：关于干预所需的资源和成本的估计值，证据质量如何	低
9. **成本效果**：从成本效果上来考虑，是更倾向于干预还是对照	未纳入研究
10. **卫生公平性**：干预会对卫生公平性产生哪些影响	视情况而定
11. **可接受程度**：关键的利益相关者是否可以接受干预	视情况而定
12. **可行性**：干预是否可行	视情况而定

三、下一轮筛查的邀请

乳腺癌筛查是一项公共卫生计划，其中应该包括完备的信息系统，可用于高效邀请女性接受筛查和及时通知检测结果。邀请和检测结果的传达方式可能会对女性的满意度、焦虑、压力、生活质量和总体幸福感产生影响。

（一）应该使用信件邀请函 vs. 不使用任何邀请方式

1. 研究问题

邀请需要接受下一轮筛查的女性，应该使用信件邀请函还是不使用任何邀请方式？

2. 证据总结

系统评价纳入了 13 项随机对照试验[173-185]，干预组为使用信件邀请函邀请无症状女性参与筛查，对照组为不使用信件邀请函邀请无症状女性参与筛查。参与率、知情决策、焦虑和满意度都是形成推荐意见所依赖的关键结局，然而这 13 项研究仅报告了参与率这一项结局。系统评价没有纳入来自中国的研究。

3. 获益

共纳入 17 424 名研究对象的 13 项随机对照试验报告了参与率。Meta 分析结果显示，与不使用信件邀请函相比，使用信件邀请函可能会提高筛查参与率（RR=1.57，95% CI：1.30~1.90，中等质量证据）。若不使用信件邀请函的筛查参与率为 100/1 000 人，使用信件邀请函可能会额外增加 57 人（95% CI：30~90）。

4. 损害和负担

纳入的 13 项随机对照试验未发现使用信件邀请函对接受邀请的女性有明显的损害和负担。中国指南专家组认为使用信件邀请函的损害微小。

5. 证据质量

参与率、知情决策、焦虑以及满意度都是形成推荐意见所依赖的关键结局，因 13 项纳入研究仅报告了参与率结局，且相关的证据质量为中等，所以总体证据质量为中等。

6. 其他考虑

价值观念与偏好：中国指南专家组认为，大多数愿意参加筛查的女性都希望能够受到邀请，可能不存在重要的不确定性或差异。

成本支出：中国指南专家组认为，信件邀请函可能会导致中等程度的成本支出增加。

卫生服务公平性：中国指南专家组认为，信件邀请函可能会增加公平性，因为发出邀请可以扩大信息的传播范围，让更多女性获得筛查相关信息。

可接受性和可行性：信件邀请函目前已被广泛使用，可能具有比较好的可接受性和可行性。

7. 中国指南专家组讨论与结论（表 6 - 24）

表 6 - 24　推荐意见 34

推荐意见 34
在邀请无症状的具有普通风险的女性参加下一轮的有组织的乳腺癌筛查时，指南专家组推荐使用信件邀请函（中等质量证据）
（1）使用信件邀请函邀请女性参与乳腺癌筛查具有中等程度的获益，可以提高筛查参与率 （2）指南专家组未发现对成本支出进行评估的研究。然而，指南专家组认为信件邀请函带来的获益可以抵消制作和邮寄信件邀请函产生的成本 （3）使用信件邀请函可以扩大信息的传播，增加公平性

8. 其他指南推荐

欧盟指南专家组考虑到使用信件邀请函可能利大于弊，而且由于提高的筛查参与率可以促进卫生公平性，因此建议使用信件邀请函。中国指南专家组得出了与欧盟指南专家组相同的推荐意见。

9. 实施推荐意见

有组织筛查大部分由政府、工作单位、社区组织，因此可以通过这些组织来发出邀请函，有效利用这些组织的人力物力资源来提高筛查参与率和依从性。

10. 推荐意见表总结（表 6 - 25）

表 6 - 25　使用信件邀请函 vs. 不使用任何邀请方式

判　断　标　准	判　断　结　果
1. 问题优先级：这个问题是优先考虑的吗	是
2. 预期收益：干预相对于对照，可能带来多大的收益	小

（续　表）

判 断 标 准	判 断 结 果
3. **预期受损**：干预相对于对照，可能带来多大的受损	微小
4. **证据质量**：证据的总体质量是什么	中等
5. **患者价值观**：关于患者/目标人群对于干预可能导致的利与弊的结局是如何看待的，是否存在重要的不确定性？人群中是否存在重要的差异	可能没有重要的不确定性和差异
6. **利弊平衡**：利与弊的平衡是更倾向于干预，还是对照	倾向于干预组
7. **所需资源**：干预所需的资源和成本有多大	中等成本增加
8. **所需资源的估计的证据质量**：关于干预所需的资源和成本的估计值，证据质量如何	未纳入研究
9. **成本效果**：从成本效果上来考虑，是更倾向于干预还是对照	未纳入研究
10. **卫生公平性**：干预会对卫生公平性产生哪些影响	可能促进
11. **可接受程度**：关键的利益相关者是否可以接受干预	可能是
12. **可行性**：干预是否可行	是

（二）使用信件邀请函加电话提醒 vs. 仅使用信件邀请函

1. 研究问题

邀请需要接受下一轮筛查的女性，应该使用信件邀请函加电话提醒的方式，还是仅使用信件邀请函？

2. 证据总结

系统评价纳入了 14 项随机对照试验[173,178,181,188,194,210,213-220]，干预组均为使用信件邀请函加电话提醒的方式邀请无症状女性参与筛查，对照组均为仅使用信件邀请函邀请无症状女性参与筛查。参与率、知情决策、焦虑和满意度都是形成推荐意见所依赖的关键结局，然而这 14 项研究仅报告了参与率这一项结局。系统评价没有纳入来自中国的研究。

3. 获益

共纳入 16 289 名研究对象的 14 项随机对照试验报告了参与率，Meta 分析结果显示，与仅使用信件邀请函相比，使用信件邀请函加电话提醒可能会提高筛查参与率（$RR=1.45$，$95\% CI: 1.25\sim1.69$，中等质量证据）。若仅使用信件邀请函的筛查参与率为 100/1 000 人，使用信件邀请函加电话提醒可能会额外增加 45 人（$95\% CI: 25\sim69$）。

4. 损害和负担

纳入的 14 项随机对照试验未发现使用信件邀请函加电话提醒对接受邀请的女性有明显的损害和负担。

5. 证据质量

参与率、知情决策、焦虑以及满意度都是形成推荐意见所依赖的关键结局，因 14 项纳入研究仅报告了参与率结局,且相关的证据质量为中等,所以总体证据质量为中等。

6. 其他考虑

价值观念与偏好:中国指南专家组认为,大多数愿意参加筛查的女性都希望能够受到邀请,可能不存在重要的不确定性或差异。

成本支出:中国指南专家组认为,信件邀请函加电话提醒的邀请方式可能会有中等程度的成本支出增加。电话通话的时长及因此产生的人力成本取决于沟通者的身份。与没有专业知识的一般工作人员相比,专业医护人员做电话沟通时会回答更多的问题,通话时间也因此会更长。

卫生服务公平性:中国指南专家组认为,信件邀请函加电话提醒可能会增加公平性。

可接受性和可行性:信件邀请函加电话提醒可能具有比较好的可接受性和可行性。

7. 中国指南专家组讨论与结论(表 6-26)

表 6-26　推荐意见 35

推荐意见 35
在邀请无症状的具有普通风险的女性参加下一轮的有组织的乳腺癌筛查时,指南专家组建议使用信件邀请函加电话提醒(中等质量证据)
(1) 使用信件邀请函加电话提醒的方式邀请女性参与乳腺癌筛查可以提高筛查参与率,获益小 (2) 使用信件邀请函加电话提醒的方式可能会增加公平性

8. 其他指南推荐

欧盟指南专家组考虑到使用信件邀请函加电话提醒可能利大于弊,而且由于提高的筛查参与率可以促进卫生公平性,且具有较好的可接受性和可行性,因此建议使用信件邀请函加电话提醒。中国指南专家组与欧盟指南专家组做出了相同的推荐意见。

9. 实施推荐意见

电话沟通的可行性取决于能否获取目标群体女性的联系方式及信任。有组织筛查大部分由政府、工作单位、社区组织,因此可以通过有效利用这些组织的人力物力资源,例如邀请社区居委会、村委会工作人员来协助邀请工作以及拨打电话。

10. 推荐意见表总结(表 6-27)

表 6-27　使用信件邀请函加电话提醒 vs. 仅使用信件邀请函

判　断　标　准	判　断　结　果
1. **问题优先级**:这个问题是优先考虑的吗	是
2. **预期收益**:干预相对于对照,可能带来多大的收益	大
3. **预期受损**:干预相对于对照,可能带来多大的受损	微小
4. **证据质量**:证据的总体质量是什么	中等

（续　表）

判　断　标　准	判 断 结 果
5. **患者价值观**：关于患者/目标人群对于干预可能导致的利与弊的结局是如何看待的,是否存在重要的不确定性? 人群中是否存在重要的差异	可能没有重要的不确定性和差异
6. **利弊平衡**：利与弊的平衡是更倾向于干预,还是对照	可能倾向于干预组
7. **所需资源**：干预所需的资源和成本有多大	大的成本增加
8. **所需资源的估计的证据质量**：关于干预所需的资源和成本的估计值,证据质量如何	中等
9. **成本效果**：从成本效果上来考虑,是更倾向于干预还是对照	没有纳入研究
10. **卫生公平性**：干预会对卫生公平性产生哪些影响	可能促进
11. **可接受程度**：关键的利益相关者是否可以接受干预	视情况而定
12. **可行性**：干预是否可行	视情况而定

（三）使用信件邀请函加书面提醒 vs. 仅使用信件邀请函?

1. 研究问题

邀请需要接受下一轮筛查的女性,应该使用信件邀请函加书面提醒的方式,还是仅使用信件邀请函?

2. 证据总结

系统评价纳入了 6 项随机对照试验[176,181,191,193-195],干预组均为使用信件邀请函加书面提醒的方式邀请无症状女性参与筛查,对照组均为仅使用信件邀请函邀请无症状女性参与筛查。参与率、知情决策、焦虑和满意度都是形成推荐意见所依赖的关键结局,然而这 6 项研究仅报告了参与率这一项结局。系统评价没有纳入来自中国的研究。

3. 获益

共纳入 28 666 名研究对象的 6 项随机对照试验报告了参与率。Meta 分析结果显示,与仅使用信件邀请函相比,使用信件邀请函加书面提醒的方式可能会提高筛查参与率（RR＝1.35,95% CI：1.15～1.59,中等质量证据）。若仅使用信件邀请函的筛查参与率为 100/1 000 人,使用信件邀请函加书面提醒可能会额外增加 35 人参与筛查（95% CI：15～59）。

4. 损害和负担

纳入的 6 项随机对照试验未发现使用信件邀请函加书面提醒对接受邀请的女性有明显的损害和负担。因此中国指南专家组认为这种邀请方式具有微小的损害。

5. 证据质量

参与率、知情决策、焦虑以及满意度都是形成推荐意见所依赖的关键结局,因 6 项纳入研究仅报告了参与率结局,且相关的证据质量为中等,所以总体证据质量为中等。

6．其他考虑

价值观念与偏好：中国指南专家组认为，大多数愿意参加筛查的女性都希望能够受到邀请，可能不存在重要的不确定性或差异。

成本支出：中国指南专家组认为，信件邀请函加书面提醒可能会导致中等程度的成本支出增加。

卫生服务公平性：中国指南专家组认为，信件邀请函加书面提醒可能会增加公平性。

可接受性和可行性：信件邀请函加书面提醒可能具有比较好的可接受性和可行性。

7．中国指南专家组讨论与结论（表 6－28）

表 6－28　推荐意见 36

推荐意见 36
在邀请无症状的具有普通风险的女性参加下一轮的有组织的乳腺癌筛查时，指南专家组建议使用信件邀请函加书面提醒（中等质量证据）

（1）使用信件邀请函加书面提醒邀请女性参与乳腺癌筛查可以提高筛查参与率，获益小
（2）信件邀请函加书面提醒对于已经做出知情决策决定不参加筛查计划的女性来说是一种打扰
（3）虽然未发现对成本支出进行评估的研究，但指南专家组认为信件邀请函加书面提醒可能会带来中等程度的成本支出增加

8．其他指南推荐

欧盟指南专家组考虑到使用信件邀请函加书面提醒可能利大于弊，而且由于提高的筛查参与率可以促进卫生公平性，因此建议使用信件邀请函加书面提醒。中国指南专家组与欧盟指南专家组做出了相同的推荐意见。

9．实施推荐意见

有组织筛查大部分由政府、工作单位、社区组织，因此可以通过有效利用这些组织的人力物力资源，例如邀请社区居委会、村委会工作人员来协助邀请工作。

10．推荐意见表总结（表 6－29）

表 6－29　使用信件邀请函加书面提醒 vs. 仅使用书面邀请函

判　断　标　准	判　断　结　果
1. **问题优先级**：这个问题是优先考虑的吗	是
2. **预期收益**：干预相对于对照，可能带来多大的收益	大
3. **预期受损**：干预相对于对照，可能带来多大的受损	微小
4. **证据质量**：证据的总体质量是什么	中等
5. **患者价值观**：关于患者/目标人群对于干预可能导致的利与弊的结局是如何看待的，是否存在重要的不确定性？人群中是否存在重要的差异	可能没有重要的不确定性和差异
6. **利弊平衡**：利与弊的平衡是更倾向于干预，还是对照	可能倾向于干预组

（续　表）

判　断　标　准	判　断　结　果
7. **所需资源**：干预所需的资源和成本有多大	中等成本增加
8. **所需资源的估计的证据质量**：关于干预所需的资源和成本的估计值，证据质量如何	中等
9. **成本效果**：从成本效果上来考虑，是更倾向于干预还是对照	未纳入研究
10. **卫生公平性**：干预会对卫生公平性产生哪些影响	可能促进
11. **可接受程度**：关键的利益相关者是否可以接受干预	可能是
12. **可行性**：干预是否可行	可能是

（四）使用信件邀请函加面对面沟通 vs. 仅使用信件邀请函

1. 研究问题

邀请需要接受下一轮筛查的女性，应同时使用信件邀请函加面对面沟通，还是仅使用信件邀请函？

2. 证据总结

系统评价纳入了 5 项随机对照试验[196,211,221-223]，干预组均为同时使用信件邀请函加面对面沟通邀请无症状女性参与筛查，对照组均为仅使用信件邀请函邀请无症状女性参与筛查。参与率、知情决策、焦虑和满意度都是形成推荐意见所依赖的关键结局，然而这 5 项研究仅报告了参与率这一项结局。系统评价没有纳入来自中国的研究。

3. 获益

共纳入 4 436 名研究对象的 5 项随机对照试验报告了参与率。Meta 分析结果显示，与仅使用信件邀请函相比，使用信件邀请函加面对面沟通可能会提高筛查参与率（RR=1.27，95% CI: 1.00~1.62，低质量证据）。若仅使用信件邀请函的筛查参与率为 100/1 000 人使用信件邀请函加面对面沟通可额外增加 27 人（95% CI: 0~62）。

4. 损害和负担

中国指南专家组认为面对面沟通是一种非常具有侵略性的干预，而且受沟通者个人因素的影响，其干预效果存在很大的差异。

5. 证据质量

参与率、知情决策、焦虑以及满意度都是形成推荐意见所依赖的关键结局，因 5 项纳入研究仅报告了参与率结局，且相关的证据质量为低，所以总体证据质量为低。

6. 其他考虑

价值观念与偏好：中国指南专家组认为，大多数愿意参与率、知情决策、焦虑以及满意度都是形成推荐意见所依赖的关键结局，因 5 项纳入研究仅报告了参与率结局，且相关的证据质量为低，所以总体证据质量为低。

参加筛查的女性都希望能够受到邀请，可能不存在重要的不确定性或差异。

成本支出：中国指南专家组认为,信件邀请函加面对面沟通可能会有中等程度的成本支出增加。

卫生服务公平性：中国指南专家组认为,信件邀请函加面对面沟通可能会增加公平性,因为这种方式可以接触到那些无法通过其他邀请方式获得筛查信息的女性,可以让更多女性获得筛查相关信息。

可接受性和可行性：信件邀请函加面对面沟通方式可能不具有比较好的可接受性。面对面沟通需要医护人员投入很大的精力,人力资源相关成本大幅增加,而且对于女性来说可能会非常具有侵入性,因此不具有可行性。

7. 中国指南专家组讨论与结论(表6-30)

表6-30　推荐意见37

推荐意见37
在邀请无症状的具有普通风险的女性参加下一轮的有组织的乳腺癌筛查时,指南专家组不建议使用信件邀请函加面对面沟通(低质量证据)
(1) 使用信件邀请函加面对面沟通邀请女性参与乳腺癌筛查可以提高筛查参与率,但获益小。也有研究表明面对面沟通的干预效果存在很大的差异,甚至可能会降低参与率 (2) 指南专家组未发现对成本支出进行评估的研究。然而,指南专家组认为面对面沟通会增加成本 (3) 使用信件邀请函加面对面沟通方式可以扩大信息的传播,增加公平性 (4) 由于相关的成本支出和时间消耗,信件邀请函加面对面沟通的方式可能不具有可行性

8. 其他指南推荐

欧盟指南专家组考虑到使用面对面沟通可能需要消耗较大的资源,但获益小。因此建议不使用信件邀请函加面对面沟通。中国指南专家组与欧盟指南专家组做出了相同的推荐意见。

9. 实施推荐意见

面对面沟通更多时候应用于个体机会筛查,对于有组织筛查医疗人力资源不足,无法开展面对面沟通。

10. 推荐意见表总结(表6-31)

表6-31　使用信件邀请函加面对面沟通 vs. 仅使用新建邀请函

判　断　标　准	判　断　结　果
1. **问题优先级**：这个问题是优先考虑的吗	是
2. **预期收益**：干预相对于对照,可能带来多大的收益	中等
3. **预期受损**：干预相对于对照,可能带来多大的受损	不知道
4. **证据质量**：证据的总体质量是什么	低
5. **患者价值观**：关于患者/目标人群对于干预可能导致的利与弊的结局是如何看待的,是否存在重要的不确定性？人群中是否存在重要的差异	可能没有重要的不确定性和差异

（续　表）

判　断　标　准	判　断　结　果
6. **利弊平衡**：利与弊的平衡是更倾向于干预，还是对照	可能倾向于干预组
7. **所需资源**：干预所需的资源和成本有多大	大的成本增加
8. **所需资源的估计的证据质量**：关于干预所需的资源和成本的估计值，证据质量如何	未纳入研究
9. **成本效果**：从成本效果上来考虑，是更倾向于干预还是对照	未纳入研究
10. **卫生公平性**：干预会对卫生公平性产生哪些影响	可能促进
11. **可接受程度**：关键的利益相关者是否可以接受干预	视情况而定
12. **可行性**：干预是否可行	否

（五）使用具有固定的预约筛查时间的信件邀请函 vs. 仅使用普通信件邀请函

1. 研究问题

邀请需要接受下一轮筛查的女性，应使用具有固定的预约筛查时间的信件邀请函，还是仅使用普通信件邀请函？

2. 证据总结

系统评价纳入了 2 项随机对照试验[203,204]，干预组均为使用具有固定的预约筛查时间的信件邀请函邀请无症状女性参与筛查，对照组均为仅使用普通信件邀请函邀请无症状女性参与筛查。参与率、知情决策、焦虑和满意度都是形成推荐意见所依赖的关键结局。然而这 2 项研究仅报告了参与率这一项结局。系统评价没有纳入来自中国的研究。

3. 获益

共纳入 4 421 名研究对象的 2 项随机对照试验报告了参与率结局。Meta 分析结果显示，与仅使用普通信件邀请函相比，使用具有固定的预约筛查时间的信件邀请函可能会提高筛查参与率（RR=1.26，95% CI：1.02～1.55，中等质量证据）。若仅使用普通信件邀请函的参与率为 100/1 000 人，使用具有固定的预约筛查时间的信件邀请函可能会额外增加 26 人（95% CI：2～55）。

4. 损害和负担

纳入的 2 项随机对照试验未发现使用具有固定的预约筛查时间的信件邀请函对接受邀请的女性有明显的损害和负担。

5. 证据质量

参与率、知情决策、焦虑以及满意度都是形成推荐意见所依赖的关键结局，因 2 项纳入研究仅报告了参与率结局，且相关的证据质量为中等，所以总体证据质量为中等。

6. 其他考虑

价值观念与偏好：中国指南专家组认为，大多数愿意参加筛查的女性都希望能够受到邀请，可能不存在重要的不确定性或差异。

成本支出：中国指南专家组认为，具有固定的预约筛查时间的信件邀请函的成本支出增加程度为可忽略或中等。

卫生服务公平性：中国指南专家组认为，具有固定的预约筛查时间的信件邀请函可能促进公平性。

可接受性和可行性：具有固定的预约筛查时间的信件邀请函可能具有比较好的可接受性和可行性。

7. 中国指南专家组讨论与结论（表6-32）

表6-32 推荐意见38

推荐意见38
在邀请无症状的具有普通风险的女性参加下一轮有组织的乳腺癌筛查时，指南专家组建议使用具有固定的预约筛查时间的信件邀请函（中等质量证据）

(1) 使用具有固定的预约筛查时间的信件邀请函邀请女性参与乳腺癌筛查，可以提高筛查参与率，但获益小
(2) 使用具有固定的预约筛查时间的信件邀请函，可以扩大信息的传播范围，增加公平性
(3) 使用具有固定的预约筛查时间的信件邀请函可能具有可行性

8. 其他指南推荐

欧盟指南专家组考虑到使用具有固定预约筛查时间的信件邀请函可能利大于弊，而且由于提高的筛查参与率可以促进卫生公平性，且具有可行性，因此建议使用具有固定预约筛查时间的信件邀请函。中国指南专家组与欧盟指南专家组做出了相同的推荐意见。

9. 实施推荐意见

使用具有固定的预约筛查时间的信件邀请函需要有专人做预约计划，并且需要与筛查项目组织者进行充分沟通，保证在预约的时间有相应的工作人员和设备。

10. 推荐意见表总结（表6-33）

表6-33 使用具有固定的预约筛查时间的信件邀请函 vs. 仅使用普通信件邀请函

判 断 标 准	判 断 结 果
1. **问题优先级**：这个问题是优先考虑的吗	是
2. **预期收益**：干预相对于对照，可能带来多大的收益	高
3. **预期受损**：干预相对于对照，可能带来多大的受损	小
4. **证据质量**：证据的总体质量是什么	中等
5. **患者价值观**：关于患者/目标人群对于干预可能导致的利与弊的结局是如何看待的，是否存在重要的不确定性？人群中是否存在重要的差异	没有重要的不确定性和差异
6. **利弊平衡**：利与弊的平衡是更倾向于干预，还是对照	可能倾向于干预组

（续　表）

判　断　标　准	判　断　结　果
7. **所需资源**：干预所需的资源和成本有多大	中等成本增加
8. **所需资源的估计的证据质量**：关于干预所需的资源和成本的估计值，证据质量如何	未纳入研究
9. **成本效果**：从成本效果上来考虑，是更倾向于干预还是对照	未纳入研究
10. **卫生公平性**：干预会对卫生公平性产生哪些影响	视情况而定
11. **可接受程度**：关键的利益相关者是否可以接受干预	视情况而定
12. **可行性**：干预是否可行	可能是

（六）使用附全科医生签名的信件邀请函 vs. 仅使用普通信件邀请函

1. 研究问题

邀请需要接受下一轮筛查的女性，应使用附全科医生签名的信件邀请函还是仅使用普通信件邀请函？

2. 证据总结

系统评价纳入了 11 项随机对照试验[179,193,203,205-212]，干预组均为使用附全科医生签名的信件邀请函邀请无症状女性参与筛查，对照组均为使用信件邀请函邀请无症状女性参与筛查。参与率、知情决策、焦虑和满意度都是形成推荐意见所依赖的关键结局，然而这 11 项研究仅报告了参与率这一项结局。系统评价没有纳入来自中国的研究。

3. 获益

共纳入 75 785 名研究对象的 11 项随机对照试验报告了参与率。Meta 分析结果显示，与仅使用普通信件邀请函相比，使用附全科医生签名的信件邀请函可能会提高筛查参与率（RR=1.13，95% *CI*：1.07~1.19，高质量证据）。若仅使用普通信件邀请函的筛查参与率为 100/1 000 人，使用附全科医生签名的信件邀请函可能增加 13 人（95% *CI*：7~19）。

4. 损害和负担

纳入的 11 项随机对照试验未发现使用附全科医生签名的信件邀请函对接受邀请的女性有明显的损害和负担。

5. 证据质量

参与率、知情决策、焦虑以及满意度都是形成推荐意见所依赖的关键结局，因 11 项纳入研究仅报告了参与率结局，且相关的证据质量为高，所以总体证据质量为高。

6. 其他考虑

价值观念与偏好：中国指南专家组认为，大多数愿意参加筛查的女性都希望能够受到邀请，可能不存在重要的不确定性或差异。

成本支出：中国指南专家组认为，附全科医生签名的信件邀请函不会对成本支出产生影响。

　　卫生服务公平性：全科医生签名的邀请函可能促进了女性参与乳腺癌筛查。但是对于一些没有全科医生的女性，或者其他处于弱势地位的女性（流动人口），要求使用具有全科医生签名的邀请函可能无法实现。因此中国指南专家组认为，这项干预对卫生服务的公平性的影响可能视情况而定。

　　可接受性和可行性：使用附全科医生签名的信件邀请函在中国可能是不可以接受的。这项措施的可行性也可能较差，一方面可能目标女性群体并没有签约全科医生，另外一方面提供筛查服务的医生很可能不是她们的全科医生，会给实际操作带来不良影响。

　　7. 中国指南专家组讨论与结论（表6-34）

表6-34　推荐意见39

推荐意见39
在邀请无症状的具有普通风险的女性参加下一轮的有组织的乳腺癌筛查时，指南专家组不建议使用附全科医生签名的信件邀请函（高质量证据）
（1）使用附全科医生签名的信件邀请函邀请女性参与乳腺癌筛查可以提高筛查参与率，获益程度为微小到小 （2）虽然未发现对成本支出进行评估的研究，但指南专家组认为附全科医生签名的信件邀请函产生的额外成本可以忽略不计

　　8. 其他指南推荐

　　欧盟指南专家组考虑到使用附全科医生签名的信件邀请函可能利大于弊，而且额外的成本可能忽略不计，因此建议使用附全科医生签名的信件邀请函。中国指南专家组考虑到可接受性和可行性问题，与欧盟指南专家组做出了不同的推荐意见。

　　9. 实施推荐意见

　　应该针对全科医生开展乳腺癌筛查培训，在他们签约的目标女性群体有关于乳腺癌筛查的疑惑时可以解答。但是由于全科医生未必是开展筛查的专业人员，因此筛查项目的组织者不一定需要使用具有这些医生签名的信件邀请函来邀请目标女性参与筛查。

　　10. 推荐意见表总结（表6-35）

表6-35　使用附全科医生签名的信件邀请函 vs. 仅使用普通信件邀请函

判　断　标　准	判　断　结　果
1. 问题优先级：这个问题是优先考虑的吗	是
2. 预期收益：干预相对于对照，可能带来多大的收益	中等
3. 预期受损：干预相对于对照，可能带来多大的受损	微小
4. 证据质量：证据的总体质量是什么	高
5. 患者价值观：关于患者/目标人群对于干预可能导致的利与弊的结局是如何看待的，是否存在重要的不确定性？人群中是否存在重要的差异	可能没有重要的不确定性和差异

（续　表）

判　断　标　准	判　断　结　果
6. **利弊平衡**：利与弊的平衡是更倾向于干预，还是对照	可能倾向于干预组
7. **所需资源**：干预所需的资源和成本有多大	可忽略的成本增加和节约
8. **所需资源的估计的证据质量**：关于干预所需的资源和成本的估计值，证据质量如何	低
9. **成本效果**：从成本效果上来考虑，是更倾向于干预还是对照	未纳入研究
10. **卫生公平性**：干预会对卫生公平性产生哪些影响	视情况而定
11. **可接受程度**：关键的利益相关者是否可以接受干预	视情况而定
12. **可行性**：干预是否可行	视情况而定

四、进一步诊断的邀请

1. 研究问题

邀请需要接受进一步诊断评估的女性时，应该使用信件邀请函加电话提醒的方式，还是仅使用信件邀请函？

2. 证据总结

系统评价纳入了 14 项随机对照试验[173,178,181,188,194,210,213-220]，干预组均为使用信件邀请函加电话提醒的方式邀请无症状女性参与筛查，对照组均为仅使用信件邀请函邀请无症状女性参与筛查。参与率、知情决策、焦虑和满意度都是形成推荐意见所依赖的关键结局，然而这 14 项研究仅报告了参与率这一项结局。系统评价没有纳入来自中国的研究。

3. 获益

共纳入 16 289 名研究对象的 14 项随机对照试验报告了参与率。Meta 分析结果显示，与仅使用信件邀请函相比，使用信件邀请函加电话提醒可能会提高进一步诊断评估的参与率（RR=1.45，95% CI：1.25~1.69，中等质量证据）。若仅使用信件邀请函的进一步诊断评估参与率为 100/1 000 人，使用信件邀请函加电话提醒可能会额外增加 45 人（95% CI：25~69）。

4. 损害和负担

纳入的 14 项随机对照试验未发现使用信件邀请函加电话提醒对接受邀请的女性有明显的损害和负担。

5. 证据质量

参与率、知情决策、焦虑以及满意度都是形成推荐意见所依赖的关键结局，因 14 项纳入研究仅报告了参与率结局，且相关的证据质量为中等，所以总体证据质量为中等。

6. 其他考虑

价值观念与偏好：中国指南专家组认为，大多数愿意参加筛查和进一步诊断评估的女性都希望能够受到邀请,可能不存在重要的不确定性或差异。

成本支出:中国指南专家组认为,信件邀请函加电话提醒的邀请方式可能会有中等程度的成本支出增加。电话通话的时长及因此产生的人力成本取决于沟通者的身份。与没有专业知识的一般工作人员相比,专业医护人员做电话沟通时会回答更多的问题,通话时间也因此会更长。

卫生服务公平性:中国指南专家组认为,信件邀请函加电话提醒可能会增加公平性。

可接受性和可行性:信件邀请函加电话提醒可能具有比较好的可接受性和可行性。

7. 中国指南专家组讨论与结论(表6-36)

表6-36　推荐意见40

推荐意见40
在邀请接受筛查的女性接受进一步诊断评估时,指南专家组建议使用信件邀请函加电话提醒(中等质量证据)
(1) 使用信件邀请函加电话提醒的方式邀请女性参与乳腺癌进一步诊断评估可以提高参与率,获益小 (2) 使用信件邀请函加电话提醒的方式可能会增加公平性

8. 其他指南推荐

欧盟指南专家组考虑到使用信件邀请函加电话提醒可能利大于弊,而且由于提高的筛查参与率可以促进卫生公平性,因此建议使用信件邀请函加电话提醒。中国指南专家组与欧盟指南专家组做出了相同的推荐意见。

9. 实施推荐意见

电话沟通的可行性取决于能否获取目标群体女性的联系方式及信任。有组织筛查大部分由政府、工作单位、社区组织,因此可以通过有效利用这些组织的人力物力资源,例如邀请社区居委会、村委会工作人员来协助邀请工作以及拨打电话。

10. 推荐意见表总结(表6-37)

表6-37　使用信件邀请函加电话提醒 vs. 使用信件邀请函用于需要进一步诊断的女性

判　断　标　准	判　断　结　果
1. 问题优先级:这个问题是优先考虑的吗	是
2. 预期收益:干预相对于对照,可能带来多大的收益	小
3. 预期受损:干预相对于对照,可能带来多大的受损	微小
4. 证据质量:证据的总体质量是什么	低
5. 患者价值观:关于患者/目标人群对于干预可能导致的利与弊的结局是如何看待的,是否存在重要的不确定性? 人群中是否存在重要的差异	可能没有重要的不确定性和差异
6. 利弊平衡:利与弊的平衡是更倾向于干预,还是对照	可能倾向于干预组

（续　表）

判　断　标　准	判 断 结 果
7. **所需资源**：干预所需的资源和成本有多大	可忽略的成本增加和节约
8. **所需资源的估计的证据质量**：关于干预所需的资源和成本的估计值，证据质量如何	未纳入研究
9. **成本效果**：从成本效果上来考虑，是更倾向于干预还是对照	未纳入研究
10. **卫生公平性**：干预会对卫生公平性产生哪些影响	可能促进
11. **可接受程度**：关键的利益相关者是否可以接受干预	是
12. **可行性**：干预是否可行	是

11. 关于邀请参与筛查邀请的研究方向

目前，国内开展筛查邀请方式的研究较少，仍然缺乏关于不同的邀请方式对于筛查参与率、焦虑、满意度的影响的国内数据。随机对照试验可能提供关于这些结局的高质量证据。同时，不同邀请方式的成本效果也是值得研究的课题。

五、邀请参与的沟通策略

乳腺癌是最常见的癌症之一，也是导致欧洲女性死亡的主要原因之一[170]。乳腺X线摄影筛查项目是有效降低乳腺癌死亡率的公共卫生干预措施。多项研究表明，在实施基于人口的乳腺癌乳腺X线摄影筛查项目之后，欧洲的乳腺癌死亡率有所降低[171]。

乳腺癌群体筛查是一项系统性工作，其中包括鼓励并邀请女性接受筛查、针对筛查结果为阴性和阳性的女性分别制定恰当的召回时间以提供及时的诊断和治疗。筛查的任何一个环节都可能出现不公平的情况，结局中表现出的不公平性可能是筛查全过程各个环节中不公平情况的累积结果。

更进一步，如果希望通过筛查降低乳腺癌死亡死亡率，则必须保证大多数的目标人群能够参与其中，实现参与率的最大化，无法确保参与率的筛查可能会导致严重的不公平性。社会中处于弱势地位的女性往往很少参加筛查。为了避免这种情况，因人而异的沟通策略可能会有助于发现并解决这些特定女性群体参与筛查时所面临的障碍。本指南考虑了目标性沟通和针对性沟通这两种沟通策略在社会弱势群体女性中的应用：目标性沟通是根据人口亚组的共同特征定制信息，例如生活方式因素、城市流动人口或农村户籍人口等。而针对性沟通是将信息与个体特征相适应，更加个体化，更加"量体裁衣"适合个体特征。

（一）邀请社会弱势女性参与的沟通策略

1. 研究问题

邀请社会弱势女性进行乳腺癌筛查时，应该采用何种沟通策略？

（1）应该使用针对性沟通还是一般性沟通策略？

（2）应该使用目标性沟通还是一般性沟通策略？

（3）应该使用目标性沟通还是针对性沟通策略？

2. 证据总结

（1）针对性沟通 vs. 一般性沟通

共纳入 1 项随机对照试验[177]。这项研究在美国开展,纳入研究对象 478 人,报告了乳腺癌筛查的参与率。系统评价没有纳入来自中国的研究。

（2）目标性沟通 vs. 一般性沟通

针对该研究问题的系统评价共纳入 8 项 RCT[208,211,213,217,218,221,224,225],研究对象总数为 6 178 人。8 项纳入研究均报告了筛查参与率。这些研究均在欧美国家开展,系统评价没有纳入来自中国的相关研究。

（3）目标性沟通 vs. 针对性沟通

针对该研究问题纳入了 1 项随机对照试验研究[226]。这项研究在美国开展,纳入 299 名研究对象,报告了筛查参与率。系统评价没有纳入来自中国的研究。

3. 获益

（1）针对性沟通 vs. 一般性沟通

1 项纳入 478 人的随机对照试验结果显示,针对性沟通策略反而降低了社会弱势女性群体的乳腺癌筛查参与率($RR=0.42$, 95% CI: $0.29\sim0.625$,中等质量证据)。因此,中国指南专家组认为,使用针对性沟通策略的获益微小。

（2）目标性沟通 vs. 一般性沟通

未找到中国相关证据。对共纳入 6 178 人的 8 项 RCT 行 Meta 分析,结果显示与一般性沟通策略相比,目标性沟通策略可能会增加社会弱势女性群体的乳腺癌筛查参与率($RR=1.81$, 95% CI: $1.35\sim2.41$,低质量证据)。使用一般性沟通策略的参与率为 7/100 人时,使用目标性沟通策略,可以增加 6 人参与(95% CI: $2\sim10$,低质量证据)。使用一般性沟通策略的参与率为 54/100 人时,使用目标性沟通策略可以增加 44 人参与(95% CI: $19\sim76$,低质量证据)。中国指南专家组认为有中等程度获益。纳入研究没有涉及满意度、知情决策等其他的重要结局。

（3）目标性沟通 vs. 针对性沟通

1 项纳入 299 名研究对象的随机对照试验结果表明,与使用目标性沟通策略相比,针对性沟通策略可能会提高社会弱势女性群体的乳腺癌筛查参与率($RR=1.48$, 95% CI: $1.07\sim2.05$,极低质量证据)。使用目标性沟通策略的参与率为时 27/100 人,使用针对性沟通策略时,可以增加 13 人参与(95% CI: $2\sim28$,极低质量证据)。中国指南专家组认为社会贫困地区的筛查参与率较低,所以即便参与率只有小幅提高,也可能会产生重要影响。因此,中国指南专家组认为,针对性沟通策略具有中等程度的获益。

4. 损害和负担

（1）针对性沟通 vs. 一般性沟通

1 项纳入 478 人的随机对照试验结果显示,使用一般性沟通策略的筛查参与率为 31/100 人时,使用针对性沟通策略会减少 18 人参与(95% CI: $-22\sim-12$,中等质量证据)。使用一般性沟通策略的筛查参与率为 15/100 人时,使用针对性沟通策略会减少 9 人参与

（95％ *CI*：−11～−6，中等质量证据）。中国指南专家组认为针对性沟通策略在社会弱势女性群体中有中等程度的损害。

（2）目标性沟通 vs. 一般性沟通

未找到中国相关证据。中国指南专家组认为损害和负担微小。

（3）目标性沟通 vs. 针对性沟通

中国指南专家组指出，纳入研究未提供有关损害的结局指标，也没有发现明显的损害。中国指南专家组认为损害小或微小。

5．证据质量

（1）针对性沟通 vs. 一般性沟通

仅有的 1 项纳入研究为随机对照试验，报告了筛查参与率，证据质量中等。

（2）目标性沟通 vs. 一般性沟通

中国指南专家组认为，纳入研究为低质量证据。

（3）目标性沟通 vs. 针对性沟通

中国指南专家组认为，纳入研究为极低质量证据。该研究为间接证据，且研究中的针对性干预对象为特定人群，限制了证据的外推性。

6．其他考虑

（1）针对性沟通 vs. 一般性沟通

价值观念与偏好：中国弱势女性群体对于针对性沟通策略的态度和看法可能存在重要的不确定性或者差异。

利弊平衡：利弊平衡的结果很可能支持使用一般性沟通策略。

卫生服务公平性：纳入研究结果表明针对性沟通策略会降低乳腺癌筛查的参与率。基于此，中国指南专家组认为针对性沟通策略可能会降低卫生服务的公平性。

可接受性和可行性：中国指南专家组认为针对性沟通策略很可能会被接受，但对于社会弱势女性群体来说，进行针对性沟通的前提是通过可行的方法与她们取得联系。如何接触到这些女性是实施针对性沟通策略的最大障碍。如果通过电话来进行针对性沟通，那么是否可以成功获取电话号码可能会对针对性沟通策略的可行性产生影响。中国指南专家组指出，无论是按邮政编码还是按年龄开展邀请工作，为了评估接触和针对社会弱势女性群体的可行性，都必须对筛查的邀请过程进行慎重考虑。

（2）目标性沟通 vs. 一般性沟通

利弊平衡：未找到中国相关证据。因为大多数研究都来自欧洲之外的国家/地区，所以研究证据因间接性而被降级。因为获益的临床相关性阈值为每邀请 100 人至少增加 10 名参与者，所以研究证据因不精确性而被进一步降级。中国指南专家组认为利弊权衡可能倾向于目标性沟通策略。

价值观念与偏好：社会弱势女性对于邀请筛查时使用目标性沟通的态度和看法可能不存在重要的不确定性或者差异。

卫生服务公平性：中国指南专家组认为，使用目标性沟通策略可能会增加公平性。

可接受性和可行性：中国指南专家组认为使用目标性沟通策略是可以接受的，且可能是可行的。

（3）目标性沟通 vs. 针对性沟通

价值观念与偏好：中国弱势女性群体对于针对性沟通策略的态度和看法可能存在重要的不确定性或者差异。

利弊平衡：利弊平衡支持或可能支持使用针对性沟通策略。

卫生服务公平性：虽未发现相关研究证据，但中国指南专家组认为，针对残疾人或社会弱势女性群体等特定易损害人群的针对性沟通可能会增加公平性，保障公平参加乳腺癌筛查的权利。

可接受性和可行性：虽未发现相关研究证据，但中国指南专家组认为如果女性有兴趣参与筛查，对社会弱势女性群体的针对性沟通策略可能会被接受，并且具有可行性。

7. 推荐意见表总结

（1）针对性沟通 vs. 一般性沟通（表 6-38）

表 6-38　针对性沟通 vs. 一般性沟通

判　断　标　准	判　断　结　果
1. **问题优先级**：这个问题是优先考虑的吗	是
2. **预期收益**：干预相对于对照，可能带来多大的收益	中等
3. **预期受损**：干预相对于对照，可能带来多大的受损	微小
4. **证据质量**：证据的总体质量是什么	低
5. **患者价值观**：关于患者/目标人群对于干预可能导致的利与弊的结局是如何看待的，是否存在重要的不确定性？人群中是否存在重要的差异	可能有重要的不确定性和差异
6. **利弊平衡**：利与弊的平衡是更倾向于干预，还是对照	可能倾向于干预组
7. **所需资源**：干预所需的资源和成本有多大	不知道
8. **所需资源的估计的证据质量**：关于干预所需的资源和成本的估计值，证据质量如何	未纳入研究
9. **成本效果**：从成本效果上来考虑，是更倾向于干预还是对照	未纳入研究
10. **卫生公平性**：干预会对卫生公平性产生哪些影响	可能促进
11. **可接受程度**：关键的利益相关者是否可以接受干预	可能是
12. **可行性**：干预是否可行	视情况而定

（2）目标性沟通 vs. 一般性沟通（表 6-39）

表 6‐39　目标性沟通 vs. 一般性沟通

判　断　标　准	判　断　结　果
1. **问题优先级**：这个问题是优先考虑的吗	是
2. **预期收益**：干预相对于对照，可能带来多大的收益	微小
3. **预期受损**：干预相对于对照，可能带来多大的受损	中等
4. **证据质量**：证据的总体质量是什么	中等
5. **患者价值观**：关于患者/目标人群对于干预可能导致的利与弊的结局是如何看待的，是否存在重要的不确定性？人群中是否存在重要的差异	可能有重要的不确定性和差异
6. **利弊平衡**：利与弊的平衡是更倾向于干预，还是对照	可能倾向于对照
7. **所需资源**：干预所需的资源和成本有多大	不知道
8. **所需资源的估计的证据质量**：关于干预所需的资源和成本的估计值，证据质量如何	未纳入研究
9. **成本效果**：从成本效果上来考虑，是更倾向于干预还是对照	未纳入研究
10. **卫生公平性**：干预会对卫生公平性产生哪些影响	可能降低
11. **可接受程度**：关键的利益相关者是否可以接受干预	不知道
12. **可行性**：干预是否可行	视情况而定

（3）目标性沟通 vs. 针对性沟通（表 6‐40）

表 6‐40　目标性沟通 vs. 针对性沟通

判　断　标　准	判　断　结　果
1. **问题优先级**：这个问题是优先考虑的吗	是
2. **预期收益**：干预相对于对照，可能带来多大的收益	中等
3. **预期受损**：干预相对于对照，可能带来多大的受损	微小
4. **证据质量**：证据的总体质量是什么	极低
5. **患者价值观**：关于患者/目标人群对于干预可能导致的利与弊的结局是如何看待的，是否存在重要的不确定性？人群中是否存在重要的差异	可能有重要的不确定性和差异
6. **利弊平衡**：利与弊的平衡是更倾向于干预，还是对照	可能倾向于干预组

（续　表）

判　断　标　准	判　断　结　果
7. **所需资源**：干预所需的资源和成本有多大	不知道
8. **所需资源的估计的证据质量**：关于干预所需的资源和成本的估计值，证据质量如何	未纳入研究
9. **成本效果**：从成本效果上来考虑，是更倾向于干预还是对照	未纳入研究
10. **卫生公平性**：干预会对卫生公平性产生哪些影响	可能促进
11. **可接受程度**：关键的利益相关者是否可以接受干预	可能是
12. **可行性**：干预是否可行	视情况而定

8. 中国指南专家组讨论与结论（表 6 - 41）

表 6 - 41　推荐意见 41～43

在邀请社会弱势女性参与沟通时：
推荐意见 41
建议使用一般性沟通策略或针对性沟通策略邀请*（中等质量证据）
推荐意见 42
建议使用目标性沟通策略**（低质量证据）
推荐意见 43
建议使用目标性沟通或针对性沟通策略邀请（极低质量证据）
*针对性沟通是将信息与个体特征相适应，更加个体化，更加"量体裁衣"适合个体特征
**目标性沟通是根据人口亚组的共同特征定制信息，例如生活方式因素，城市流动人口或农村户籍人口等

(1) 纳入研究只报告了参与率的变化，没有涉及满意度、知情决策等其他的重要结局
(2) 使用目标性沟通策略邀请社会弱势女性参与筛查具有中等程度的获益和微小的损害。利弊平衡可能支持使用目标性沟通策略。中国指南专家组认为目标性沟通策略可能会被接受，且可能具有可行性
(3) 针对性沟通策略可能降低卫生服务公平性。对社会弱势女性群体的针对性沟通可能会被接受，而可行性视情况而定。利弊平衡可能支持针对性沟通策略邀请。但实施过程中可能会出现严重的问题，可能会产生较大的成本支出

9. 其他指南推荐

由于针对性沟通策略可能弊大于利，欧盟指南专家组不建议使用针对性沟通策略来提高社会弱势女性群体的乳腺癌筛查项目参与率。中国指南专家组做出了不同的推荐意见，主要是考虑到了针对性沟通易于被女性所接受。

同时，由于目标性沟通策略相比一般性沟通策略可能利大于弊，且具有可行性，因此欧盟指南专家组建议使用目标性沟通策略来提高社会弱势女性群体的乳腺癌筛查项目参与率。欧盟指南专家组还建议使用目标性沟通或者针对性沟通策略来提高社会弱势女性群体的乳腺癌筛查项目参与率。中国指南专家组做出了相同的推荐意见。

10. 实施推荐意见

与弱势群体女性沟通时,应考虑实际情况尤其是这些女性群体的接受程度来采取适宜的措施。实施针对性沟通或者目标性沟通的最大障碍为如何与这些弱势群体女性取得联系和信任,同时制定针对个体的沟通策略对人力物力资源也有较高要求。例如,依靠社区组织筛查时,依靠社区邀请社会弱势群体女性参与筛查更容易取得她们的联系方式和信任。

（二）邀请普通话不流利女性参与的沟通策略

1. 研究问题

邀请普通话不流利女性进行乳腺癌筛查时,应使用目标性沟通策略还是一般性沟通策略?

2. 证据总结

针对该研究问题纳入了 1 项随机对照试验[227]。这项研究在美国开展,纳入 848 人,报告了筛查参与率。系统评价没有纳入来自中国的研究。

3. 获益

1 项纳入 848 人的随机对照试验结果表明,与使用一般性沟通策略相比,目标性沟通策略可能会增加非英语母语女性的乳腺癌筛查参与率（RR＝1.23, 95% CI: 1.12～1.36,低质量证据）。使用一般性沟通策略的筛查参与率为 58/100 人,使用目标性沟通策略可以增加 13/100 人（95% CI: 7～21,低质量证据）。中国指南专家组认为使用目标性沟通具有中等程度的获益。

4. 损害和负担

系统评价未找到关于不同沟通策略的损害的证据,因此损害小或微小。

5. 证据质量

仅纳入 1 项研究,证据质量为低质量证据。

6. 其他考虑

利弊平衡:当筛查项目的基线参与率非常低的时候,目标性沟通会有较大的效应值。但是当参与率已经达到 60% 左右时,目标性沟通的获益则不会非常明显。中国指南专家组可能倾向于使用目标性沟通策略。

卫生服务公平性:中国指南专家组认为,针对非本国母语者等特定易损害人群的干预措施可能会增加公平性,保障公平参加乳腺癌筛查的权利。

可接受性和可行性:对于大多数在特定场合下不使用本国母语的女性来说,使用她们的母语进行目标性沟通是可以接受的,且可行的。

7. 中国指南专家组讨论与结论（表 6-42）

表 6-42　推荐意见 44

推荐意见 44
在邀请普通话不流利女性进行乳腺癌筛查时,建议可使用目标性沟通策略（极低质量证据）
（1）目标性沟通策略具有中等程度获益和小或微小的损害。利弊平衡可能倾向于目标性沟通策略 （2）目标性沟通策略是可以接受的,是可行的

8. 其他指南推荐

与一般性沟通策略相比,欧盟指南专家组考虑到使用目标性沟通策略可能利大于弊,能提高非本国母语女性的乳腺癌筛查计划参与率,且具有可接受性和可行性,因此建议使用目标性沟通策略。中国指南专家组做出了相同的推荐意见。

9. 实施推荐意见

实施适用于母语非官方语言汉语的社会弱势女性群体的目标性的沟通策略对人力物力资源有较高要求,尤其是需要掌握汉语和少数民族语言的专业人员对沟通材料进行翻译和本地化。与这些弱势群体女性沟通时,应考虑实际情况尤其是女性群体的接受程度来采取适宜的措施。

10. 推荐意见表总结(表6-43)

表6-43 目标性沟通 vs. 一般性沟通用于母语非官方语言汉语的社会弱势女性群体

判 断 标 准	判 断 结 果
1. **问题优先级**:这个问题是优先考虑的吗	可能是
2. **预期收益**:干预相对于对照,可能带来多大的收益	高
3. **预期受损**:干预相对于对照,可能带来多大的受损	微小
4. **证据质量**:证据的总体质量是什么	低
5. **患者价值观**:关于患者/目标人群对于干预可能导致的利与弊的结局是如何看待的,是否存在重要的不确定性?人群中是否存在重要的差异	可能有重要的不确定性和差异
6. **利弊平衡**:利与弊的平衡是更倾向于干预,还是对照	可能倾向于干预组
7. **所需资源**:干预所需的资源和成本有多大	不知道
8. **所需资源的估计的证据质量**:关于干预所需的资源和成本的估计值,证据质量如何	未纳入研究
9. **成本效果**:从成本效果上来考虑,是更倾向于干预还是对照	未纳入研究
10. **卫生公平性**:干预会对卫生公平性产生哪些影响	可能促进
11. **可接受程度**:关键的利益相关者是否可以接受干预	可能是
12. **可行性**:干预是否可行	视情况而定

(三) 邀请智力障碍女性参与的沟通策略

1. 研究问题

邀请智力障碍女性进行乳腺癌筛查时,应使用目标性沟通策略还是一般性沟通策略?

2. 证据总结

针对该研究问题纳入了1项随机对照试验[228]。这项研究在澳大利亚开展,纳入200人,报告了筛查参与率。系统评价没有纳入来自中国的研究。

3. 获益

1 项纳入 200 人的随机对照试验结果显示,与使用一般性沟通策略相比,针对性沟通策略可能会提高智力障碍女性群体的乳腺癌筛查参与率(RR＝3.74,95% CI: 1.26～11.07,低质量证据)。使用一般性沟通策略时的筛查参与率为 4/100 人,使用目标性沟通策略可以增加 10 人参与(95% CI: 1～38,低质量证据)。

4. 损害和负担

未找到中国相关证据。中国指南专家组认为有微小的损害。

5. 证据质量

证据存在间接性和不精确性,中国指南专家组认为,证据为低质量。

6. 其他考虑

价值观念与偏好:中国智力障碍女性群体对于目标性沟通策略的态度和看法可能存在重要的不确定性或者差异。

利弊平衡:中国指南专家组认为利弊平衡支持或可能支持使用目标性沟通策略。

卫生服务公平性:虽未发现相关研究证据,但中国指南专家组认为,针对残疾人或社会弱势女性群体等特定易损害人群的目标性沟通可能会增加公平性,保障公平参加乳腺癌筛查的权利。

可接受性和可行性:某些关键利益相关者可能不会认同目标性筛查。中国指南专家组认为,护理人员参与目标性沟通需要花费一些时间,这可能令人无法接受。同时,当前筛查项目的结构导致干预在很多情况下很难实施。大多数的筛查项目都会收到符合参与标准的女性名单,但其中不包含智力障碍女性,因此很难确定此类干预的目标人群。在可获得智力障碍女性相关信息的情况下,中国指南专家组认为干预的可行性会更高。

7. 中国指南专家组讨论与结论(表 6 - 44)

表 6 - 44　推荐意见 45

推荐意见 45
在邀请智力障碍女性进行乳腺癌筛查时,相较于一般性沟通策略,指南专家组建议可使用目标性沟通策略(低质量证据)
(1) 目标性沟通策略具有中等程度的获益和微小的损害,利弊平衡支持或可能支持目标性沟通策略邀请 (2) 目标性沟通策略可能增加卫生服务公平性 (3) 如果目标性沟通需要额外花费时间,那么护理人员等关键利益相关者可能不会接受

8. 其他指南推荐

与一般性沟通策略相比,欧盟指南专家组考虑到使用目标性沟通策略可能利大于弊,能提高智力障碍女性的乳腺癌筛查计划参与率,且具有可接受性和可行性,因此建议使用目标性沟通策略。中国指南专家组做出了相同的推荐意见。

9. 实施推荐意见

实施适用于智力障碍女性的目标性的沟通策略对人力物力资源有较高要求。应考虑实际情况尤其是女性群体的接受程度来采取适宜的措施。例如,是否有照料者或者具有特殊教育背景的专业人员来协助准备沟通材料。

10. 推荐意见表总结(表6-45)

表6-45 目标性沟通 vs. 一般性沟通用于智力障碍女性

判　断　标　准	判　断　结　果
1. **问题优先级**:这个问题是优先考虑的吗	是
2. **预期收益**:干预相对于对照,可能带来多大的收益	高
3. **预期受损**:干预相对于对照,可能带来多大的受损	微小
4. **证据质量**:证据的总体质量是什么	低
5. **患者价值观**:关于患者/目标人群对于干预可能导致的利与弊的结局是如何看待的,是否存在重要的不确定性? 人群中是否存在重要的差异	可能有重要的不确定性和差异
6. **利弊平衡**:利与弊的平衡是更倾向于干预,还是对照	可能倾向于干预组
7. **所需资源**:干预所需的资源和成本有多大	不知道
8. **所需资源的估计的证据质量**:关于干预所需的资源和成本的估计值,证据质量如何	未纳入研究
9. **成本效果**:从成本效果上来考虑,是更倾向于干预还是对照	未纳入研究
10. **卫生公平性**:干预会对卫生公平性产生哪些影响	视情况而定
11. **可接受程度**:关键的利益相关者是否可以接受干预	可能是
12. **可行性**:干预是否可行	可能是

11. 关于弱势群体沟通策略的研究方向

目前国内缺乏有关不同沟通策略应用于社会弱势群体的效果的研究,应重点在城市流动人口、进城务工人员、偏远地区群众和少数民族群众中开展相关研究。同时,应考虑开展卫生经济学评估这些沟通策略的成本效果。

六、通知阴性结果

乳腺癌筛查是包括邀请、治疗和随访在内的系统性活动。作为一项公共卫生行动计划,乳腺癌筛查项目应制定完善的通知体系,可确保参与者及时得知筛查结果、最终诊断和癌症分期情况,应建立科学的管理体系,以明确目标人群,并对邀请方式、筛查流程和召回程序进行评估,且应提供有效的治疗。不同筛查阶段的沟通方式和信息需求也有所不同,应根据筛查阶段(邀请、阴性结果通知和召回)为女性提供具有针对性的信息。被召回行进一步评估的女性可能会需要与评估流程和评估结果相关的信息。在召回阶段,可以多种形式向女性提供更多更详细的信息。对乳腺癌确诊女性来说,与医护人员当面沟通治疗方案及其效果是十分重要的。向女性传达信息的方式和时间,特别是在需要召回行进一步评估的情况下,都可能会严重影响女性的焦虑水平、压力程度、生活质量和幸福感。阴性结果的通知方式可能会影响女性的后续筛查参与率和女性对乳腺癌筛查项目的信任。

（一）发送信件通知 vs. 不通知

1. 研究问题

在告知接受筛查的女性阴性筛查结果时,应该发送信件通知还是不通知?

2. 证据总结

针对该研究问题的系统评价纳入了 2 项观察性研究,2 项研究均在欧美国家开展,系统评价没有纳入来自中国的相关研究。2 项研究分别报告了女性的满意度[229]和焦虑程度[230]。

3. 获益

2 项观察性研究共纳入 1 225 名女性。研究结果表明,医生首选的筛查结果告知方法是打电话。信件、医生当面告知和医生打电话告知这三种方式的满意度分别为 65％、72％和 94％[229]（极低质量证据）。与较长的通知时间（10.3 天后）相比,更短的通知时间（5 天后）有更高的总体满意度[230]（极低质量证据）。但是纳入研究没有提供信件通知阴性结果与不通知相比是否获益。中国指南专家组无法判断获益的大小。

4. 损害和负担

未找到相关中国证据。基于欧盟指南的证据,中国指南专家组认为可能不存在损害。

5. 证据质量

满意度和焦虑程度是形成推荐意见所依赖的关键结局,这两个关键结局的证据质量为极低,因此总体证据质量为极低。

6. 其他考虑

利弊平衡:利弊平衡可能支持信件通知。因为纳入研究虽然存在严重的间接性,但信件通知可能没有损害,且会带来获益,但获益程度尚不清楚。

可接受性和可行性:虽暂未发现与信件通知或不通知的可接受性和可行性相关的中国证据,但中国指南专家组认为关键利益相关者可能会接受信件通知。

7. 中国指南专家组讨论与结论（表 6 - 46）

表 6 - 46　推荐意见 46

推荐意见 46
在告知接受筛查的女性阴性筛查结果时,指南专家组建议使用信件通知（极低质量证据）
（1）寄送纸质信件的成本低,发送电子邮件的成本可能更低
（2）中国女性对主要结局的态度和看法可能存在重要的不确定性和差异
（3）信件通知可能会增加公平性

8. 其他指南推荐

由于信件通知方式具有低成本且可能会增加卫生公平性的优点,欧盟指南专家组建议使用信件通知的方式告知阴性结果。中国指南专家组做出了相同的推荐意见。

9. 推荐意见表总结(表6-47)

表6-47 信件通知 vs.不通知女性阴性筛查结果

判 断 标 准	判 断 结 果
1. **问题优先级**：这个问题是优先考虑的吗	是
2. **预期收益**：干预相对于对照,可能带来多大的收益	不知道
3. **预期受损**：干预相对于对照,可能带来多大的受损	微小
4. **证据质量**：证据的总体质量是什么	极低
5. **患者价值观**：关于患者/目标人群对于干预可能导致的利与弊的结局是如何看待的,是否存在重要的不确定性? 人群中是否存在重要的差异	可能有重要的不确定性和差异
6. **利弊平衡**：利与弊的平衡是更倾向于干预,还是对照	可能倾向于干预组
7. **所需资源**：干预所需的资源和成本有多大	中等成本增加
8. **所需资源的估计的证据质量**：关于干预所需的资源和成本的估计值,证据质量如何	极低
9. **成本效果**：从成本效果上来考虑,是更倾向于干预还是对照	未纳入研究
10. **卫生公平性**：干预会对卫生公平性产生哪些影响	可能促进
11. **可接受程度**：关键的利益相关者是否可以接受干预	可能是
12. **可行性**：干预是否可行	是

(二) 当面通知 vs.发送信件通知

1. 研究问题

在告知接受筛查的女性阴性筛查结果时,应该当面通知还是发送信件通知?

2. 证据总结

针对该研究问题的系统评价纳入了1项观察性研究[229],该项研究在欧洲之外的国家开展,系统评价没有纳入来自中国的相关研究。此项研究报告了女性满意度,没有报告焦虑程度。

3. 获益

1项观察性研究共纳入655名女性。医生首选的筛查结果告知方法是打电话。信件、医生当面通知和医生打电话通知这三种方式的满意度分别为65%、72%和94%(极低质量证据)。与信件通知相比,医生当面通知阴性结果的女性满意度更高。

4. 损害和负担

无相关证据。

5. 证据质量

女性的满意度是形成推荐意见所依赖的关键结局。该关键结局的证据质量为极低,因此总体证据质量为极低。

6. 其他考虑

利弊平衡：因该研究存在严重的间接性，且未对最佳沟通策略进行比较，所以无法对利弊平衡做出判断。

可接受性和可行性：虽暂未发现当面通知的可接受性和可行性相关的中国证据，但中国指南专家组认为当面通知可能不具有可行性。

7. 中国指南专家组讨论与结论（表 6-48）

表 6-48　推荐意见 47

推荐意见 47 在告知接受筛查的女性阴性筛查结果时，相比于信件通知，指南专家组不建议当面通知（极低质量证据）
（1）虽然没有当面通知相关的成本信息，但当面通知产生的差旅和人力资源成本支出大 （2）中国女性对主要结局的态度和看法可能存在重要的不确定性和差异 （3）当面通知可能会降低公平性，因为经济状况不佳的女性可能负担不起当面通知相关的差旅成本支出 （4）与当面通知的获益和损害相关的研究证据存在严重的间接性，成本支出大，可能不具有可行性

8. 其他指南推荐

欧盟指南专家组不建议使用当面通知的方式告知阴性结果。这是由于考虑到当面通知可能需要消耗较大的资源。中国指南专家组做出了相同的推荐意见。

9. 推荐意见表总结（表 6-49）

表 6-49　当面通知 vs. 发送信件通知女性阴性筛查结果

判 断 标 准	判 断 结 果
1. **问题优先级**：这个问题是优先考虑的吗	是
2. **预期收益**：干预相对于对照，可能带来多大的收益	不知道
3. **预期受损**：干预相对于对照，可能带来多大的受损	不知道
4. **证据质量**：证据的总体质量是什么	极低
5. **患者价值观**：关于患者/目标人群对于干预可能导致的利与弊的结局是如何看待的，是否存在重要的不确定性？人群中是否存在重要的差异	可能有重要的不确定性和差异
6. **利弊平衡**：利与弊的平衡是更倾向于干预，还是对照	不知道
7. **所需资源**：干预所需的资源和成本有多大	大的成本增加
8. **所需资源的估计的证据质量**：关于干预所需的资源和成本的估计值，证据质量如何	极低
9. **成本效果**：从成本效果上来考虑，是更倾向于干预还是对照	未纳入研究

（续　表）

判　断　标　准	判　断　结　果
10. **卫生公平性**：干预会对卫生公平性产生哪些影响	可能降低
11. **可接受程度**：关键的利益相关者是否可以接受干预	可能不是
12. **可行性**：干预是否可行	可能不是

（三）电话通知 vs.发送信件通知

1. 研究问题

在告知接受筛查的女性阴性筛查结果时，应该打电话通知还是发送信件通知？

2. 证据总结

针对该研究问题的系统评价纳入了 1 项观察性研究[229]，该项研究在欧洲之外的国家开展，系统评价没有纳入来自中国的相关研究。此项研究报告了女性满意度，没有报告焦虑程度。

3. 获益

1 项观察性研究共纳入 655 名女性。医生首选的筛查结果通知方式是打电话。信件、医生当面通知和医生打电话通知这三种方式的满意度分别为 65％、72％和 94％（极低质量证据）。与信件通知的方式相比，医生打电话通知阴性结果的女性满意度更高。

4. 损害和负担

无相关证据。

5. 证据质量

满意度和焦虑程度是形成推荐意见所依赖的关键结局。纳入研究仅报告了女性满意度这一项结局，且证据质量为极低，因此总体证据质量为极低。

6. 其他考虑

利弊平衡：因该研究存在严重的间接性，且未对最佳沟通策略进行比较，所以无法对利弊平衡做出判断。

可接受性和可行性：虽暂未发现电话通知的可接受性和可行性相关的中国证据，但中国指南专家组认为电话通知可能不具有可行性。

7. 中国指南专家组讨论与结论（表 6-50）

表 6-50　推荐意见 48

推荐意见 48
在告知接受筛查的女性阴性筛查结果时，指南专家组不建议使用电话告知（极低质量证据）
（1）与信件通知相比，电话通知的成本支出大 （2）电话通知可能不具有可行性

8. 其他指南推荐

考虑到电话通知支出较大，相比信件通知不具有可行性。欧盟指南专家组不建议采用电话通知的方式告知阴性结果。中国指南专家组做出了相同的推荐意见。

9. 实施推荐意见

若妇女未收到阴性通知，可能产生担心和焦虑等，所以通知到位很重要。中国指南专家组建议使用信件通知。有组织筛查项目可以根据实际资源和需要，采用一些类似的书面通知方式，例如电子邮件、微信和手机短信息等。如果有组织筛查项目是依靠社区组织的，书面通知阴性结果也可以依靠社区组织而非邮政系统来开展。

10. 推荐意见表总结（表 6-51）

表 6-51　电话通知 vs. 发送信件通知女性阴性筛查结果

判 断 标 准	判 断 结 果
1. **问题优先级**：这个问题是优先考虑的吗	是
2. **预期收益**：干预相对于对照，可能带来多大的收益	不知道
3. **预期受损**：干预相对于对照，可能带来多大的受损	不知道
4. **证据质量**：证据的总体质量是什么	极低
5. **患者价值观**：关于患者/目标人群对于干预可能导致的利与弊的结局是如何看待的，是否存在重要的不确定性？人群中是否存在重要的差异	可能有重要的不确定性和差异
6. **利弊平衡**：利与弊的平衡是更倾向于干预，还是对照	不知道
7. **所需资源**：干预所需的资源和成本有多大	大的成本增加
8. **所需资源的估计的证据质量**：关于干预所需的资源和成本的估计值，证据质量如何	极低
9. **成本效果**：从成本效果上来考虑，是更倾向于干预还是对照	未纳入研究
10. **卫生公平性**：干预会对卫生公平性产生哪些影响	可能没有影响
11. **可接受程度**：关键的利益相关者是否可以接受干预	可能不是
12. **可行性**：干预是否可行	可能不是

11. 研究方向

目前国内缺乏相关数据，因此可以开展在中国女性中阴性筛查结果的最佳通知方式的研究，尤其是社交媒体等电子通知方式的效率、满意度和所需资源的研究。

七、医护人员资质与培训

到目前为止，乳腺癌是世界上第二大常见癌症，是女性发病率最高的癌症，通过筛查及早发现可降低乳腺癌特异性死亡率，但必须确保高质量的筛查服务，以平衡利弊。为了维持和提高乳腺癌筛查的服务质量，为从事乳腺 X 线摄影筛查的专业人员制定教育计划，推荐意见或指南十分重要。其中,包括对读片人的经验做出规定,以保证读片质量维持在一个较高的水平。

(一) 读片专家资质

1. 研究问题

在乳腺癌乳腺 X 线摄影筛查项目中,是否应当设定一个最佳读片数量作为对读片专家的经验要求?

2. 证据总结

系统评价纳入了 8 项观察性研究[231-239],分析了读片量与假阳性率、灵敏度及乳腺癌检出率的关系。系统评价没有纳入来自中国的研究。

3. 获益

假阳性率的总体下降与专家年读片量的增加有关(线性 $R^2 = 0.495\ 1$;$P < 0.001$)。年读片量 $\leqslant 3\ 500$ 次时,读片经验每增加 $1\ 000$ 次,假阳性率降低 1.35%($P = 0.01$);年读片量 $\geqslant 3\ 500$ 次时,读片经验每增加 $1\ 000$ 次,假阳性率降低 0.13%($P = 0.126$)(极低质量证据)。

灵敏度的整体提高与专家年读片量的增加有关。年读片量在 $7\ 000$ 次左右时,灵敏度为 $0.893 \sim 0.939$(极低质量证据)。

乳腺癌检出率的总体提高与专家年读片量的增加有关。年读片量在 $7\ 000$ 次左右时,每 $1\ 000$ 次筛查,可多检出 $5.05 \sim 8.3$ 例乳腺癌(极低质量证据)。

但乳腺癌的发病率因国家而异,中国指南专家组认为乳腺癌检出率不是非常可靠的指标。中国指南专家组指出,该问题中的干预是对读片人的经验设定具体阈值,对照是不对读片人的经验设定具体阈值。平均而言,干预会带来获益,但是获益程度取决于阈值的起点,以及获益与干预措施的比较方式。中国指南专家组认为,设置最佳年读片数的获益视具体情况而定。

4. 损害和负担

灵敏度的整体提高与专家年读片量的增加有关。但当专家年读片量超过 $7\ 000$ 次时,可能会降低灵敏度(极低质量证据)。

读片量较高的区域内的数据较少。因此,中国指南专家组对读片量($11\ 000$ 次/年)的上限值不太确定。

平均而言,如果乳腺 X 线摄影影像读片人的年读片量在建议范围之外,则会带来损害,但是与获益的情况相似,损害的程度也取决于阈值的起点/比较点,以及损害与干预措施的比较方式。因此,中国指南专家组认为,干预的损害视具体情况而定。

5. 证据质量

因为研究设计和分析存在局限性、各研究间存在不一致性、研究数据存在不精确性,纳入研究总体为极低质量证据。

6. 其他考虑

价值观念与偏好:中国指南专家组成员认为在价值观念与偏好方面,考虑到对于读片专家的经验要求时,中国女性可能不存在重要的不确定性或者差异。

利弊平衡:以最有利的利弊平衡结果为依据,确定读片量的区间。确保读片量的区间值可以带来最有利的权衡结果。利弊平衡倾向于设置年读片量。

成本支出和成本效果：根据1项美国的假阳性结果的成本分析研究[240]，假阳性相关的额外支出成本的中位数为338美元。如果读片专家的年读片量超过建议范围，可能会增加成本支出。因为筛查中心将不得不聘用其他读片量在建议范围内的读片人。另一方面，读片数量越多，工资越高。中国指南专家组认为，设置读片量可能有中等的成本支出。

卫生服务公平性：中国指南专家组认为，对于女性来说，设定读片专家的年读片量，可能会增加公平性，因为可以确保读片质量和较小的健康结局差异（可能会减少随机出现的不公平现象）。

可接受性和可行性：最佳读片量区间的上限值（11 000次/年）是一个新结果，在接受度上可能存在问题。对于参与多项筛查项目的读片专家，他们的年读片量可能会超过建议范围的最大值；而下限值（3 500次/年）是可以接受的，该值低于此前推荐使用的阈值（5 000次/年）。在某些利益相关者群体中，设置最佳年读片数可能会遇到一些障碍；对政策制定者来说，设定最佳年读片量具有可行性。但在读片专家年读片数量较低的小型乳腺癌筛查项目中，可能难以实施。此外，增加或减少读片量的规定可能需要一些时间。中国指南专家组综合分析后认为，设置最佳年读片数可能具有可接受性和可行性。

7. 中国指南专家组讨论与结论（表6-52）

表6-52　推荐意见49

推荐意见49 指南专家组建议在乳腺X线摄影筛查项目中，根据阅片数量对阅片专家经验做出要求（极低质量证据）
（1）更高的乳腺癌检出率和灵敏度是获益。确保读片量的区间值可以带来最有利的有关灵敏度（真阳性）和特异度（假阳性）之间的平衡结果。利弊平衡倾向于设置年读片量 （2）设定最佳年读片量可能会增加卫生服务的公平性，并且具有可行性和可接受性

8. 其他指南推荐

欧盟指南专家组不确定获益到底有多大，但他们认为存在净获益。中国指南专家组得出与欧盟指南一致的结论，即有条件推荐对读片专家设定一个最佳读片数量。

9. 实施推荐意见

欧美国家对于乳腺X线摄影筛查的读片专家的资质要求相对严格，而我国的筛查项目仍处在早期阶段，因此没有对于读片专家资质的统一要求。有组织的筛查项目应该在项目实施前对读片专家进行培训考核，以提高筛查读片的准确性。

10. 推荐意见表总结（表6-53）

表6-53　对读片专家设定 vs. 不设定一个最佳读片数量

判　断　标　准	判　断　结　果
1. **问题优先级**：这个问题是优先考虑的吗	是
2. **预期收益**：干预相对于对照，可能带来多大的收益	视情况而定

（续　表）

判　断　标　准	判　断　结　果
3. **预期受损**：干预相对于对照，可能带来多大的受损	视情况而定
4. **证据质量**：证据的总体质量是什么	极低
5. **患者价值观**：关于患者/目标人群对于干预可能导致的利与弊的结局是如何看待的，是否存在重要的不确定性？人群中是否存在重要的差异	可能没有重要的不确定性和差异
6. **利弊平衡**：利与弊的平衡是更倾向于干预，还是对照	可能倾向于干预组
7. **所需资源**：干预所需的资源和成本有多大	不知道
8. **所需资源的估计的证据质量**：关于干预所需的资源和成本的估计值，证据质量如何	极低
9. **成本效果**：从成本效果上来考虑，是更倾向于干预还是对照	未纳入研究
10. **卫生公平性**：干预会对卫生公平性产生哪些影响	可能促进
11. **可接受程度**：关键的利益相关者是否可以接受干预	可能是
12. **可行性**：干预是否可行	是

（二）医护人员沟通技能培训

1. 研究问题

是否应向与参加乳腺癌筛查的女性有接触的医护人员提供沟通技能培训？

2. 证据总结

系统评价纳入了 4 项随机对照试验[241-244]，共有 4 746 名研究对象，主要报告的沟通能力包括向公众解释风险、了解公众的筛查治疗偏好和策略决策偏好、使用通俗易懂的语言、了解公众的癌症风险认知水平、鼓励公众讨论自身对癌症筛查的担忧、确认公众对于获益和损害的理解、鼓励公众提问、与公众达成有关筛查的共识、一般性癌症风险沟通和结肠癌筛查决策。此外，还报告了沟通质量提高、结肠癌筛查知识提高、筛查参与率、焦虑、筛查的疼痛和不适等结局。系统评价没有纳入来自中国的研究。

3. 获益

与未接受相关培训的医护人员相比，接受过沟通技巧培训的医护人员的沟通质量更高（均值差 MD=2.19，95% CI: 0.06～4.32，低质量证据）。

沟通技巧培训可能会提高医护人员的沟通能力，从而增加接受筛查的公众对癌症风险的理解（均值差 MD=0.8，95% CI: 0.06～1.54，极低质量证据）、增加了结肠癌筛查知识（均值差 MD=0.3，95% CI: 0.03～0.57，低质量证据）和筛查参与率（比值比 OR=1.55，95% CI: 1.22～1.98，低质量证据）。

中国指南专家组认为，提供沟通技能培训带来小的获益。

4. 损害和负担

中国指南专家组认为,提供沟通技能培训的损害微小。

5. 证据质量

中国指南专家组指出了对纳入研究间接性的担忧,因为研究证据中涉及的人群(美国人和中国人)、医护人员(全科医生)和筛查项目(结直肠癌)与研究问题的设定不匹配。中国指南专家组认为,纳入研究总体为极低质量证据,因为存在不精确性和间接性。

6. 其他考虑

价值观念与偏好:1 项研究[245]使用半结构化访谈对个人进行采访,以了解女性对乳腺X 线摄影检查的体验和看法。研究发现,放射技师的人际交往能力对于女性的筛查体验至关重要。放射技师对女性行为的反应可能会影响他们对女性的细心照顾程度。女性已经意识到放射技师的安抚能力存在差异。工作人员面临的困难包括给予女性自主权时需要注意的各种技巧细节,以及即便在压力环境下,进行护理工作时也要对女性充满同情心。中国指南专家组认为中国女性对医护人员是否接受沟通技巧培训的态度和看法可能存在重要的不确定性或者差异。

利弊平衡:中国指南专家组认为,利弊平衡倾向于提供沟通技能培训。

成本支出和成本效果:中国指南专家组认为,提供沟通技能培训的成本支出情况取决于沟通技巧的培训形式,例如研讨会、授课、在线学习或个性化策略。沟通技巧培训需要详细的规划,并不断修订课程内容、教学方法和协助者的职责。而且,沟通技巧培训时长和结构也会对成本支出产生影响。因此,无法判断提供沟通技能培训可能带来的成本支出和成本效果。

卫生服务公平性:中国指南专家组指出,需要关注信息过载在健康素养较低的人群中引发的反常反应。指南专家组一致认为,提供沟通技能培训可能会增加公平性。

可接受性和可行性:中国指南专家组认为,提供沟通技能培训可能具有可接受性和可行性。

7. 中国指南专家组讨论与结论(表 6‑54)

表 6‑54　推荐意见 50

推荐意见 50
指南专家组建议向接触乳腺癌筛查女性的医护人员提供沟通技能培训(极低质量证据)

(1) 向接触乳腺癌筛查女性的医护人员提供沟通技能培训,可能带来小的获益和微小的损害
(2) 中国女性对于医护人员提供沟通技能培训可能存在重要的不确定性或者差异
(3) 医护人员提供沟通技能培训可能会增加卫生服务的公平性,并且具有可行性和可接受性

8. 其他指南推荐

欧盟指南专家组认为提供沟通技能培训可能利大于弊,可以增加卫生服务公平性,且具有可接受性和可行性,因此建议对服务于乳腺 X 线摄影筛查项目参与者的医护人员(放射技师)进行沟通技能培训。中国指南专家组与欧盟指南专家组做出了相同的推荐意见。

9. 实施推荐意见

开展沟通技能培训可以采用多种策略包括研讨会、授课、在线学习或个性化教育等。同

时沟通技巧培训需要详细的规划,并根据实际需要修订课程内容和教学方法。

10. 推荐意见表总结(表6-55)

表6-55 开展 vs. 不开展沟通技能培训

判 断 标 准	判 断 结 果
1. **问题优先级**:这个问题是优先考虑的吗	是
2. **预期收益**:干预相对于对照,可能带来多大的收益	小
3. **预期受损**:干预相对于对照,可能带来多大的受损	微小
4. **证据质量**:证据的总体质量是什么	极低
5. **患者价值观**:关于患者/目标人群对于干预可能导致的利与弊的结局是如何看待的,是否存在重要的不确定性? 人群中是否存在重要的差异	可能有重要的不确定性和差异
6. **利弊平衡**:利与弊的平衡是更倾向于干预,还是对照	可能倾向于干预组
7. **所需资源**:干预所需的资源和成本有多大	不知道
8. **所需资源的估计的证据质量**:关于干预所需的资源和成本的估计值,证据质量如何	未纳入研究
9. **成本效果**:从成本效果上来考虑,是更倾向于干预还是对照	未纳入研究
10. **卫生公平性**:干预会对卫生公平性产生哪些影响	可能促进
11. **可接受程度**:关键的利益相关者是否可以接受干预	可能是
12. **可行性**:干预是否可行	可能是

11. 研究方向

在中国情境下开展研究,评价不同沟通技能培训方式的效果,以及沟通技能培训对于参与筛查的女性的满意度的影响。

第七章　结语

　　根据我国肿瘤登记资料,乳腺癌居我国女性癌症发病首位,并呈现持续上升趋势。要改善我国女性乳腺癌预后,必须提高乳腺癌早期诊断,推动有效治疗。乳腺癌筛查已被证实可以降低女性乳腺癌死亡率。《中国乳腺癌筛查及早期诊断指南》基于全球证据,并结合我国实际,遴选了乳腺癌筛查及早期诊断相关问题制定推荐意见,以指导我国乳腺癌筛查及早期诊断。然而,乳腺癌筛查的效果与筛查技术和普及程度密切相关。在推广人群乳腺癌筛查中,制定和实施筛查技术指南,推动有质量的筛查广泛普及非常重要。

一、实施指南所需要的条件

　　实施本指南需要承担乳腺癌筛查及早期诊断的医疗机构具备相关的筛查、诊断和治疗能力,并且具有相应的乳腺 X 线摄影及乳腺超声仪器设备,以及具有相关资质的专业人员。乳腺癌的筛查及早期诊断涉及多个专业,在开展有组织的筛查时,应包括影像学、肿瘤学、病理学,以及流行病学等多学科专业人员,同时应配备人员负责筛查的邀请、信息记录和存档、结果通知等工作。

二、基层可替代的筛查手段

　　我国基层医疗资源相对缺乏,可能不具备开展乳腺癌筛查的相关专业设备和人员,在缺乏乳腺 X 线摄影设备时,手持乳腺超声可以作为替代。同时,可以考虑结合远程医疗、流动筛查车等方式来调度人力物力资源,支持基层开展筛查工作。

三、政策和策略建议

　　专家普遍认为,要提高乳腺癌筛查的普及程度,必须提高筛查技术的可行性和筛查服务的可及性。我国幅员辽阔,城乡二元化和地区间发展不均衡,社会经济水平和医疗卫生服务资源的差异非常大,因此,本指南推荐的筛查技术在各地的应用需要结合当地实际情况。具体建议如下。

　　1. 进一步扩大筛查和早诊早治覆盖范围

　　各地政府和卫生行政部门需要结合当地乳腺癌发病水平和增长趋势,制定乳腺癌筛查服务策略,将乳腺癌筛查纳入公共卫生服务项目,或纳入现有的民生项目,使得乳腺癌筛查项目获得系统性的投入,包括组织体系、人员和经费,保证可持续地提供筛查服务。

2. 向偏远、贫困地区倾斜,向弱势群体倾斜

对于社会经济发展、医疗资源较为落后的偏远、贫困地区,可以通过国家项目,比如中央转移支付项目、区域性惠民项目等,帮助当地的医疗卫生机构,建立基本的乳腺癌筛查服务能力,并对服务内容、技术方法进行评估,推动指南推荐的技术在低资源地区的实施。弱势群体,包括贫困、无业、流动人口中的妇女,一般在各地有组织筛查中容易忽略这部分人群,缺乏有效的触达手段,有针对性的沟通和服务也往往成本较高,增加常规工作量。建议各地在规划有组织的乳腺癌筛查项目时给予关注,并在必要时设计和实施针对弱势群体的组织发动和筛查服务。常规筛查项目可以利用现有公共卫生和疾病防控的组织架构,将更多资源投入到弱势群体筛查的组织发动和服务中。

3. 开展健康教育和风险评估服务

中国女性普遍对乳腺癌筛查的重要性认知不足,对乳腺癌防治知识的了解缺乏,可能在一定程度上影响筛查项目的推动,需要在健康教育上面增加投入。更进一步讲,指南基于不同年龄、不同风险等级进行筛查技术推荐,因此要求筛查对象对于自身风险有一定了解,也需要筛查组织机构和筛查执行机构,有一定的途径可以对筛查对象的风险有比较准确的了解,可以考虑开发或利用现有的癌症(或乳腺癌专项)风险评估工具。

4. 优先考虑筛查相关专业人员的配置

指南推荐的筛查技术,需要专业人员的实施才能获得筛查效果。考虑到中国需要筛查的妇女人数巨大,各个地区卫生资源,特别是相关专业技术人员配置的差异,按照指南推荐的"X线摄影结合超声开展筛查,高危人群至少每年接受一次超声筛查",在实际操作中,在医疗资源缺乏之地区,有相当一部分女性可能始终只能获得超声筛查;即使在可获得X线摄影筛查的地区,可能会缺乏高年资、具有丰富阅片经验的专家,影响筛查质量。因此,当各个地区在规划实施乳腺癌筛查项目时,与筛查技术相匹配的专业技术人员的配置应纳入优先考虑事项。

在筛查项目规划中,对乳腺癌筛查项目目标对象的规模有较为准确的预估,并据此估算各种筛查技术所需要的各个级别的专业人员的数量,保证筛查工作量与筛查目标对象数量的匹配。如果现有专业人员数量不足,可以考虑通过培训增加合格专业技术人员数量,或者相应调整筛查目标人群,使之与筛查工作量相匹配。此外,在筛查项目实施过程中,仍需要对参与筛查的专业技术人员提供持续培训。

5. 推进筛查和诊疗规范化,完善质量控制

筛查技术实施质量决定了筛查有效性,在中国大规模人群中实施,考虑到各地区医疗卫生资源差异,建立完善的、细致的、适宜的质量控制体系尤为重要,质量控制体系的建立和推行,需要纳入国家、地区的筛查规划之中,制定相应的工作内容,配置相应的经费。

中国指南工作组建议组织我国乳腺癌筛查相关专业的专家和熟悉基层医疗卫生机构的防治专家,构建乳腺癌筛查及早期诊断的质量控制技术标准和操作规范,包括并不限于:X线摄影的拍摄,X线摄影的阅片、审核和报告,超声操作,超声报告,高危人群标准,筛查对象召回标准,乳腺断层融合摄影操作和报告,乳腺组织活检操作和报告,乳腺筛查健康教育核心信息,筛查知情同意沟通的方法和核心内容等。此外,工作组建议基于上述质量控制技术

标准和规范,建立相应的国家、省、地方质量控制专家队伍,构建质量检查标准和指标体系,供各地开展乳腺癌筛查项目作为技术参考,并推荐纳入各地卫生行政部门对乳腺癌筛查项目考核的依据。

四、研究方向

本指南所依据的筛查及早期诊断相关的医学证据,来源于对全球相关证据的评估,符合证据质量标准的研究中,欧美国家来源居多,也有少量来自中国人群。中国女性人口庞大,生理特征、各主要年龄段乳腺癌发病风险与欧美国家存在明显差异,现有的中国人群证据与制定筛查技术指南的需求之间存在巨大鸿沟,需要针对我国乳腺癌人群筛查的技术需求,规划相应的研究,并投入相应的资金和科研力量,推动乳腺癌筛查及早期诊断相关的高质量研究,以期产出高质量的证据指导早筛实践。

根据本指南形成过程中对现有证据的评估,建议应在我国人群中开展系统性研究,提供高质量的证据,包括并不限于以下领域:手持超声用于筛查的有效性和适宜性的研究、我国不同资源地区的乳腺癌筛查组织方式、我国高风险人群的适宜筛查及早期诊断方式、不同筛查策略的成本效果、我国各个地区女性的筛查及早期诊断偏好等,以填补相关医学科研空白,使得乳腺癌筛查的技术和实施更为精细化和精准化,为今后的乳腺癌筛查相关卫生政策决策、技术指南制定、具体实践提供可靠依据。

五、总结

《中国乳腺癌筛查及早期诊断指南》是一部基于全球证据,并结合我国实际,遵循国际公认的 GRADE 系统制定的指南。指南推荐专家组成员的遴选和组成以及利益冲突管理均遵循国际规范。在此基础上,中国指南工作组形成了 50 条推荐意见和 5 条专家共识,其中在早期诊断、与目标女性群体的沟通、筛查的组织和培训方面,均为国内首次。此外,在应用《中国乳腺癌筛查及早期诊断指南》推荐的筛查技术时,应结合各地实际情况。

尊敬的＿＿＿＿＿＿教授：

您好！

为更好地推动我国乳腺癌筛查工作，解决目前缺乏权威乳腺癌筛查技术指南的问题，中国抗癌协会乳腺癌专业委员会计划在 2020 年开展《中国乳腺癌筛查和诊断指南》的编写工作。

为确保科学性、权威性和实用性，编写工作将严格按照国际通行的指南编写要求进行。为吸取全球在乳腺癌筛查及早期诊断方面的科学进展，将参考欧盟委员会制定的《欧盟委员会乳腺癌倡议》进行编写，开展本指南的编写工作。为此，将与宁波诺丁汉大学合作，由宁波诺丁汉大学 GRADE 中心提供方法学支持。该中心是循证指南制定的专业机构。

经协商，《欧盟委员会乳腺癌倡议》工作组同意将该指南的全部临床证据数据无偿提供，用于编写适用于中国的指南。参见邮件所附《指南项目介绍》（本书略）。

我谨代表编写工作组，诚挚邀请您作为医学专家参与本指南项目。

项目计划于 6～9 个月完成。作为项目组医学专家，您需要在项目初始阶段参与指南的范围确定，做出利益冲突声明；在项目进行中期，回答指南方法学专家可能遇到的医学问题；在项目收尾阶段参与指南推荐意见的讨论和确定，以及指南文本的撰写和修改。方法学专家组将为您提供有关指南制定方法学的必要培训和技术支持。

在指南正式发布前，请您对项目中的专业和机密信息严格保密。

请在 3 月 20 日前签署附件中的《保密承诺书》（本书附录三）以及《专家利益声明》（本书附录二），回复本邮箱，提交电子扫描（照相）文件。

感谢您的参与！希望在您的参与和支持下，顺利完成《中国乳腺癌筛查及早期诊断指南》的编写工作。

《中国乳腺癌筛查及早期诊断指南》编写工作组　组长

中国抗癌协会乳腺癌专业委员会　候任主委

吴炅

2020 年 3 月

为确保任务的高度完整性和公信力，《中国乳腺癌筛查及早期诊断指南》工作组（以下简称"工作组"）要求担任顾问的专家披露所有可能与他们即将参与项目有关的潜在利益冲突。

所有担任顾问的专家必须披露任何可能的潜在利益冲突（即任何可能或经合理推断可能影响专家客观性和独立性的利益）。您必须在本利益声明表格中披露与本项目相关的任何财务、专业或其他方面的利益，以及任何可能受到项目结果影响的利益。您还必须声明直系亲属（请参阅下文的定义）的相关利益，以及已知的与您有实质共同利益且被认为可能对您的判断产生不当影响的其他各方的相关利益（如雇主、关系密切的同事或行政单位或部门）。请注意，根据情况的不同，如未在此表格上完全填写和披露所有相关信息，可能导致工作组决定不再继续任命您担任顾问/履行职能。

请填写此表格，并在可能的情况下在 2020 年 3 月 20 日前提交此表格至工作组组长。如项目开始前或执行过程中，表格信息有任何更改，须立即通知工作组组长。所有专家都须填写此表格。请注意，如在此表格上未完全填写和披露所有相关信息，根据不同情况，可能导致工作组决定不再继续任命您担任顾问/履行职能。

此表格中的问题回答为"是"时，不会自动取消您的资格或限制您参与指南工作组的工作。工作组组长和首席方法学家将审核您的回复，以确定您是否与将进行的项目有利益冲突。根据不同情况（如利益的性质和大小，时间范围和持续时长），可能会产生下列结果之一：

工作组可得出结论，不存在潜在利益冲突，或利益不相关或非重大利益。但是，如果确定申报的利益具有潜在或明显的重大意义，则可以采用以下三种或多种措施来管理利益冲突。工作组：① 允许充分参与，并公开披露利益冲突；② 部分排除（即您将被排除在与声明利益相关的项目部分及相应决策过程之外）；③ 完全排除（即您将无法参加项目的任何部分）。

项目开始阶段，将向所有其他参与者披露所有潜在的重大利益冲突，并询问您是否有变更。所有声明及利益冲突管理措施的总结将在结果报告和项目成果中公布。此外，在您参与项目的客观性受到质疑时，工作组在与您协商后，可提供您利益冲突表中的内容。完成此利益冲突表意味着您已同意这些条件。

如果您无法或不愿披露实际或可知的冲突利益细节，则必须披露可能存在利益冲突，工作组可在与您协商后,决定将您从有关项目中完全撤换出来。

| 姓名: |
| 机构: |
| 电子邮箱: |

请回答以下每个问题。如任一问题的回答为"是",则在表格的最后一页作简要描述。

术语"您"是指您自己和您的直系家庭成员[如配偶(或与您有类似亲密关系的伴侣)和您的子女]。"商业实体"包括资金主要来自与项目利益相关的商业资源的商业企业、行业协会、研究机构或其他企业。"组织"包括政府、国际或非营利组织。"会议"包括系列或周期会议。

1	雇佣与顾问 过去4年中,您是否从与本项目利益相关商业实体或其他组织处获得报酬		
1a	雇佣	是☐	否☐
1b	顾问,包括担任技术或其他顾问	是☐	否☐
2	研究资助 过去四年中,您或您的研究部门是否从与本项目利益相关商业实体或其他组织处获得资助		
2a	研究资助,包括赠款、合作、赞助和其他资金支持	是☐	否☐
2b	总价值超过10 000元人民币的非货币资助(包括设备、设施、研究助手、免费差旅的会议等),通过出席与本项目利益相关商业实体或其他组织的演讲会并发言或提供培训,得到的资助(包括酬金)	是☐	否☐
3	投资利益 您目前是否有与此项目相关的商业实体投资(总价值超过3 000元人民币)?包含间接投资,如信托或公司控股。可排除广泛分散且非您本人控制的共同基金、养老基金或类似投资		
3a	股票、债券、股票期权、其他证券(如卖空)	是☐	否☐
3b	商业企业利益(如独资、合伙、合资企业、董事会成员、公司控股权)	是☐	否☐
4	知识产权 本项目的结果可能会增强或减少您的知识产权吗		
4a	专利、商标或版权(包括未决申请)	是☐	否☐
4b	实物、技术或流程专有知识	是☐	否☐
5	公开声明和职位(过去三年内)		
5a	在相关的监管、立法或司法程序中,您是否为本项目利益相关商业实体或其他组织提供了专家意见或证词	是☐	否☐

（续　表）

5b	您是否曾代表本项目利益相关机构的利益或在机构担任过有薪或无薪职位	是□ 否□
6	附加信息	
6a	除上述已披露信息外，您是否曾为本项目产品的竞争对手工作，或您是否在本项目中能够获取竞争对手的机密专有信息，或为您创造个人、专业、财务或业务的竞争优势	是□ 否□
6b	据您所知，项目成果是否会使与您有实质共同个人、专业、财务或业务利益的其他人（如成年子女或兄弟姐妹、关系密切的同事、行政单位或部门）受益或造成不利影响	是□ 否□
6c	除工作组外，是否其他有任何个人或经济体为您支付或捐赠与本项目有关的差旅费用	是□ 否□
6d	您是否曾因本项目主题的公开讲话收到任何付款（差旅费除外）或酬金	是□ 否□
6e	您是否有以上未提及的，且被视为可能影响您客观性或独立性的其他背景或现况	是□ 否□

对回答为"是"的说明：如果以上任何一个问题的答案为"是"，请检查以上内容并在此页作简要的情况描述。如您未对利益的性质进行描述，或未提供相关利益的金额或价值，则将被视为重大利益冲突。

序号1~4：利益类型，问题编号和类别（如知识产权4.a版权）及基本详细描述	公司、组织或机构名称	属于您、家庭成员、雇主、研究部门或其他人？	收入或利益价值（如未披露，则被视为重大利益冲突）	是否为当前利益（或终止的年限）
序号5~6：描述主题、具体情况、所涉各方、时间表和其他相关细节				

同意公开。填写并签署此表格，即表示您同意将任何相关的利益冲突披露给其他与会人员以及项目产生的报告或成果中。

声明。特此声明，本人所披露的信息在我的知识范围是真实且完整的。

如以上信息有任何变更，我将立即通知工作组负责人员，并填写一份新的利益声明表，说明变更情况。此期间包括项目开始前及执行期间，直到最终成果发布或相关工作完成为止。

日期：＿＿＿＿＿＿　　　签字：＿＿＿＿＿＿＿

附录三 保密承诺书

（此承诺书应与邀请函或任命书一并发送）

1. 《中国乳腺癌筛查及早期诊断指南》工作组（以下简称"工作组"），有权获取与乳腺癌筛查及早期诊断指南相关的且被工作组认为是工作组或其合作方专有的信息（以下简称为"信息"）。

2. 本人作为《中国乳腺癌筛查及早期诊断指南》工作组成员，有权在参与顾问（无论是否为顾问会议、网络协作、电话会议或其他形式）的过程中使用该信息。

3. 为了履行顾问过程中的相关职责，工作组愿意向本人提供信息，或安排向本人提供信息。本人承诺将该信息视为机密和专有信息，仅向与本项目相关而需要了解该信息的个人披露，并且受本承诺所列的保密和禁止使用等类似义务约束。

4. 本人承诺将信息视为工作组或其合作方的机密和专有信息，并同意采取一切合理措施确保对全部或部分信息的使用、披露或复制不超出本承诺书所列的情况。除非本人能证明以下情况，则不受此项义务的约束：

（1）本人在工作组或第三方[1]为工作组披露之前，已经知晓该信息；或

（2）工作组或第三方为工作组向本人披露时，本人正处在公共区域；或

（3）因非本人过失，该信息被公开；或

（4）该信息由本人从第三方获取，且未违反任何保密义务。

5. 除非工作组同意，否则本人承诺不会将顾问的讨论和决定传达给第三方。

6. 如工作组要求，本人同意将信息及所有副本归还。

7. 本人的义务应在顾问终止后继续有效。

8. 任何与本承诺的解释或适用相关的争议，应友好解决，如无法解决，应进行调解。如调解失败，则应通过司法仲裁解决。

姓名：　　　　　　　　　　　　签字：

日期：

---

[1] 第三方：指除本承诺书签字人及工作组之外的其他机构或个人。

附录四 《中国乳腺癌筛查及早期诊断指南》范围确定

为更好地推动我国乳腺癌筛查工作,解决目前缺乏权威乳腺癌筛查技术指南的问题,中国抗癌协会乳腺癌专业委员会组织开展了本次《中国乳腺癌筛查及早期诊断指南》的编写工作。本指南将严格按照国际通行的指南编写方法学要求,以欧盟委员会制定的《欧盟委员会乳腺癌倡议(ECIBE)》为基础,根据中国国情进行改编。

本问卷的 PICO 问题全部来自 ECIBE 中的临床问题,用以确定本指南的范围。共包括筛查、诊断、培训和信息沟通 四个部分,共计 12 个主题。

在临床研究和临床指南中,我们常常用 PICO 格式来表述一个研究问题(P,population,人群;I, intervention,干预;C, control,对照;O, outcome,结局)。

PICO 格式的问题主要为以下两种形式:

(1) 对于【患有某种疾病的人群】是该选择【干预】还是选择【对照】?

(2) 对于【患有某种疾病的人群】是否应该选择使用【干预】?

第一部分 筛 查

(一)不同年龄段女性的筛查

☐1. Should organised mammography screening vs. no mammography screening be used for early detection of breast cancer in women aged of 40 to 44?

☐2. Should organised mammography screening vs. no mammography screening be used for early detection of breast cancer in women aged of 45 to 49?

☐3. Should organised mammography screening vs. no mammography screening be used for early detection of breast cancer in women aged of 50 to 69?

☐4. Should organised mammography screening vs. no mammography screening be used for early detection of breast cancer in women aged of 70 to 74?

(二)筛查技术

☐1. Should screening using tomosynthesis in addition to digital mammography vs. digital mammography be used for screening asymptomatic women?

☐2. Should screening using tomosynthesis vs. digital mammography be used for screening asymptomatic women?

□3. Should tailored screening with automated breast ultrasound system（ABUS）based on high mammographic breast density?

□4. Should tailored screening with digital breast tomosynthesis（DBT）based on high mammographic breast density?

□5. Should tailored screening with hand-held ultrasound（HHUS）based on high mammographic breast density?

□6. Should tailored screening with magnetic resonance imaging（MRI）based on high mammographic breast density?

（三）筛查频率

□1. Should annual mammography screening vs. biennial mammography screening be used for 45 to 49?

□2. Should annual mammography screening vs. triennial mammography screening be used for 45 to 49?

□3. Should triennial mammography screening vs. biennial mammography screening be used for 45 to 49?

□4. Should annual mammography screening vs. biennial mammography screening be used for 50 to 69?

□5. Should annual mammography screening vs. triennial mammography screening be used for 50 to 69?

□6. Should biennial mammography screening vs. triennial mammography screening be used for 50 to 69?

□7. Should annual mammography screening vs. biennial mammography screening be used for 70 to 74?

□8. Should annual mammography screening vs. triennial mammography screening be used for 70 to 74?

□9. Should biennial mammography screening vs. triennial mammography screening be used for 70 to 74?

（四）筛查：其他

□1. Should organised screening vs. non-organised screening be used for screening asymptomatic women?

□2. Should screening with double reading with consensus or arbitration for discordant readings vs. single reading be used for screening asymptomatic women?

第二部分　诊　断

（一）筛查异常的进一步诊断

□1. Should needle core biopsy vs. fine needle aspiration cytology be used to diagnose breast cancer in women with suspicious breast lesions in mammography?

□2. Should digital breast tomosynthesis（DBT）vs. diagnostic mammography projections be used in the assessment of recalled women of average risk of breast cancer due to suspicious lesions at mammography screening?

□3. Should stereotactic-guided needle core biopsy or stereotactic-guided vacuum assisted needle core biopsy vs. ultrasound-guided needle core biopsy or ultrasound-guided vacuum assisted needle core biopsy be used to diagnose the presence of breast cancer in individuals presenting with breast calcifications?

（二）围手术期诊断

□1. Should conventional staging exams vs. no staging exams be used for patients with clinical stage Ⅰ breast cancer without symptoms suggestive of metastases?

□2. Should conventional staging exams vs. no staging exams be used for patients with clinical stage Ⅱ breast cancer without symptoms suggestive of metastases?

□3. Should conventional staging exams vs. no staging exams be used for patients with clinical stage Ⅲ breast cancer without symptoms suggestive of metastases?

□4. Should 18-fluorodeoxyglucose-PET CT staging exams vs. conventional staging exams be used for patients with clinical stage Ⅲ breast cancer without symptoms suggestive of metastases?

□5. Should 18-fluorodeoxyglucose-PET CT staging exams vs. no PET staging exams be used for patients with clinical stage Ⅱ breast cancer without symptoms suggestive of metastases?

□6. Should 18-fluorodeoxyglucose-PET CT staging exams vs. no PET staging exams be used for patients with clinical stage Ⅰ breast cancer without symptoms suggestive of metastases?

□7. Should conventional staging exams followed by 18-fluorodeoxyglucose-PET CT staging vs. conventional staging exams be used for patients with clinical stage Ⅲ breast cancer without symptoms suggestive of metastases?

□8. Should clipmarking vs. no clip-marking after needle core biopsy (NCB)/vacuum assisted needle core biopsy (VANCB) be used for surgical therapy planning in patients with breast cancer lesions?

□9. Should additional MRI vs. no additional MRI be recommended to women with histologically confirmed Ductal carcinoma in situ (DCIS) and extensive micro-calcification on mammogram，to assist the identification of possible invasive carcinoma and to inform surgical treatment planning?

□10. Should Contrast-enhanced spectral mammography (CESM) instead of MRI be used to diagnose women with histologically confirmed invasive breast cancer to assist in surgical treatment planning?

（三）化疗和激素疗法相关诊断技术

□1. Should a threshold of 10% or more vs. 1% or more of cells showing oestrogen receptor positivity be used for providing endocrine therapy in women with invasive breast cancer?

☐2. Should a threshold of 10% or more vs. 1% or more of cells showing progesterone receptor positivity be used for providing endocrine therapy in women with invasive breast cancer?

☐3. Should multigene test (Oncotype Dx OR Mamma print OR EndoPredict OR Prosigna) vs. No additional testing be used in patients who have hormone receptor positive, human epidermal growth factor receptor 2 (HER - 2) negative, lymph-node negative or up to 3 lymph nodes positive invasive breast cancer to guide the use of chemotherapy?

第三部分 培 训

☐1. Should professionals (radiologists and radiographers-readers, nurses and pathologists) with training or professionals without training provide care to women participating in breast cancer screening programmes, breast cancer diagnostic services or screening assessment services?

☐2. Should an optimal number of readings vs. no specific number be used for allowing mammography readers to work in mammography screening programmes?

☐3. Should communication skills training vs. no communication skills training be used for healthcare professionals working with women who undergo screening mammography?

第四部分 信息沟通

（一）筛检项目沟通

☐1. Should a letter vs. no invitation to organised screening be used for inviting asymptomatic women to breast cancer screening programmes?

☐2. Should a letter followed by a face to face intervention vs. a letter alone be used for inviting asymptomatic women to breast cancer screening programmes?

☐3. Should a letter followed by a phone call to remind vs. a letter alone be used for inviting asymptomatic women to breast cancer screening programmes?

☐4. Should a letter followed by a phone call to remind vs. no invitation to organised screening be used for inviting asymptomatic women to breast cancer screening programmes?

☐5. Should a letter followed by a written reminder vs. a letter alone be used for inviting asymptomatic women to breast cancer screening programmes?

☐6. Should a letter with a fixed appointment vs. a letter alone be used for inviting asymptomatic women to breast cancer screening programmes?

☐7. Should a letter with a General Practitioner's (GP) signature vs. a letter alone be used for inviting asymptomatic women to breast cancer screening programmes?

8. Should a tailored communication strategy vs. a general communication strategy be used for socially disadvantaged women?

9. Should a tailored communication strategy vs. a targeted communication strategy be used for socially disadvantaged women?

10. Should a targeted communication strategy vs. a general communication strategy be used for non-native speakers?

11. Should a targeted communication strategy vs. a general communication strategy be used for socially disadvantaged women?

12. Should a targeted communication strategy vs. a general communication strategy be used for women with intellectual disability?

（二）邀请参与筛检

1. Should a letter plus short message service (SMS) notification vs. a letter alone be used for inviting asymptomatic women to organised breast cancer-screening programmes?

2. Should a personalised telephone call plus a letter vs. an automated telephone call plus letter be used for inviting asymptomatic women to organised breast cancer-screening programmes?

3. Should an automated telephone call in addition to a letter vs. a letter alone be used for inviting asymptomatic women to organised breast cancer-screening programmes?

4. Should an automated telephone call vs. a letter be used for inviting asymptomatic women to organised breast cancer-screening programmes?

5. Should an email vs. a letter be used for inviting asymptomatic women to organised breast cancer-screening programmes?

（三）阴性结果沟通

1. Should a face-to-face interview vs. a letter be used for informing women who have a negative screening result?

2. Should a letter vs. nothing be used for informing women who have a negative screening result?

3. Should a phone call vs. a letter be used for informing women who have a negative screening result?

4. Should a letter including a fixed appointment vs. a letter alone be used for inviting women to subsequent breast cancer screening rounds?

5. Should a letter plus a face-to-face interview vs. a letter alone be used for inviting women to subsequent breast cancer screening rounds?

6. Should a letter plus a general practitioner (GP) signature vs. a letter alone be used for inviting women to subsequent breast cancer screening rounds?

7. Should a letter plus a phone call to remind vs. a letter alone be used for inviting women to subsequent breast cancer screening rounds?

□8. Should a letter plus a written reminder vs. a letter alone be used for inviting women to subsequent breast cancer screening rounds?

□9. Should a letter vs. no invitation be used for inviting women to subsequent breast cancer screening rounds?

（四）阳性结果沟通

□What is the optimal and timely strategy to invite women for further diagnostic assessment?

（五）沟通：其他

□1. Should a decision aid that explains the benefits and harms of screening vs. a "regular" invitation letter be used for informing patients about the benefits and harms of breast cancer screening?

□2. What presentation formats of benefits and harms of breast cancer（BC）screening should be used to inform women about participating in a breast cancer（BC）screening programme?

□3. Should an intervention where the screening procedure is explained be used for increasing patient experience/satisfaction with breast cancer（BC）screening programmes? Should there be a clear line of communication between breast cancer services and primary care teams?

附录五 患者价值与偏好系统评价的检索策略

检索数据库：PubMed/MEDLINE、EMBASE、万方、CNKI、中国生物医学数据库(CBM)。

检索时间：2020年6月17日。

检索策略：如下。

(一)CNKI(期刊、学位、会议)(中英文扩展：否)

(TI＝乳腺癌＋乳腺肿瘤＋乳腺恶性肿瘤＋乳癌＋乳腺＋两癌 OR (TI＝癌症＋癌 AND TKA＝乳腺＋乳腺癌＋乳腺肿瘤＋乳癌)) AND TI＝筛查＋筛检＋普查＋早期检查＋诊断＋检查＋早期检测＋乳腺检查＋鉴别＋X光＋X线＋X射线＋"X－ray"＋超声＋彩超＋钼靶＋核磁＋磁共振＋断层扫描＋CT＋MRI＋伽玛 AND (SU％＝优先权＋期待度＋知情权＋决策倾向＋患者倾向＋患者意向＋政策倾向＋倾向性＋接受程度＋接受意愿＋依从性＋粘性＋传统观念＋价值观＋价值取向＋伦理＋成本＋资源需求＋资金压力＋疾病负担＋用药负担＋经济学＋医保＋偏好＋保险 OR TKA％(优先权＋期待度＋知情权＋决策倾向＋患者倾向＋患者意向＋政策倾向＋倾向性＋接受程度＋接受意愿＋依从性＋粘性＋传统观念＋价值观＋价值取向＋伦理＋成本＋资源需求＋资金压力＋疾病负担＋用药负担＋经济学＋医保＋偏好＋保险)) 356条。

(二)万方(期刊、学位、会议)

(题名：(乳腺癌＋乳腺肿瘤＋乳癌＋乳腺＋两癌) OR (题名：(癌)＊主题：(乳腺＋乳腺癌＋乳腺肿瘤＋乳癌))) AND 题名：(筛查＋筛检＋普查＋检查＋"早期检查"＋诊断＋"早期检测"＋"乳腺检查"＋鉴别＋X光＋X线＋X射线＋"X－ray"＋超声＋彩超＋钼靶＋核磁＋"磁共振"＋"断层扫描"＋CT＋MRI＋伽玛) AND 主题：("优先权"＋"期待度"＋"知情权"＋"决策倾向"＋"患者倾向"＋"患者意向"＋"政策倾向"＋"倾向性"＋"接受程度"＋"接受意愿"＋"依从性"＋"粘性"＋"传统观念"＋"价值观"＋"价值取向"＋伦理＋成本＋"资源需求"＋"资金压力"＋"疾病负担"＋"用药负担"＋"经济学"＋"医保"＋"偏好"＋"保险")253条。

(三)CBM

#1."乳腺癌"[常用字段：智能] OR "乳腺肿瘤"[常用字段：智能] OR "乳癌"[常用字段：智能] OR "乳腺肿瘤"[不加权：扩展]。

#2."癌"[中文标题：智能] OR "癌症"[中文标题：智能] OR "肿瘤"[中文标题：智能]。

#3.#1AND #2。

♯4. "乳腺癌"[中文标题:智能] OR "乳腺肿瘤"[中文标题:智能] OR "乳腺恶性肿瘤"[中文标题:智能] OR "乳癌"[中文标题:智能] OR "乳腺"[中文标题:智能] OR "两癌"[中文标题:智能]。

♯5. ♯3 OR ♯4。

♯6. "筛查"[中文标题:智能] OR "筛检"[中文标题:智能] OR "普查"[中文标题:智能] OR "早期检查"[中文标题:智能] OR "检查"[中文标题:智能] OR "诊断"[中文标题:智能] OR "早期检测"[中文标题:智能] OR "乳腺检查"[中文标题:智能] OR "鉴别"[中文标题:智能] OR "X光"[中文标题:智能] OR "X线"[中文标题:智能] OR "X射线"[中文标题:智能] OR ""X-ray""[中文标题:智能] OR "超声"[中文标题:智能] OR "彩超"[中文标题:智能] OR "钼靶"[中文标题:智能] OR "核磁"[中文标题:智能] or "磁共振"[中文标题:智能] or "断层扫描"[中文标题:智能] or "CT"[中文标题:智能] or "MRI"[中文标题:智能] or "伽玛"[中文标题:智能] or "伽玛"[中文标题:智能]。

♯7. "优先权"[常用字段:智能] OR "期待度"[常用字段:智能] OR "知情权"[常用字段:智能] OR "决策倾向"[常用字段:智能] OR "患者倾向"[常用字段:智能] OR "患者意向"[常用字段:智能] OR "政策倾向"[常用字段:智能] OR "倾向性"[常用字段:智能] OR "接受程度"[常用字段:智能] OR "接受意愿"[常用字段:智能] OR "依从性"[常用字段:智能] OR "黏性"[常用字段:智能] OR "传统观念"[常用字段:智能] OR "价值观"[常用字段:智能] OR "价值取向"[常用字段:智能] OR "伦理"[常用字段:智能] OR "成本"[常用字段:智能] OR "资源需求"[常用字段:智能] OR "资金压力"[常用字段:智能] OR "疾病负担"[常用字段:智能] OR "用药负担"[常用字段:智能] OR "经济学"[常用字段:智能] OR "医保"[常用字段:智能] OR "偏好"[常用字段:智能] OR "保险"[常用字段:智能]。

♯8. ♯5 AND ♯6 AND ♯7:261条。

（四）PubMed/MEDLINE

（（"Breast Neoplasms"[mesh] OR "Breast"[tw]）AND（"Mass Screening"[mesh] OR "Early Detection of Cancer"[mesh] OR "screen＊"[tw] OR "Mammography"[mesh] OR "mammogram＊"[tw] OR "diagnose＊"[tw] OR "overdiagnose＊"[tw] OR "over diagnose＊"[tw] OR "overdetection"[tw] OR "over detection"[tw]）AND（"Choice Behavior"[mesh] OR "Decision Making"[mesh] OR "Attitude to Health"[mesh] OR "understanding＊"[tw] OR "perception＊"[tw] OR "preference＊"[tw] OR "attitude＊"[tw] OR "expectation＊"[tw] OR "value"[tw] OR "values"[tw] OR "view"[tw] OR "views"[tw] OR "informed choice＊"[tw] OR "informed decision＊"[tw] OR（"women＊"[tw] AND "decision＊"[tw]）OR "screening decision＊"[tw]）AND（"China"[mesh] OR "China＊"[tw] OR "Chinese＊"[tw] OR "Beijing"[tw] OR "Hong Kong"[tw] OR "Macao"[tw] OR "Taiwan"[mesh] OR "taiwan＊"[tw] OR "Taipei"[tw] OR "China＊"[ad] OR "Chinese＊"[ad] OR "Beijing"[ad] OR "Hong Kong"[ad] OR "Macao"[ad] OR "taiwan＊"[ad] OR "Taipei"[ad]））

（五）EMBASE

（（exp ＊"Breast Cancer"/ OR "Breast". ti,ab）AND（exp ＊"Cancer Screening"/ OR exp ＊ "Early Cancer Diagnosis"/ OR "screen ＊ ". ti,ab OR exp ＊ "Mammography"/ OR " mammogram ＊ ". ti,ab OR "diagnose ＊ ". ti,ab OR "overdiagnose ＊ ". ti,ab OR "over diagnose ＊ ". ti,ab OR "overdetection". ti,ab OR "over detection". ti,ab) AND (exp ＊ "Patient Attitude"/ OR exp ＊ " Decision Making"/ OR ＊ " Attitude to Health"/ OR "understanding ＊ ". ti,ab OR "perception ＊ ". ti,ab OR "preference ＊ ". ti,ab OR "attitude ＊ ". ti,ab OR "expectation ＊ ". ti,ab OR "value". ti,ab OR "values". ti,ab OR "view". ti, ab OR "views". ti,ab OR "informed choice ＊ ". ti,ab OR "informed decision ＊ ". ti,ab OR ("women ＊ ". ti,ab AND "decision ＊ ". ti,ab) OR "screening decision ＊ ". ti,ab) AND (exp "China"/ OR "China ＊ ". ti,ab OR "Chinese ＊ ". ti,ab OR "Beijing". ti,ab OR "Hong Kong". ti,ab OR "Macao". ti,ab OR "Taiwan"/ OR "taiwan ＊ ". ti,ab OR "Taipei". ti,ab OR "China ＊ ". in OR "Chinese ＊ ". in OR "Beijing". in OR "Hong Kong". in OR "Macao". in OR "taiwan ＊ ". in OR "Taipei". in))

检索数据库：Pubmed/MEDLINE、EMBASE、万方、CNKI、中国生物医学数据库(CBM)。

检索时间：2020 年 6 月 29 日。

检索策略：如下。

(一) CNKI(期刊、学位、会议)(中英文扩展：否)

(TI＝乳腺癌＋乳腺肿瘤＋乳腺恶性肿瘤＋乳癌＋乳腺＋两癌 OR(TI＝癌症＋癌 AND TKA＝乳腺＋乳腺癌＋乳腺肿瘤＋乳癌))AND(SU％＝早诊早治＋筛查＋筛检＋普查＋早期检查＋诊断＋检查＋早期检测＋乳腺检查＋鉴别＋X 光＋X 线＋X 射线＋"X-ray"＋超声＋彩超＋钼靶＋钼钯＋核磁＋磁共振＋断层融合＋层析扫描＋断层扫描＋CT＋MRI＋ABUS＋DBT＋HHUS OR TKA＝早诊早治＋筛查＋筛检＋普查＋早期检查＋诊断＋检查＋早期检测＋乳腺检查＋鉴别＋X 光＋X 线＋X 射线＋"X-ray"＋超声＋彩超＋钼靶＋钼钯＋核磁＋磁共振＋断层融合＋层析扫描＋断层扫描＋CT＋MRI＋ABUS＋DBT＋HHUS)AND(SU％＝成本＋成本效益＋成本效用＋成本效果＋资源配置＋设施配置＋设施情况＋资金压力＋经济学＋经济性＋医保＋保险＋预算＋财政＋质量调整寿命年＋质量调整生存年＋质量调整生命年＋质量调整生存年数＋QALY＋QALYs＋健康调整生存年＋健康调整生命年＋健康调整寿命年 OR TKA％(成本＋成本效益＋成本效用＋成本效果＋资源配置＋设施配置＋设施情况＋资金压力＋经济学＋经济性＋医保＋保险＋预算＋财政＋质量调整寿命年＋质量调整生存年＋质量调整生命年＋质量调整生存年数＋QALY＋QALYs＋健康调整生存年＋健康调整生命年＋健康调整寿命年))465 条。

(二) 万方(期刊、学位、会议)

(题名:(乳腺癌＋乳腺肿瘤＋乳癌＋乳腺＋两癌)OR(题名:(癌)＊主题:(乳腺＋乳癌)))AND 主题:("早诊早治"＋筛查＋筛检＋普查＋"早期检查"＋诊断＋检查＋"早期检测"＋"乳腺检查"＋鉴别＋X 光＋X 线＋X 射线＋"X-ray"＋超声＋彩超＋钼靶＋钼钯＋核磁＋"磁共振"＋"断层融合"＋"层析扫描"＋"断层扫描"＋CT＋MRI＋ABUS＋DBT＋HHUS)AND 主题:(成本＋"成本效益"＋"成本效用"＋"成本效果"＋"资源配置"＋"设施配置"＋"设施情况"＋"资金压力"＋"经济学"＋"经济性"＋"医保"＋"保险"＋"预算"＋"财政"＋"质量调整寿命年"＋"质量调整生存年"＋"质量调整生命年"＋"质量调整生存年

数"＋QALY＋QALYs＋"健康调整生存年"＋"健康调整生命年"＋"健康调整寿命年"）404 条。

（三）CBM

♯1. "乳腺癌"［常用字段：智能］OR "乳腺肿瘤"［常用字段：智能］OR "乳癌"［常用字段：智能］OR "乳腺肿瘤"［不加权：扩展］。

♯2. "癌"［中文标题：智能］OR "癌症"［中文标题：智能］OR "肿瘤"［中文标题：智能］。

♯3. ♯1 and ♯2。

♯4. "乳腺癌"［中文标题：智能］OR "乳腺肿瘤"［中文标题：智能］OR "乳腺恶性肿瘤"［中文标题：智能］OR "乳癌"［中文标题：智能］OR "乳腺"［中文标题：智能］OR "两癌"［中文标题：智能］。

♯5. ♯3 or ♯4。

♯6. "早诊早治"［常用字段：智能］OR "筛查"［常用字段：智能］OR "筛检"［常用字段：智能］OR "普查"［常用字段：智能］OR "早期检查"［常用字段：智能］OR "检查"［常用字段：智能］OR "诊断"［常用字段：智能］OR "早期检测"［常用字段：智能］OR "乳腺检查"［常用字段：智能］OR "鉴别"［常用字段：智能］OR "X 光"［常用字段：智能］OR "X 线"［常用字段：智能］OR "X 射线"［常用字段：智能］OR ""X-ray""［常用字段：智能］OR "超声"［常用字段：智能］OR "彩超"［常用字段：智能］OR "钼靶"［常用字段：智能］OR "钼钯"［常用字段：智能］OR "核磁"［常用字段：智能］OR "磁共振"［常用字段：智能］OR "断层扫描"［常用字段：智能］OR "CT"［常用字段：智能］OR "MRI"［常用字段：智能］OR "断层融合"［常用字段：智能］OR "层析扫描"［常用字段：智能］OR "ABUS"［常用字段：智能］OR "DBT"［常用字段：智能］OR "HHUS"［常用字段：智能］。

♯7. "成本"［常用字段：智能］OR "成本效益"［常用字段：智能］OR "成本效用"［常用字段：智能］OR "成本效果"［常用字段：智能］OR "资源配置"［常用字段：智能］OR "设施配置"［常用字段：智能］OR "设施情况"［常用字段：智能］OR "资金压力"［常用字段：智能］OR "经济学"［常用字段：智能］OR "经济性"［常用字段：智能］OR "医保"［常用字段：智能］OR "保险"［常用字段：智能］OR "预算"［常用字段：智能］OR "财政"［常用字段：智能］OR "质量调整寿命年"［常用字段：智能］OR "质量调整生存年"［常用字段：智能］OR "质量调整生命年"［常用字段：智能］OR "质量调整生存年数"［常用字段：智能］OR "QALY"［常用字段：智能］OR "QALYs"［常用字段：智能］OR "健康调整生存年"［常用字段：智能］OR "健康调整生命年"［常用字段：智能］OR "健康调整寿命年"［常用字段：智能］。

♯8. ♯5 and ♯6 and ♯7：440 条。

（四）PubMed/MEDLINE

♯1. "Breast Neoplasms"［Mesh］OR Breast［tiab］OR Mammary［tiab］。

♯2. "Mass Screening"［Mesh］OR "Early Detection of Cancer"［Mesh］OR Screen＊［tiab］OR Tomosynthesis［tiab］OR "Ultrasonography"［Mesh］OR Ultrasonograph＊［tiab］OR Sonography［tiab］OR Ultrasonic［tiab］OR ultrasound［tiab］OR "Magnetic Resonance Imaging"［Mesh］OR "magnetic resonance imaging"［tiab］OR MRI［tiab］OR ABUS［tiab］OR DBT［tiab］OR HHUS［tiab］OR "X-RAY"［tiab］OR Radiograph＊

[tiab]。

　　#3. #1 AND #2：70 906 条。

　　#4. "Mammography"[Mesh] OR mammogram * [tiab]：40 717 条。

　　#5. #3 OR #4：86 753 条。

　　#6. "Costs and Cost Analysis"[Mesh] OR "Health Care Costs"[Mesh] OR economic * [tiab] OR cost * [ti] OR cost effect * [tiab] OR cost utilit * [tiab] OR "Budgets" [Mesh] OR budget * [tiab] OR "quality-adjusted life years"[MeSH] OR "QALY"[tiab] OR "QALYs"[tiab]。

　　#7. #5 AND #6：3 297 条。

　　#8. " China" [Mesh] OR China OR Chinese OR Taiwan OR Hong kong OR Hongkong OR Macau OR Macao OR Beijing OR Shanghai OR Tianjin OR Chongqing OR "Inner Mongolia" OR Tibet OR Guangxi OR Sinkiang OR Ningxia OR Xinjiang OR Hebei OR Shanxi OR Liaoning OR Jilin OR Heilongjiang OR Jiangsu OR Zhejiang OR Anhui OR Fujian OR Jiangxi OR Shandong OR Henan OR Hubei OR Hunan OR Guangdong OR Hainan OR Sichuan OR Guizhou OR Yunnan OR Shaanxi OR Gansu OR Qinghai

　　#9. #7 AND #8：127 条

　　（五）EMBASE

　　#1. "breast tumor"+UF,NT/CT OR (Breast OR Mammary)/TI。

　　#2. "screening"+UF,NT/CT OR "early diagnosis"+UF,NT/CT OR (Screen?)/ TI,AB。

　　#3. "echography"+UF,NT/CT OR "nuclear magnetic resonance imaging"+UF, NT/CT OR (Tomosynthesis OR Ultrasonograph? OR Sonography OR Ultrasonic OR ultrasound OR "magnetic resonance imaging" OR MRI OR ABUS OR DBT OR HHUS OR "X-RAY" OR Radiograph?)/TI,AB。

　　#4. #1 AND #2 AND #3：8 795 条。

　　#5. "Mammography"+UF,NT/CT OR mammogram? /TI,AB：64 556 条。

　　#6. #4 OR #5：67 254。

　　#7. "economic aspect"+UF,NT/CT OR "quality adjusted life year"+UF,NT/CT OR cost? /ti OR (economic? OR cost(1W)effect? OR cost(1W)utilit? OR budget? OR "QALY" OR "QALYs")/ti,ab。

　　#8. #6 AND #7：8 044。

　　#9. "China" + UF, NT/CT OR " Taiwan" + UF/CT OR China OR Chinese OR Taiwan OR Hong kong OR Hongkong OR Macau OR Macao OR Beijing OR Shanghai OR Tianjin OR Chongqing OR "Inner Mongolia" OR Tibet OR Guangxi OR Sinkiang OR Ningxia OR Xinjiang OR Hebei OR Shanxi OR Liaoning OR Jilin OR Heilongjiang OR Jiangsu OR Zhejiang OR Anhui OR Fujian OR Jiangxi OR Shandong OR Henan OR Hubei OR Hunan OR Guangdong OR Hainan OR Sichuan OR Guizhou OR Yunnan OR Shaanxi OR Gansu OR Qinghai。

♯10. (China OR Chinese OR Taiwan OR Hong kong OR Hongkong OR Macau OR Macao OR Beijing OR Shanghai OR Tianjin OR Chongqing OR "Inner Mongolia" OR Tibet OR Guangxi OR Sinkiang OR Ningxia OR Xinjiang OR Hebei OR Shanxi OR Liaoning OR Jilin OR Heilongjiang OR Jiangsu OR Zhejiang OR Anhui OR Fujian OR Jiangxi OR Shandong OR Henan OR Hubei OR Hunan OR Guangdong OR Hainan OR Sichuan OR Guizhou OR Yunnan OR Shaanxi OR Gansu OR Qinghai)/CS。

♯11. ♯8 AND (♯9 OR ♯10)：249 条。

参考文献

[1] Sung H，Ferlay J，Siegel RL，et al. Global cancer statistics 2020：GLOBOCAN estimates of incidence and mortality worldwide for 36 cancers in 185 countries[J]. CA：A Cancer Journal for Clinicians，2021，71(3)：209－249.

[2] Feng RM，Zong YN，Cao SM，et al. Current cancer situation in China：good or bad news from the 2018 Global Cancer Statistics？[J]. Cancer Communications (London，England)，2019，39(1)：22.

[3] Wen D，Wen X，Yang Y，et al. Urban rural disparity in female breast cancer incidence rate in China and the increasing trend in parallel with socioeconomic development and urbanization in a rural setting[J]. Thoracic Cancer，2018，9(2)：262－272.

[4] 郑莹,吴春晓,张敏璐.乳腺癌在中国的流行状况和疾病特征[J].中国癌症杂志,2013, 23(8)：561－569.

[5] Independent UK Panel on Breast Cancer Screening. The benefits and harms of breast cancer screening：an independent review[J]. Lancet (London，England)，2012，380(9855)：1778－1786.

[6] Jin Jill. Breast cancer screening：benefits and harms[J]. Journal of the American Medical Association，2014，312(23)：2585.

[7] WU Z，LIU Y，LI X，et al. Factors associated with breast cancer screening participation among women in mainland China：a systematic review[J]. BMJ Open，2019，9(8)：e028705.

[8] 李卫芹,李蓉,刘佩芳,等.中国乳腺癌筛查模式探讨[J].中华流行病学杂志,2016,37(7)：5.

[9] Guyatt GH，Oxman AD，Kunz R，et al. Going from evidence to recommendations[J]. BMJ (Clinical research ed)，2008，336(7652)：1049－1051.

[10] Alonso-Coello P，Schünemann HJ，Moberg J，et al. GRADE evidence to decision (EtD) frameworks：a systematic and transparent approach to making well informed healthcare choices. 1：Introduction[J]. Gaceta Sanitaria，2018，32(2)：166，e1－e10.

[11] Alonso-Coello P，Oxman AD，Moberg J，et al. GRADE evidence to decision (EtD) frameworks：a systematic and transparent approach to making well informed healthcare

choices. 2：Clinical practice guidelines[J]. Gaceta Sanitaria，2018，32(2)：167，e1 - e10.

［12］ Schünemann HJ，Wiercioch W，Brozek J，et al. GRADE evidence to decision (EtD) frameworks for adoption，adaptation，and de novo development of trustworthy recommendations：GRADE-ADOLOPMENT[J]. Journal of Clinical Epidemiology，2017，81：101 - 110.

［13］ Guyatt GH，Oxman AD，Vist GE，et al. GRADE：an emerging consensus on rating quality of evidence and strength of recommendations[J]. BMJ (Clinical research ed)，2008，336(7650)：924 - 926.

［14］ Alonso-Coello P，Oxman AD，Moberg J，et al. GRADE Evidence to Decision (EtD) frameworks：a systematic and transparent approach to making well informed healthcare choices. 2：Clinical practice guidelines[J]. BMJ (Clinical research ed)，2016，353：i2089.

［15］ Alonso-Coello P，Oxman AD，Moberg J，et al. GRADE Evidence to Decision (EtD) frameworks：a systematic and transparent approach to making well informed healthcare choices. 1：Introduction[J]. BMJ (Clinical research ed)，2016，353：i2016.

［16］ Sun L，Legood R，Sadique Z，et al. Cost-effectiveness of risk-based breast cancer screening programme，China[J]. Bulletin of the World Health Organization，2018，96(8)：568 - 577.

［17］ 孙黎,Legood R,杨莉.乳腺超声和钼靶 X 线对中国女性乳腺癌筛查的卫生经济学评价[J].中国卫生政策研究,2017,10(4)：42 - 50.

［18］ 张峰,罗立民,鲍旭东,等.中国妇女乳腺 X 线钼靶摄影普查成本效益分析[J].肿瘤,2012,32(6)：440 - 447.

［19］ Wong IO，Kuntz KM，Cowling BJ，et al. Cost effectiveness of mammography screening for Chinese women[J]. Cancer，2007，110(4)：885 - 895.

［20］ 杨振华.我国乳腺癌筛查策略成本—效果分析[D].天津医科大学,2012.

［21］ Chua MS，Mok TS，Kwan WH，et al. Knowledge，perceptions，and attitudes of Hong Kong Chinese women on screening mammography and early breast cancer management[J]. The Breast Journal，2005，11(1)：52 - 56.

［22］ Gan YX，Lao CK，Chan A. Breast cancer screening behavior，attitude，barriers among middle-aged Chinese women in Macao，China[J]. Journal of Public Health (Oxford，England)，2018，40(4)：e560 - e570.

［23］ Wong FMF，Cheng WLS. Breast cancer screening practice and associated factors in menopausal and postmenopausal women[J]. Journal of Menopausal Medicine，2019，25(1)：41 - 48.

［24］ 毕晓峰,朱娟,石菊芳,等.我国城市乳腺癌高危人群对筛查的接受程度及支付意愿分析[J].中华健康管理学杂志,2019,13(5)：6.

［25］ 田幼红,姚汉芬.武汉市 20 万名 35～45 岁农村籍妇女乳腺癌和宫颈癌筛查状况及意愿分析[J].中国妇幼保健,2016,31(9)：1832 - 1834.

［26］ Huang Y，Zhou K，Li H，et al. Knowledge，attitudes，and behaviour regarding breast cancer screening among women from different socio-economic regions in southwest China：a cross-sectional study[J]. Asian Pacific Journal of Cancer Prevention，2011，12(1)：203 -

209.

[27] Gao X, Liu L, Yan J, et al. A comparison of the acceptance of female subjects between mammography, automated breast ultrasound and hand-held ultrasound[J]. Journal of Medical Imaging and Health Informatics, 2019, 9(4): 768-775.

[28] 刘妞,张希,党乐,等.内蒙古自治区鄂尔多斯市汉族和蒙古族女性乳腺癌筛查认知及意愿调查[J].肿瘤研究与临床,2017,29(3):6.

[29] Wu TY, Chung S, Yeh MC, et al. Understanding breast cancer screening practices in Taiwan: a country with universal health care[J]. Asian Pacific Journal of Cancer Prevention, 2012, 13(9): 4289-4294.

[30] Yeung MPS, Chan EYY, Wong SYS, et al. Hong Kong female's breast cancer awareness measure: Cross-sectional survey[J]. World Journal of Clinical Oncology, 2019, 10(2): 98-109.

[31] Ho SS, Choi KC, Wong CL, et al. Uptake of breast screening and associated factors among Hong Kong women aged ≥50 years: a population-based survey[J]. Public Health, 2014, 128(11): 1009-1016.

[32] Abdullah AS, Leung TY. Factors associated with the use of breast and cervical cancer screening services among Chinese women in Hong Kong[J]. Public Health, 2001, 115(3): 212-217.

[33] 王丽萍,赵仲民,王归真.女性乳腺健康普查依从性的探讨[J].中国美容医学,2012,21(8): 402-403.

[34] Ying Z, Chun-Xiao WU, Min-Lu Z. The epidemic and characteristics of female breast cancer in China[J]. China Oncology, 2013, 23(8): 561-569.

[35] Bihrmann K, Jensen A, Olsen AH, et al. Performance of systematic and non-systematic ("opportunistic") screening mammography: a comparative study from Denmark[J]. Journal of Medical Screening, 2008, 15(1): 23-26.

[36] Bulliard JL, Ducros C, Jemelin C, et al. Effectiveness of organised versus opportunistic mammography screening[J]. Annals of Oncology, 2009, 20(7): 1199-1202.

[37] Vanier A, Leux C, Allioux C, et al. Are prognostic factors more favorable for breast cancer detected by organized screening than by opportunistic screening or clinical diagnosis? A study in Loire-Atlantique (France)[J]. Cancer Epidemiology, 2013, 37(5): 683-687.

[38] Domingo L, Hofvind S, Hubbard R A, et al. Cross-national comparison of screening mammography accuracy measures in US, Norway, and Spain[J]. European Radiology, 2016, 26(8): 2520-2528.

[39] 莫淼,郑莹,柳光宇,等.上海市女性乳腺癌有组织筛查和机会性筛查的成本效果分析[J]. 中华肿瘤杂志,2015,37(12):8.

[40] Duijm LE, Louwman MW, Groenewoud JH, et al. Inter-observer variability in mammography screening and effect of type and number of readers on screening outcome[J]. British Journal of Cancer, 2009, 100(6): 901-907.

[41] Gromet M. Comparison of computer-aided detection to double reading of screening

mammograms: review of 231,221 mammograms[J]. American Journal of Roentgenology, 2008, 190(4): 854-859.

[42] Leivo T, Salminen T, Sintonen H, et al. Incremental cost-effectiveness of double-reading mammograms[J]. Breast Cancer Research and Treatment, 1999, 54(3): 261-267.

[43] Liston JC, Dall BJ. Can the NHS breast screening programme afford not to double read screening mammograms? [J]. Clinical Radiology, 2003, 58(6): 474-477.

[44] Pauli R, Hammond S, Cooke J, et al. Comparison of radiographer/radiologist double film reading with single reading in breast cancer screening[J]. Journal of Medical Screening, 1996, 3(1): 18-22.

[45] Posso MC, Puig T, Quintana MJ, et al. Double versus single reading of mammograms in a breast cancer screening programme: a cost-consequence analysis[J]. European Radiology, 2016, 26(9): 3262-3271.

[46] Tonita JM, Hillis JP, Lim CH. Medical radiologic technologist review: effects on a population-based breast cancer screening program[J]. Radiology, 1999, 211(2): 529-533.

[47] Warren RM, Duffy SW, Bashir S. The value of the second view in screening mammography [J]. The British Journal of Radiology, 1996, 69(818): 105-108.

[48] 国家癌症中心. 2019 中国肿瘤登记年报[M]. 人民卫生出版社,2021.

[49] Miller AB, Baines CJ, To T, et al. Canadian National Breast Screening Study: 1. Breast cancer detection and death rates among women aged 40 to 49 years[J]. Canadian Medical Association Journal, 1992, 147(10): 1459-1476.

[50] Tabar L, Duffy SW, Yen MF, et al. All-cause mortality among breast cancer patients in a screening trial: support for breast cancer mortality as an end point[J]. Journal of Medical Screening, 2002, 9(4): 159-162.

[51] Shapiro S. Periodic screening for breast cancer: the HIP randomized controlled trial. health insurance plan[J]. Journal of the National Cancer Institute Monographs, 1997, 1997(22): 27-30.

[52] Bjurstam NG, Björneld LM, Duffy SW. Updated results of the Gothenburg Trial of Mammographic Screening[J]. Cancer, 2016, 122(12): 1832-1835.

[53] Nyström L, Andersson I, Bjurstam N, et al. Long-term effects of mammography screening: updated overview of the Swedish randomised trials [J]. Lancet (London, England), 2002, 359(9310): 909-919.

[54] Moss SM, Cuckle H, Evans A, et al. Effect of mammographic screening from age 40 years on breast cancer mortality at 10 years' follow-up: a randomised controlled trial[J]. Lancet (London, England), 2006, 368(9552): 2053-2060.

[55] Habbema JD, van Oortmarssen GJ, van Putten DJ, et al. Age-specific reduction in breast cancer mortality by screening: an analysis of the results of the health insurance plan of greater New York study[J]. Journal of the National Cancer Institute, 1986, 77(2): 317-320.

[56] Moss SM, Wale C, Smith R, et al. Effect of mammographic screening from age 40 years on

breast cancer mortality in the UK Age trial at 17 years' follow-up: a randomised controlled trial[J]. The Lancet Oncology, 2015, 16(9): 1123 - 1132.

[57] Brett J, Bankhead C, Henderson B, et al. The psychological impact of mammographic screening. A systematic review[J]. J Psychosoc Oncology, 2005, 14(11): 917 - 938.

[58] Bond M, Pavey T, Welch K, et al. Systematic review of the psychological consequences of false-positive screening mammograms[J]. Health Technology Assessment (Winchester, England), 2013, 17(13): 1 - 170, v - vi.

[59] Salz T, Richman AR, Brewer NT. Meta-analyses of the effect of false-positive mammograms on generic and specific psychosocial outcomes[J]. J Psychosoc Oncology, 2010, 19(10): 1026 - 1034.

[60] Miller AB, Wall C, Baines CJ, et al. Twenty five year follow-up for breast cancer incidence and mortality of the Canadian National Breast Screening Study: randomised screening trial [J]. BMJ (Clinical research ed), 2014, 348: g366.

[61] Tabár L, Vitak B, Chen HH, et al. The Swedish Two-County Trial twenty years later. Updated mortality results and new insights from long-term follow-up[J]. Radiologic Clinics of North America, 2000, 38(4): 625 - 651.

[62] Mandelblatt JS, Stout NK, Schechter CB, et al. Collaborative modeling of the benefits and harms associated with different US breast cancer screening strategies[J]. Annals of Internal Medicine, 2016, 164(4): 215 - 225.

[63] Miglioretti DL, Lange J, van Denbroek JJ, et al. Radiation-induced breast cancer incidence and mortality from digital mammography screening: a modeling study[J]. Annals of Internal Medicine, 2016, 164(4): 205 - 214.

[64] Miglioretti DL, Zhu W, Kerlikowske K, et al. Breast tumor prognostic characteristics and biennial vs. annual mammography, age, and menopausal status[J]. JAMA Oncology, 2015, 1(8): 1069 - 1077.

[65] Hunt KA, Rosen EL, Sickles EA. Outcome analysis for women undergoing annual versus biennial screening mammography: a review of 24,211 examinations[J]. American Journal of Roentgenology, 1999, 173(2): 285 - 289.

[66] Vilaprinyo E, Forné C, Carles M, et al. Cost-effectiveness and harm-benefit analyses of risk-based screening strategies for breast cancer[J]. PloS One, 2014, 9(2): e86858.

[67] Dittus K, Geller B, Weaver DL, et al. Impact of mammography screening interval on breast cancer diagnoseis by menopausal status and BMI[J]. Journal of General Internal Medicine, 2013, 28(11): 1454 - 1462.

[68] Parvinen I, Chiu S, Pylkkänen L, et al. Effects of annual vs. triennial mammography interval on breast cancer incidence and mortality in ages 40 - 49 in Finland[J]. British Journal of Cancer, 2011, 105(9): 1388 - 1391.

[69] O'meara ES, Zhu W, Hubbard RA, et al. Mammographic screening interval in relation to tumor characteristics and false-positive risk by race/ethnicity and age[J]. Cancer, 2013,

119(22): 3959 – 3967.

[70] Klemi PJ, Toikkanen S, Räsänen O, et al. Mammography screening interval and the frequency of interval cancers in a population-based screening[J]. British Journal of Cancer, 1997, 75(5): 762 – 766.

[71] Dai H, Yan Y, Wang P, et al. Distribution of mammographic density and its influential factors among Chinese women[J]. International Journal of Epidemiology, 2014, 43(4): 1240 – 1251.

[72] Miller AB, Baines CJ, To T, et al. Canadian national breast screening study: 2. breast cancer detection and death rates among women aged 50 to 59 years[J]. Canadian Medical Association Journal, 1992, 147(10): 1477 – 1488.

[73] The frequency of breast cancer screening: results from the UKCCCR randomised Trial. United Kingdom Co-ordinating Committee on Cancer Research[J]. European Journal of Cancer (Oxford, England: 1990), 2002, 38(11): 1458 – 1464.

[74] Yaffe MJ, Mittmann N, Lee P, et al. Clinical outcomes of modelling mammography screening strategies[J]. Health Reports, 2015, 26(12): 9 – 15.

[75] Kerlikowske K, Zhu W, Hubbard RA, et al. Outcomes of screening mammography by frequency, breast density, and postmenopausal hormone therapy[J]. JAMA Internal Medicine, 2013, 173(9): 807 – 816.

[76] Miller AB. The costs and benefits of breast cancer screening[J]. American Journal of Preventive Medicine, 1993, 9(3): 175 – 180.

[77] Andersson I, Aspegren K, Janzon L, et al. Mammographic screening and mortality from breast cancer: the Malmö mammographic screening trial[J]. BMJ (Clinical researched), 1988, 297(6654): 943 – 948.

[78] Friscll J. Mammographic screening for breast cancer [thesis] [D]. Stockholm: Södersjukhuset, 1989.

[79] Tabar L, Chen HH, Duffy SW, et al. Primary and adjuvant therapy, prognostic factors and survival in 1053 breast cancers diagnosed in a trial of mammography screening[J]. Japanese Journal of Clinical Oncology, 1999, 29(12): 608 – 616.

[80] Braithwaite D, Zhu W, Hubbard R A, et al. Screening outcomes in older US women undergoing multiple mammograms in community practice: Does interval, age, or comorbidity score affect tumor characteristics or false positive rates? [J]. Journal of the National Cancer Institute, 2013, 2013(5): 105.

[81] Mccormack VA, dos Santos Silva I. Breast density and parenchymal patterns as markers of breast cancer risk: a meta-analysis[J]. Cancer Epidemiology, Biomarkers & Prevention, 2006, 15(6): 1159 – 1169.

[82] Gierach GL, Ichikawa L, Kerlikowske K, et al. Relationship between mammographic density and breast cancer death in the Breast Cancer Surveillance Consortium[J]. Journal of the National Cancer Institute, 2012, 104(16): 1218 – 1227.

[83] Gilbert FJ, Tucker L, Gillan MG, et al. Accuracy of digital breast tomosynthesis for

depicting breast cancer subgroups in a UK retrospective reading study (TOMMY Trial)[J]. Radiology, 2015, 277(3): 697-706.

[84] Brem RF, Tabár L, Duffy SW, et al. Assessing improvement in detection of breast cancer with three-dimensional automated breast US in women with dense breast tissue: the Somo-Insight Study[J]. Radiology, 2015, 274(3): 663-673.

[85] Giuliano V, Giuliano C. Improved breast cancer detection in asymptomatic women using 3D-automated breast ultrasound in mammographically dense breasts[J]. Clinical Imaging, 2013, 37(3): 480-486.

[86] Kelly KM, Dean J, Comulada WS, et al. Breast cancer detection using automated whole breast ultrasound and mammography in radiographically dense breasts[J]. European Radiology, 2010, 20(3): 734-742.

[87] Ohuchi N, Suzuki A, Sobue T, et al. Sensitivity and specificity of mammography and adjunctive ultrasonography to screen for breast cancer in the Japan Strategic Anti-cancer Randomized Trial (J-START): a randomised controlled trial[J]. Lancet (London, England), 2016, 387(10016): 341-348.

[88] Corsetti V, Houssami N, Ghirardi M, et al. Evidence of the effect of adjunct ultrasound screening in women with mammography-negative dense breasts: interval breast cancers at 1 year follow-up[J]. European Journal of Cancer (Oxford, England: 1990), 2011, 47(7): 1021-1026.

[89] de Felice C, Savelli S, Angeletti M, et al. Diagnostic utility of combined ultrasonography and mammography in the evaluation of women with mammographically dense breasts[J]. Journal of Ultrasound, 2007, 10(3): 143-151.

[90] Kolb TM, Lichy J, Newhouse JH. Comparison of the performance of screening mammography, physical examination, and breast US and evaluation of factors that influence them: an analysis of 27,825 patient evaluations[J]. Radiology, 2002, 225(1): 165-175.

[91] Korpraphong P, Limsuwarn P, Tangcharoensathien W, et al. Improving breast cancer detection using ultrasonography in asymptomatic women with non-fatty breast density[J]. Acta Radiologica (Stockholm, Sweden: 1987), 2014, 55(8): 903-908.

[92] Venturini E, Losio C, Panizza P, et al. Tailored breast cancer screening program with microdose mammography, US, and MR Imaging: short-term results of a pilot study in 40-49-year-old women[J]. Radiology, 2013, 268(2): 347-355.

[93] Corsetti V, Houssami N, Ferrari A, et al. Breast screening with ultrasound in women with mammography-negative dense breasts: evidence on incremental cancer detection and false positives, and associated cost[J]. European Journal of Cancer (Oxford, England: 1990), 2008, 44(4): 539-544.

[94] Ciatto S, Houssami N, Bernardi D, et al. Integration of 3D digital mammography with tomosynthesis for population breast-cancer screening (STORM): a prospective comparison study[J]. The Lancet Oncology, 2013, 14(7): 583-589.

[95] Bernardi D, Macaskill P, Pellegrini M, et al. Breast cancer screening with tomosynthesis

（3D mammography）with acquired or synthetic 2D mammography compared with 2D mammography alone（STORM‐2）：a population-based prospective study[J]. The Lancet Oncology，2016，17(8)：1105‐1113.

[96] Lång K，Nergården M，Andersson I，et al. False positives in breast cancer screening with one-view breast tomosynthesis：An analysis of findings leading to recall，work-up and biopsy rates in the Malmö Breast Tomosynthesis Screening Trial[J]. European Radiology，2016，26(11)：3899‐3907.

[97] Lee CI，Cevik M，Alagoz O，et al. Comparative effectiveness of combined digital mammography and tomosynthesis screening for women with dense breasts[J]. Radiology，2015，274(3)：772‐780.

[98] Bakker MF，de Lange SV，Pijnappel RM，et al. Supplemental mri screening for women with extremely dense breast tissue[J]. The New England Journal of Medicine，2019，381(22)：2091‐2102.

[99] Kriege M，Brekelmans CT，Obdeijn IM，et al. Factors affecting sensitivity and specificity of screening mammography and MRI in women with an inherited risk for breast cancer[J]. Breast Cancer Research and Treatment，2006，100(1)：109‐119.

[100] Kuhl CK，Schrading S，Strobel K，et al. Abbreviated breast magnetic resonance imaging （MRI）：first postcontrast subtracted images and maximum-intensity projection-a novel approach to breast cancer screening with MRI[J]. Journal of Clinical Oncology，2014，32(22)：2304‐2310.

[101] Chen SQ，Huang M，Shen YY，et al. Application of abbreviated protocol of magnetic resonance imaging for breast cancer screening in dense breast tissue [J]. Academic Radiology，2017，24(3)：316‐320.

[102] Kuhl CK，Strobel K，Bieling H，et al. Supplemental breast mr imaging screening of women with average risk of breast cancer[J]. Radiology，2017，283(2)：361‐370.

[103] Sood R，Rositch AF，Shakoor D，et al. Ultrasound for breast cancer detection globally：a systematic review and meta-analysis[J]. Journal of Global Oncology，2019，5：1‐17.

[104] Berg WA，Bandos AI，Mendelson EB，et al. Ultrasound as the primary screening test for breast cancer：analysis from ACRIN 6666[J]. Journal of the National Cancer Institute，2015，108(4)：djv367.

[105] Shen S，Zhou Y，Xu Y，et al. A multi-centre randomised trial comparing ultrasound vs. mammography for screening breast cancer in high-risk Chinese women[J]. British Journal of Cancer，2015，112(6)：998‐1004.

[106] 赵艳霞,马兰,连臻强,等.2014 年中国农村基于超声乳腺癌筛查多中心数据分析[J].中华肿瘤防治杂志,2020,27(3)：172‐178.

[107] 马兰,任文辉,赵艳霞,等.2015 年农村妇女基于超声优化流程的乳腺癌筛查项目卫生经济学初步评价[J].中国肿瘤,2019,28(12)：891‐895.

[108] 马兰,连臻强,赵艳霞,等.基于 1 501 753 名中国农村妇女乳腺癌筛查的乳腺超声优化流程分析[J].中华肿瘤杂志,2021,43(4)：7.

[109] 许娟,王顾,马宏民,5 等. 体检联合超声补充 X 射线钼靶检查乳腺癌筛查模式初步应用评价[J]. 中华肿瘤防治杂志,2013,20(17)：1295 - 1299.

[110] 徐光炜,胡永昇,阚秀. 中国 10 万妇女乳腺癌筛查初探[J]. 中国肿瘤,2010,19(9)：565 - 568.

[111] Whelehan P，Heywang-Köbrunner SH，Vinnicombe SJ，et al. Clinical performance of Siemens digital breast tomosynthesis versus standard supplementary mammography for the assessment of screen-detected soft-tissue abnormalities：a multi-reader study[J]. Clinical Radiology，2017，72(1)：95. e9 - 95. e15.

[112] Waldherr C，Cerny P，Altermatt HJ，et al. Value of one-view breast tomosynthesis versus two-view mammography in diagnostic workup of women with clinical signs and symptoms and in women recalled from screening[J]. American Journal of Roentgenology，2013，200(1)：226 - 231.

[113] Tagliafico A，Astengo D，Cavagnetto F，et al. One-to-one comparison between digital spot compression view and digital breast tomosynthesis[J]. European Radiology，2012，22(3)：539 - 544.

[114] Poplack SP，Tosteson TD，Kogel CA，et al. Digital breast tomosynthesis：initial experience in 98 women with abnormal digital screening mammography[J]. American Journal of Roentgenology，2007，189(3)：616 - 623.

[115] Michell MJ，Iqbal A，Wasan RK，et al. A comparison of the accuracy of film-screen mammography，full-field digital mammography，and digital breast tomosynthesis[J]. Clinical Radiology，2012，67(10)：976 - 981.

[116] Heywang-Köbrunner SH，HACKER A，JäNSCH A，et al. Use of single-view digital breast tomosynthesis (DBT) and ultrasound vs. additional views and ultrasound for the assessment of screen-detected abnormalities：German multi-reader study [J]. Acta Radiologica (Stockholm，Sweden：1987)，2018，59(7)：782 - 788.

[117] Heywang-Köbrunner S，Jaensch A，Hacker A，et al. Value of digital breast tomosynthesis versus additional views for the assessment of screen-detected abnormalities — a first analysis[J]. Breast Care (Basel，Switzerland)，2017，12(2)：92 - 97.

[118] Cornford EJ，Turnbull AE，JAMES JJ，et al. Accuracy of GE digital breast tomosynthesis vs. supplementary mammographic views for diagnosis of screen-detected soft-tissue breast lesions[J]. The British Journal of Radiology，2016，89(1058)：20150735.

[119] Brandt KR，Craig DA，Hoskins TL，et al. Can digital breast tomosynthesis replace conventional diagnostic mammography views for screening recalls without calcifications? A comparison study in a simulated clinical setting[J]. American Journal of Roentgenology，2013，200(2)：291 - 298.

[120] Altaaf HN，Farooqui F. A comparison of ultrasound guided fine needle aspiration cytology and core needle biopsy in evaluation of palpable breast lesions[J]. Rawal Medical Journal，2015，40(4)：392 - 395.

[121] Barra Ade A，Gobbi H，de L Rezende CA，et al. A comparision of aspiration cytology and

core needle biopsy according to tumor size of suspicious breast lesions[J]. Diagnostic Cytopathology, 2008, 36(1): 26 – 31.

[122] Brancato B, Crocetti E, Bianchi S, et al. Accuracy of needle biopsy of breast lesions visible on ultrasound: audit of fine needle versus core needle biopsy in 3233 consecutive samplings with ascertained outcomes[J]. Breast (Edinburgh, Scotland), 2012, 21(4): 449 – 454.

[123] Dennison G, Anand R, Makar SH, et al. A prospective study of the use of fine-needle aspiration cytology and core biopsy in the diagnosis of breast cancer[J]. The Breast Journal, 2003, 9(6): 491 – 493.

[124] Garg S, Mohan H, Bal A, et al. A comparative analysis of core needle biopsy and fine-needle aspiration cytology in the evaluation of palpable and mammographically detected suspicious breast lesions[J]. Diagnostic Cytopathology, 2007, 35(11): 681 – 689.

[125] Homesh NA, Issa MA, El-Sofiani HA. The diagnostic accuracy of fine needle aspiration cytology versus core needle biopsy for palpable breast lump(s)[J]. Saudi Medical Journal, 2005, 26(1): 42 – 46.

[126] Moschetta M, Telegrafo M, Carluccio DA, et al. Comparison between fine needle aspiration cytology (FNAC) and core needle biopsy (CNB) in the diagnosis of breast lesions[J]. Il Giornale di Chirurgia, 2014, 35(7 – 8): 171 – 176.

[127] Nagar S, Iacco A, Riggs T, et al. An analysis of fine needle aspiration versus core needle biopsy in clinically palpable breast lesions: a report on the predictive values and a cost comparison[J]. American Journal of Surgery, 2012, 204(2): 193 – 198.

[128] Saha A, Mukhopadhyay M, Das C, et al. FNAC versus core needle biopsy: a comparative study in evaluation of palpable breast lump[J]. Journal of Clinical and Diagnostic Research, 2016, 10(2): Ec05 Ec08.

[129] Dahabreh IJ, Wieland LS, Adam GP, et al. AHRQ Comparative Effectiveness Reviews [M/OL]. US: NIH, 2014. https://www.ncbi.nlm.nih.gov/books/NBK42934/.

[130] Rominger M, Wisgickl C, Timmesfeld N. Breast microcalcifications as type descriptors to stratify risk of malignancy: a systematic review and meta-analysis of 10665 cases with special focus on round/punctate microcalcifications[J]. RoFo, 2012, 184 (12): 1144 – 1152.

[131] European Commission Initiative on Breast Cancer. European guidelines on breast cancer screening and diagnosis for Chinese women(version. 2022)[EB/OL]. (2022 – 01 – 01)[2023 – 10 – 29]. https://healthcare-quality.jrc.ec.europa.eu/en/ecibc/european-breast-cancer-guidelines.

[132] Schünemann HJ, Lerda D, Quinn C, et al. Breast cancer screening and diagnosis: a synopsis of the european breast guidelines[J]. Ann Intern Med, 2020, 172(1): 46 – 56.

[133] Vimpeli SM, Saarenmaa I, Huhtala H, et al. Large-core needle biopsy versus fine-needle aspiration biopsy in solid breast lesions: comparison of costs and diagnostic value[J]. Acta Radiologica (Stockholm, Sweden: 1987), 2008, 49(8): 863 – 869.

[134] Hukkinen K, Kivisaari L, Heikkilä PS, et al. Unsuccessful preoperative biopsies, fine

needle aspiration cytology or core needle biopsy, lead to increased costs in the diagnostic workup in breast cancer[J]. Acta Oncologica (Stockholm, Sweden), 2008, 47(6): 1037 - 1045.

[135] Oh JL, Nguyen G, Whitman GJ, et al. Placement of radiopaque clips for tumor localization in patients undergoing neoadjuvant chemotherapy and breast conservation therapy[J]. Cancer, 2007, 110(11): 2420 - 2427.

[136] Dillman RO, CHICO S. Radiologic tests after a new diagnosis of breast cancer[J]. Effective Clinical Practice, 2000, 3(1): 1 - 6.

[137] Puglisi F, Follador A, Minisini AM, et al. Baseline staging tests after a new diagnosis of breast cancer: further evidence of their limited indications[J]. Annals of Oncology, 2005, 16(2): 263 - 266.

[138] Kasem AR, Desai A, Daniell S, et al. Bone scan and liver ultrasound scan in the preoperative staging for primary breast cancer[J]. The Breast Journal, 2006, 12(6): 544 - 548.

[139] Ravaioli A, Tassinari D, Pasini G, et al. Staging of breast cancer: what standards should be used in research and clinical practice? [J]. Annals of Oncology, 1998, 9(11): 1173 - 1177.

[140] Barrett T, Bowden DJ, Greenberg DC, et al. Radiological staging in breast cancer: which asymptomatic patients to image and how[J]. British Journal of Cancer, 2009, 101(9): 1522 - 1528.

[141] Lee JE, Park SS, Han W, et al. The clinical use of staging bone scan in patients with breast carcinoma: reevaluation by the 2003 American Joint Committee on Cancer staging system[J]. Cancer, 2005, 104(3): 499 - 503.

[142] Koizumi M, Yoshimoto M, Kasumi F, et al. What do breast cancer patients benefit from staging bone scintigraphy? [J]. Japanese Journal of Clinical Oncology, 2001, 31(6): 263 - 269.

[143] Kim H, Han W, Moon HG, et al. The value of preoperative staging chest computed tomography to detect asymptomatic lung and liver metastasis in patients with primary breast carcinoma[J]. Breast Cancer Research and Treatment, 2011, 126(3): 637 - 641.

[144] Bychkovsky BL, Guo H, Sutton J, et al. Use and Yield of Baseline Imaging and Laboratory Testing in Stage II Breast Cancer[J]. The Oncologist, 2016, 21(12): 1495 - 1501.

[145] de Placido S, de Angelis C, Giuliano M, et al. Imaging tests in staging and surveillance of non-metastatic breast cancer: changes in routine clinical practice and cost implications[J]. British Journal of Cancer, 2017, 116(6): 821 - 827.

[146] Hulikal N, Gajjala SR, Kalawat TC, et al. Utility of ^{18}F fluorodeoxyglucose positron emission tomography/computed tomography (FDG PET/CT) in the initial staging and response assessment of locally advanced breast cancer patients receiving neoadjuvant chemotherapy[J]. Indian Journal of Surgical Oncology, 2015, 6(4): 330 - 336.

[147] Louie RJ, Tonneson JE, Gowarty M, et al. Complete blood counts, liver function tests, and chest x-rays as routine screening in early-stage breast cancer: value added or just cost? [J]. Breast Cancer Research and Treatment, 2015, 154(1): 99 – 103.

[148] Reddy Akepati NK, Abubakar ZA, Bikkina P. Role of ^{18}F – fluorodeoxyglucose positron-emission tomography/computed tomography scan in primary staging of breast cancer compared to conventional staging[J]. Indian Journal of Nuclear Medicine, 2018, 33(3): 190 – 193.

[149] Krammer J, Schnitzer A, Kaiser CG, et al. ^{18}F – FDG PET/CT for initial staging in breast cancer patients — Is there a relevant impact on treatment planning compared to conventional staging modalities? [J]. European Radiology, 2015, 25(8): 2460 – 2469.

[150] Ng SP, David S, Alamgeer M, et al. Impact of pretreatment combined ^{18}F – fluorodeoxyglucose positron emission tomography/computed tomography staging on radiation therapy treatment decisions in locally advanced breast cancer[J]. International Journal of Radiation Oncology, Biology, Physics, 2015, 93(1): 111 – 117.

[151] Sen F, Akpinar AT, Ogur U, et al. The impact of PET/CT imaging performed in the early postoperative period on the management of breast cancer patients[J]. Nuclear Medicine Communications, 2013, 34(6): 571 – 576.

[152] Manohar K, Mittal BR, Bhoil A, et al. Role of ^{18}F – FDG PET/CT in identifying distant metastatic disease missed by conventional imaging in patients with locally advanced breast cancer[J]. Nuclear Medicine Communications, 2013, 34(6): 557 – 561.

[153] Groheux D, Moretti JL, Baillet G, et al. Effect of ^{18}F – FDG PET/CT imaging in patients with clinical stage II and III breast cancer[J]. International Journal of Radiation Oncology, Biology, Physics, 2008, 71(3): 695 – 704.

[154] Cochet A, Dygai-Cochet I, Riedinger JM, et al. ^{18}F – FDG PET/CT provides powerful prognostic stratification in the primary staging of large breast cancer when compared with conventional explorations [J]. European Journal of Nuclear Medicine and Molecular Imaging, 2014, 41(3): 428 – 437.

[155] Ulaner GA, Castillo R, Goldman DA, et al. ^{18}F – FDG-PET/CT for systemic staging of newly diagnosed triple-negative breast cancer[J]. European Journal of Nuclear Medicine and Molecular Imaging, 2016, 43(11): 1937 – 1944.

[156] Riedl CC, Slobod E, Jochelson M, et al. Retrospective analysis of ^{18}F – FDG PET/CT for staging asymptomatic breast cancer patients younger than 40 years[J]. Journal of Nuclear Medicine, 2014, 55(10): 1578 – 1583.

[157] Lebon V, Alberini JL, Pierga JY, et al. Rate of Distant Metastases on ^{18}F – FDG PET/CT at initial staging of breast cancer: comparison of women younger and older than 40 years [J]. Journal of Nuclear Medicine, 2017, 58(2): 252 – 257.

[158] Hogan MP, Goldman DA, Dashevsky B, et al. Comparison of ^{18}F – FDG PET/CT for systemic staging of newly diagnosed invasive lobular carcinoma versus invasive ductal carcinoma[J]. Journal of Nuclear Medicine, 2015, 56(11): 1674 – 1680.

[159] Carkaci S, Macapinlac HA, Cristofanilli M, et al. Retrospective study of [18]F - FDG PET/CT in the diagnosis of inflammatory breast cancer: preliminary data[J]. Journal of Nuclear Medicine, 2009, 50(2): 231 - 238.

[160] Groheux D, Hindié E, Delord M, et al. Prognostic impact of (18)FDG-PET-CT findings in clinical stage III and II B breast cancer[J]. Journal of the National Cancer Institute, 2012, 104(24): 1879 - 1887.

[161] Ulaner GA, Castillo R, Wills J, et al. [18]F - FDG-PET/CT for systemic staging of patients with newly diagnosed ER-positive and HER2 - positive breast cancer[J]. European Journal of Nuclear Medicine and Molecular Imaging, 2017, 44(9): 1420 - 1427.

[162] Honma N, Horii R, Iwase T, et al. Proportion of estrogen or progesterone receptor expressing cells in breast cancers and response to endocrine therapy [J]. Breast (Edinburgh, Scotland), 2014, 23(6): 754 - 762.

[163] Yi M, Huo L, Koenig KB, et al. Which threshold for ER positivity? a retrospective study based on 9639 patients[J]. Annals of Oncology, 2014, 25(5): 1004 - 1011.

[164] Allison KH, Hammond MEH, Dowsett M, et al. Estrogen and progesterone receptor testing in breast cancer: ASCO/CAP guideline update[J]. Journal of Clinical Oncology, 2020, 38(12): 1346 - 1366.

[165] Paik S, Tang G, Shak S, et al. Gene expression and benefit of chemotherapy in women with node-negative, estrogen receptor-positive breast cancer [J]. Journal of Clinical Oncology, 2006, 24(23): 3726 - 3734.

[166] Sparano JA, Gray RJ, Makower DF, et al. Adjuvant chemotherapy guided by a 21-gene expression assay in breast cancer[J]. The New England Journal of Medicine, 2018, 379(2): 111 - 121.

[167] Albain KS, Barlow WE, Shak S, et al. Prognostic and predictive value of the 21-gene recurrence score assay in postmenopausal women with node-positive, oestrogen-receptor-positive breast cancer on chemotherapy: a retrospective analysis of a randomised trial[J]. The Lancet Oncology, 2010, 11(1): 55 - 65.

[168] Knauer M, Mook S, Rutgers EJ, et al. The predictive value of the 70-gene signature for adjuvant chemotherapy in early breast cancer[J]. Breast Cancer Research and Treatment, 2010, 120(3): 655 - 661.

[169] Cardoso F, Van't Veer LJ, Bogaerts J, et al. 70-gene signature as an aid to treatment decisions in early-stage breast cancer[J]. The New England Journal of Medicine, 2016, 375(8): 717 - 729.

[170] Ferlay J, Steliarova-Foucher E, Lortet-Tieulent J, et al. Cancer incidence and mortality patterns in Europe: estimates for 40 countries in 2012[J]. European Journal of Cancer (Oxford, England: 1990), 2013, 49(6): 1374 - 1403.

[171] Moss SM, Nyström L, Jonsson H, et al. The impact of mammographic screening on breast cancer mortality in Europe: a review of trend studies[J]. Journal of Medical

Screening, 2012, 19(Suppl 1): 26 - 32.

[172] Giordano L, Rowinski M, Gaudenzi G, et al. What information do breast cancer screening programmes provide to Italian women? [J]. European Journal of Public Health, 2005, 15(1): 66 - 69.

[173] Bodiya A, Vorias D, Dickson HA. Does telephone contact with a physician's office staff improve mammogram screening rates? [J]. Family Medicine, 1999, 31(5): 324 - 326.

[174] Chaudhry R, Scheitel SM, Mcmurtry EK, et al. Web-based proactive system to improve breast cancer screening: a randomized controlled trial[J]. Archives of Internal Medicine, 2007, 167(6): 606 - 611.

[175] Hackett JR. A randomized controlled trial of provider independent interventions to increase mammography screening among HMO members who are overdue for a mammogram[D]. University of Southern California, 1996.

[176] Irwig L, Turnbull D, Mcmurchie M. A randomised trial of general practitioner-written invitations to encourage attendance at screening mammography[J]. Community Health Studies, 1990, 14(4): 357 - 364.

[177] Jibaja-Weiss ML, Volk RJ, Kingery P, et al. Tailored messages for breast and cervical cancer screening of low-income and minority women using medical records data[J]. Patient Education and Counseling, 2003, 50(2): 123 - 132.

[178] Mayer JA, Clapp EJ, Bartholomew S, et al. Facility-based inreach strategies to promote annual mammograms[J]. American Journal of Preventive Medicine, 1994, 10(6): 353 - 356.

[179] Mayer JA, Lewis EC, Slymen DJ, et al. Patient reminder letters to promote annual mammograms: a randomized controlled trial[J]. Preventive Medicine, 2000, 31(4): 315 - 322.

[180] Mohler PJ. Enhancing compliance with screening mammography recommendations: a clinical trial in a primary care office[J]. Family Medicine, 1995, 27(2): 117 - 121.

[181] Page A, Morrell S, Chiu C, et al. Recruitment to mammography screening: a randomised trial and meta-analysis of invitation letters and telephone calls[J]. Australian and New Zealand Journal of Public Health, 2006, 30(2): 111 - 118.

[182] Saywell RM Jr, Champion VL, Skinner CS, et al. Cost-effectiveness comparison of five interventions to increase mammography screening[J]. Preventive Medicine, 1999, 29(5): 374 - 382.

[183] Simon MS, GIMOTTY P A, MONCREASE A, et al. The effect of patient reminders on the use of screening mammography in an urban health department primary care setting[J]. Breast Cancer Research and Treatment, 2001, 65(1): 63 - 70.

[184] Somkin CP, Hiatt RA, Hurley LB, et al. The effect of patient and provider reminders on mammography and Papanicolaou smear screening in a large health maintenance organization [J]. Archives of Internal Medicine, 1997, 157(15): 1658 - 1664.

[185] Turnbull D, Irwig L, Adelson P. A randomised trial of invitations to attend for screening

184 | 中国乳腺癌筛查及早期诊断指南 >>>>>
ZHONGGUO RUXIANAI SHAICHA JI ZAOQI ZHENDUAN ZHINAN

mammography[J]. Australian Journal of public health, 1991, 15(1): 33 – 36.

[186] Saywell RM Jr, Champion VL, Skinner CS, et al. A cost-effectiveness comparison of three tailored interventions to increase mammography screening [J]. Journal of Women's Health, 2004, 13(8): 909 – 918.

[187] Fortuna RJ, Idris A, Winters P, et al. Get screened: a randomized trial of the incremental benefits of reminders, recall, and outreach on cancer screening[J]. Journal of General Internal Medicine, 2014, 29(1): 90 – 97.

[188] Phillips L, Hendren S, Humiston S, et al. Improving breast and colon cancer screening rates: a comparison of letters, automated phone calls, or both[J]. Journal of the American Board of Family Medicine, 2015, 28(1): 46 – 54.

[189] European Commission Initiative on Breast Cancer. European guidelines on breast cancer screening and diagnosis. c2022. [J]. [EB/OL]. (2022 – 01 – 01)[2023 – 10 – 29]. https://healthcare-quality. jrc. ec. europa. eu/en/ecibc/european-breast-cancer-guidelines.

[190] Arcas MM, Buron A, Ramis O, et al. Can a mobile phone short message increase participation in breast cancer screening programmes? [J]. Revista de Calidad Asistencial, 2014, 29(4): 188 – 196.

[191] Kerrison RS, Shukla H, Cunningham D, et al. Text-message reminders increase uptake of routine breast screening appointments: a randomised controlled trial in a hard-to-reach population[J]. British Journal of Cancer, 2015, 112(6): 1005 – 1010.

[192] Vidal C, Garcia M, Benito L, et al. Use of text-message reminders to improve participation in a population-based breast cancer screening program[J]. Journal of Medical Systems, 2014, 38(9): 118.

[193] Taplin SH, Anderman C, Grothaus L, et al. Using physician correspondence and postcard reminders to promote mammography use[J]. American Journal of Public Health, 1994, 84(4): 571 – 574.

[194] Vogt TM, Glass A, Glasgow RE, et al. The safety net: a cost-effective approach to improving breast and cervical cancer screening[J]. Journal of Women's Health, 2003, 12(8): 789 – 798.

[195] Allgood PC, Maxwell AJ, Hudson S, et al. A randomised trial of the effect of postal reminders on attendance for breast screening[J]. British Journal of Cancer, 2016, 114(2): 171 – 176.

[196] Sharp DJ, Peters TJ, Bartholomew J, et al. Breast screening: a randomised controlled trial in UK general practice of three interventions designed to increase uptake[J]. Journal of Epidemiology and Community Health, 1996, 50(1): 72 – 76.

[197] Defrank JT, Rimer BK, Gierisch JM, et al. Impact of mailed and automated telephone reminders on receipt of repeat mammograms: a randomized controlled trial[J]. American Journal of Preventive Medicine, 2009, 36(6): 459 – 467.

[198] Mathieu E, Barratt A, Davey HM, et al. Informed choice in mammography screening: a randomized trial of a decision aid for 70-year-old women[J]. Archives of Internal Medicine,

2007, 167(19): 2039 - 2046.

[199] Mathieu E, Barratt A L, Mcgeechan K, et al. Helping women make choices about mammography screening: an online randomized trial of a decision aid for 40-year-old women[J]. Patient Education and Counseling, 2010, 81(1): 63 - 72.

[200] Bourmaud A, Soler-Michel P, Oriol M, et al. Decision aid on breast cancer screening reduces attendance rate: results of a large-scale, randomized, controlled study by the DECIDEO group[J]. Oncotarget, 2016, 7(11): 12885 - 12892.

[201] Chewning B, Bylund CL, Shah B, et al. Patient preferences for shared decisions: a systematic review[J]. Patient Education and Counseling, 2012, 86(1): 9 - 18.

[202] Hersch J, Barratt A, Jansen J, et al. Use of a decision aid including information on overdetection to support informed choice about breast cancer screening: a randomised controlled trial[J]. Lancet (London, England), 2015, 385(9978): 1642 - 1652.

[203] Segnan N, Senore C, Giordano L, et al. Promoting participation in a population screening program for breast and cervical cancer: a randomized trial of different invitation strategies [J]. Tumori, 1998, 84(3): 348 - 353.

[204] Williams EM, Vessey MP. Randomised trial of two strategies offering women mobile screening for breast cancer[J]. BMJ (Clinical research ed), 1989, 299(6692): 158 - 159.

[205] Bankhead C, Richards SH, Peters TJ, et al. Improving attendance for breast screening among recent non-attenders: a randomised controlled trial of two interventions in primary care[J]. Journal of Medical Screening, 2001, 8(2): 99 - 105.

[206] Champion V, Maraj M, Hui S, et al. Comparison of tailored interventions to increase mammography screening in nonadherent older women[J]. Preventive Medicine, 2003, 36(2): 150 - 158.

[207] Giorgi D, Giordano L, Senore C, et al. General practitioners and mammographic screening uptake: influence of different modalities of general practitioner participation, Working Group[J]. Tumori, 2000, 86(2): 124 - 129.

[208] O'connor AM, Griffiths CJ, Underwood MR, et al. Can postal prompts from general practitioners improve the uptake of breast screening? A randomised controlled trial in one east London general practice[J]. Journal of Medical Screening, 1998, 5(1): 49 - 52.

[209] Richards SH, Bankhead C, Peters TJ, et al. Cluster randomised controlled trial comparing the effectiveness and cost-effectiveness of two primary care interventions aimed at improving attendance for breast screening[J]. Journal of Medical Screening, 2001, 8(2): 91 - 98.

[210] Richardson A, Williams S, Elwood M, et al. Participation in breast cancer screening: randomised controlled trials of doctors' letters and of telephone reminders[J]. Australian Journal of Public Health, 1994, 18(3): 290 - 292.

[211] Segura JM, Castells X, Casamitjana M, et al. A randomized controlled trial comparing three invitation strategies in a breast cancer screening program[J]. Preventive Medicine, 2001, 33(4): 325 - 332.

[212] Turner KM, Wilson BJ, Gilbert FJ. Improving breast screening uptake: persuading initial non-attenders to attend[J]. Journal of Medical Screening, 1994, 1(3): 199 - 202.

[213] Chambers JA, Gracie K, Millar R, et al. A pilot randomized controlled trial of telephone intervention to increase breast cancer screening uptake in socially deprived areas in Scotland (TELBRECS)[J]. Journal of Medical Screening, 2016, 23(3): 141 - 149.

[214] Champion V, Skinner CS, Hui S, et al. The effect of telephone versus print tailoring for mammography adherence[J]. Patient Education and Counseling, 2007, 65(3): 416 - 423.

[215] Goelen G, de Clercq G, Hanssens S. A community peer-volunteer telephone reminder call to increase breast cancer-screening attendance[J]. Oncology Nursing Forum, 2010, 37(4): E312 - E317.

[216] Hegenscheid K, Hoffmann W, Fochler S, et al. Telephone counseling and attendance in a national mammography-screening program a randomized controlled trial[J]. American Journal of Preventive Medicine, 2011, 41(4): 421 - 427.

[217] Lantz PM, Stencil D, Lippert MT, et al. Breast and cervical cancer screening in a low-income managed care sample: the efficacy of physician letters and phone calls[J]. American Journal of Public Health, 1995, 85(6): 834 - 836.

[218] Püschel K, Coronado G, Soto G, et al. Strategies for increasing mammography screening in primary care in Chile: results of a randomized clinical trial[J]. Cancer Epidemiology, Biomarkers & Prevention, 2010, 19(9): 2254 - 2561.

[219] Valanis B, Whitlock EE, Mullooly J, et al. Screening rarely screened women: time-to-service and 24-month outcomes of tailored interventions[J]. Preventive Medicine, 2003, 37(5): 442 - 450.

[220] Vernon SW, Gilstrap EL, Jackson GL, et al. An intervention to increase participation in a work site cancer screening program[J]. Health Values, 1992, 16: 3 - 9.

[221] Ahmed NU, Haber G, Semenya KA, et al. Randomized controlled trial of mammography intervention in insured very low-income women[J]. Cancer Epidemiology, Biomarkers & Prevention, 2010, 19(7): 1790 - 1798.

[222] Hoare T, Thomas C, Biggs A, et al. Can the uptake of breast screening by Asian women be increased? A randomized controlled trial of a linkworker intervention[J]. Journal of Public Health Medicine, 1994, 16(2): 179 - 185.

[223] Seow A, Straughan PT, Ng EH, et al. A randomized trial of the use of print material and personal contact to improve mammography uptake among screening non-attenders in Singapore[J]. Annals of the Academy of Medicine, Singapore, 1998, 27(6): 838 - 842.

[224] Hendren S, Winters P, Humiston S, et al. Randomized, controlled trial of a multimodal intervention to improve cancer screening rates in a safety-net primary care practice[J]. Journal of General Internal Medicine, 2014, 29(1): 41 - 49.

[225] Nuño T, Martinez ME, Harris R, et al. A promotora-administered group education intervention to promote breast and cervical cancer screening in a rural community along the U. S. -Mexico border: a randomized controlled trial[J]. Cancer Causes & Control, 2011,

22(3)：367－374.

[226] Champion VL，Springston JK，Zollinger TW，et al. Comparison of three interventions to increase mammography screening in low income African American women[J]. Cancer Detection and Prevention，2006，30(6)：535－544.

[227] Beach ML，Flood AB，Robinson CM，et al. Can language-concordant prevention care managers improve cancer screening rates? [J]. Cancer Epidemiology，Biomarkers & Prevention，2007，16(10)：2058－2064.

[228] Lennox N，Bain C，Rey-Conde T，et al. Effects of a comprehensive health assessment programme for Australian adults with intellectual disability：a cluster randomized trial[J]. International Journal of Epidemiology，2007，36(1)：139－146.

[229] Lind SE，Kopans D，Good MJ. Patients' preferences for learning the results of mammographic examinations[J]. Breast Cancer Research and Treatment，1992，23(3)：223－232.

[230] Priyanath A，Feinglass J，Dolan NC，et al. Patient satisfaction with the communication of mammographic results before and after the Mammography Quality Standards Reauthorization Act of 1998[J]. American Journal of Roentgenology，2002，178(2)：451－456.

[231] Alberdir Z，Llanes AB，Ortega RA，et al. Effect of radiologist experience on the risk of false-positive results in breast cancer screening programs[J]. European Radiology，2011，21(10)：2083－2090.

[232] Barlow WE，Chi C，Carney PA，et al. Accuracy of screening mammography interpretation by characteristics of radiologists[J]. Journal of the National Cancer Institute，2004，96(24)：1840－1850.

[233] Buist DS，Anderson ML，Haneuse SJ，et al. Influence of annual interpretive volume on screening mammography performance in the United States[J]. Radiology，2011，259(1)：72－84.

[234] Cornford E，Reed J，Murphy A，et al. Optimal screening mammography reading volumes；evidence from real life in the East Midlands region of the NHS Breast Screening Programme[J]. Clinical Radiology，2011，66(2)：103－107.

[235] Duncan KA，Scott NW. Is film-reading performance related to the number of films read? The Scottish experience[J]. Clinical Radiology，2011，66(2)：99－102.

[236] Elmore JG，Jackson SL，Abraham L，et al. Variability in interpretive performance at screening mammography and radiologists' characteristics associated with accuracy[J]. Radiology，2009，253(3)：641－651.

[237] Hoff SR，Myklebust T，Lee CI，et al. Influence of mammography volume on radiologists' performance：results from breastscreen norway[J]. Radiology，2019，292(2)：289－296.

[238] Théberge I，Chang SL，Vandal N，et al. Radiologist interpretive volume and breast cancer screening accuracy in a Canadian organized screening program[J]. Journal of the National

Cancer Institute，2014，106(3)：djt461.

[239] Théberge I，Hébert-Croteau N，Langlois A，et al. Volume of screening mammography and performance in the Quebec population-based breast cancer screening program[J]. Canadian Medical Association Journal，2005，172(2)：195 - 199.

[240] Chubak J，Boudreau DM，Fishman PA，et al. Cost of breast-related care in the year following false positive screening mammograms[J]. Medical Care，2010，48(9)：815 - 820.

[241] Price-Haywood EG，Roth KG，Shelby K，et al. Cancer risk communication with low health literacy patients：a continuing medical education program[J]. Journal of General Internal Medicine，2010，25 (Suppl 2)：S126 - S129.

[242] Huei-Yu WANG J，Ma GX，Liang W，et al. Physician Intervention and Chinese Americans' Colorectal Cancer Screening[J]. American Journal of Health Behavior，2018，42(1)：13 - 26.

[243] Ferreira MR，Dolan NC，Fitzgibbon ML，et al. Health care provider-directed intervention to increase colorectal cancer screening among veterans：results of a randomized controlled trial[J]. Journal of Clinical Oncology，2005，23(7)：1548 - 1554.

[244] Aubin-Auger I，Laouénan C，Le Bel J，et al. Efficacy of communication skills training on colorectal cancer screening by GPs：a cluster randomised controlled trial[J]. European Journal of Cancer Care，2016，25(1)：18 - 26.

[245] Whelehan P，Evans A，Ozakinci G. Client and practitioner perspectives on the screening mammography experience[J]. European Journal of Cancer Care，2017，26(3)：e12580.